轻松学习中医养生知识

搜寻防病治病人体大药

共同追求健康养生密码

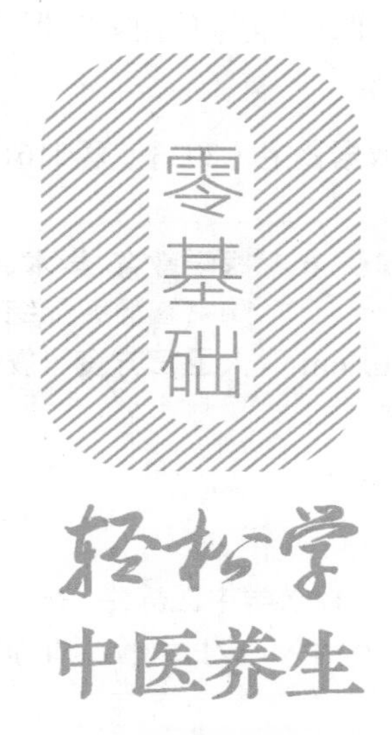

轻松学中医养生

刘凌云 | 编著

人民卫生出版社
·北 京·

图书在版编目（CIP）数据

零基础轻松学中医养生 / 刘凌云编著．—北京：人民卫生出版社，2024.5

ISBN 978-7-117-35600-8

Ⅰ. ①零… Ⅱ. ①刘… Ⅲ. ①养生（中医） Ⅳ. ①R212

中国国家版本馆 CIP 数据核字（2023）第 216111 号

零基础轻松学中医养生
Ling Jichu Qingsong Xue Zhongyi Yangsheng

编　　著：刘凌云
出版发行：人民卫生出版社（中继线 010-59780011）
地　　址：北京市朝阳区潘家园南里 19 号
邮　　编：100021
E - mail：pmph @ pmph.com
购书热线：010-59787592　010-59787584　010-65264830
印　　刷：三河市宏达印刷有限公司
经　　销：新华书店
开　　本：710 × 1000　1/16　　印张：21
字　　数：344 千字
版　　次：2024 年 5 月第 1 版
印　　次：2024 年 5 月第 1 次印刷
标准书号：ISBN 978-7-117-35600-8
定　　价：69.80 元
打击盗版举报电话：010-59787491　E-mail：WQ @ pmph.com
质量问题联系电话：010-59787234　E-mail：zhiliang @ pmph.com
数字融合服务电话：4001118166　E-mail：zengzhi @ pmph.com

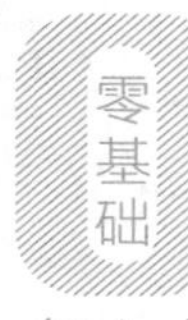

作者简介

刘凌云，广州中医药大学教授，医学博士，硕士研究生导师，全国中医药创新骨干人才，南方卫视《健康生活家》栏目特邀嘉宾。从医20余年，临证注重针药并用、身心同调，在内科疾病的诊治方面积累了丰富的临床经验。中国中医药研究促进会灸疗专业技术产业合作共同体常务理事，广东省中医药学会脾胃肝胆病整合康复专业委员会委员，广东省中西医结合学会肿瘤心理学专业委员会委员。出版个人专著2部，参与普通高校中医基础理论国家“十三五”“十四五”规划教材编写，主持或参与国家级、省级课题多项，国内学术期刊发表学术论文30余篇。

内容提要

养生到底养什么，怎么养？服用价格不菲的补品，还是健身房挥汗如雨的塑形，亦或是练瑜伽宁神守气、静坐冥想？本书吸取《黄帝内经》和诸多中医典籍的养生思想，结合作者20余年临床实践的体会，历时2年写作，用生活化的例子和通俗的语言解析中医之理，让中医养生知识零基础的读者也能轻松明白养生之法，将中医养生的智慧细化到生活中的方方面面。

时令篇：谈“天”说“地”，解析四季的阴阳转化，细说每个季节的养生要点，包括“宜”和“忌”，每个季节附养生茶（汤）和养生穴位。体质篇：嘘“寒”问“暖”，辨析人体的不同体质，细说每种体质的养生痛点和调理方法，每种体质附家庭小药箱。身心篇：知“情”达“理”，细述七情如何引起“内伤”，解说面对不良情绪的和解之道。药食篇：抽丝剥茧，解析营养饮食的宜与忌，针对一些常见误区深入辨析，例如“哪种吃法助减肥”，将肥胖进行中医分型，针对每种类型推荐食疗方法和内服方剂及穴位。运动篇：循序渐进，介绍各种运动方式的功效和正确做法，指出一些常见的误区。睡眠篇：助眠解梦，解析“日出而作，日落而息”的道理，辨析失眠的不同原因，并附调理方法，包括食疗、中成药和穴位。关爱篇：辨证论治，分女人篇、小儿篇和杂病篇，讲述病证的来龙去脉和解决方法，将中医望闻问切、辨证论治过程细细解析，附简单易行的方法，包括食疗、中成药和穴位按摩等。

总之，养生不是一蹴而就的事，需要动静结合、内外并养、形神同调。本书析中医之理，明养生之法，和您一起辨体质、谈饮食、倡运动、话睡眠、说心情、聊育儿，化繁为简、深入浅出，将养生知识细化到生活中的方方面面。阅读本书，轻松学习中医养生知识，搜寻防病治病人体大药，共同追求健康养生密码。

健康是人类追求的永恒主题。早在2000年前中医学就提出了“圣人不治已病治未病”，尤其随着我国进入老龄化社会，心脑血管疾病、肿瘤及抑郁症的发病率逐年升高，全社会的医疗费用也呈高速增长态势，这就需要我们不断思考，一方面关注健康，继续提高疾病诊治水平，另一方面，关注的焦点、视点必须前移，预防养生应成为降低发病率、延长寿命、提高生存质量和幸福指数的“稳定剂”“强化剂”。

那么什么是健康？有人说，不生病。而疾病又为何？有人说，不健康。在中医看来，健康是生命体保持不偏不倚的一种阴阳平和状态，而疾病则是生命体处在一种阴阳失衡失序的态势中。医生的职责有点儿类似“高级调酒师”，把身体里各种失衡的元素重新调整，最后调制成一杯美味醇和的佳酿。而养生则是在各种不和谐因素出现之前就提前干预，在阴阳有偏差但并未完全失衡的时候进行纠正调整，从而使人体达到一种阴阳和合的状态，也就是“阴平阳秘，精神乃治”。中医养生除了讲究调和阴阳，还强调葆养阴阳以延年益寿。《景岳全书》中说：“人于中年左右，当大为修理一番，则再振根基，尚余强半。”

说到养生，不能不提2000多年前的医学专著《黄帝内经》，这部被国学大师南怀瑾称为“涵天彻地、震古烁今”的巨著，医世、医人、医心，现在仍被很多人当成养生宝典来学习。

《黄帝内经》中有一段黄帝与岐伯的对话，黄帝曰："余闻上古之人，春秋皆度百岁，而动作不衰；今时之人，年半百而动作皆衰者，时世异耶？人将失之耶？岐伯对曰：上古之人，其知道者，法于阴阳，和于术数，食饮有节，起居有常，不妄作劳，故能形与神俱，而尽终其天年，度百岁乃去。今时之人不然也，以酒为浆，以妄为常，醉以入房，以欲竭其精，以耗散其真，不知持满，不时御神，务快其心，逆于生乐，起居无节，故半百而衰也。夫上古圣人之教下也，皆谓之虚邪贼风，避之有时，恬惔虚无，真气从之，精神内守，病安从来。"

黄帝与岐伯的对话虽距今相隔几千年，其彰显之理对于指导大众养生，仍言之凿凿、发聋振聩。如果从养生的角度来阅览《黄帝内经》，其已然完整系统地包含了对养生内容、方法、误区等多层次、多维度的阐释和评述。

中医养生之道，简单概括有三个要点：一是讲究"法"，法天法地，要顺应天时地利的自然规律，就是古人说的"法阴阳、和术数"；二是讲究"节"，饮食、起居、劳作都要有节度，太过和不足都不利于健康；三是讲究"和"，"天人合一""身心合一"，和合有序，做到外而"虚邪贼风，避之有时"，内而"恬惔虚无，真气从之"。

回顾历史，苏东坡是我国古代的大文豪，文学、书画方面成就卓然，在养生方面也有深入研究和独到见解。有一次苏东坡的朋友张影向他请教养生之道。苏东坡挥笔写了四句话：一曰无事以当贵，二曰早寝以当富，三曰安步以当车，四日晚食以当肉。苏东坡解释说，“无事以当贵”，是指人不要太看重功名利禄、荣辱得失，如能淡泊明志，志闲少欲，这比大贵更能使人终其天年。“早寝以当富”，养成良好的起居习惯，尤其是早睡早起，比获得任何财富更加可贵。“安步以当车”，指人不要过于讲求安逸，而应多以步行来替代骑马乘车，多运动才可以强健肢体，通畅气血。“晚食以当肉”，意思是人应该用已饥方食、未饱先止代替对美味佳肴的贪吃无厌。

国医大师邓铁涛教授也是养生之道的受益者、实践者和推行者。邓老的四养之道归结起来为养德、养心、养脾胃和养肾。邓老认为，善养生者，必重调神，而神之修养，必德字为先，推崇“大德者方得其寿”的观点。诚如唐代孙思邈在《备急千金要方》中所言：“百行周备，虽绝药饵，足以遐年；德行不克，纵服玉液金丹，未能延寿。”在养心方面，邓老首要重视七情调养，所谓“海纳百川，有容乃大，壁立千仞，无欲则刚”，把握好欲望的大小关系，舍小欲、私欲而怀苍生之念，做好“求”与“放”的平衡，入世却宠辱不惊，正是养心之所在。在养脾胃方面重视饮食习惯与适量运动，做到饮食有节、杂食不偏、宜温不宜凉、动以养脾。在养肾方面强调珍惜精气，节戒色欲；午间散步，采阳助肾；药取平和，常服养肾。

这样的例子还有很多，我们发现一个共性，但凡高寿健康者，均是将养生的点点滴滴贯穿到生活中的方方面面，精神、起居、运动、饮食各个环节都会涉及。唐代大医孙思邈曾说过“朝朝只在君家舍，何劳外觅求西东”。

简言之，追求健康养生的密码，莫在他处寻，只在自身求，因为人体自有大药！

刘凌云

2024年1月1日

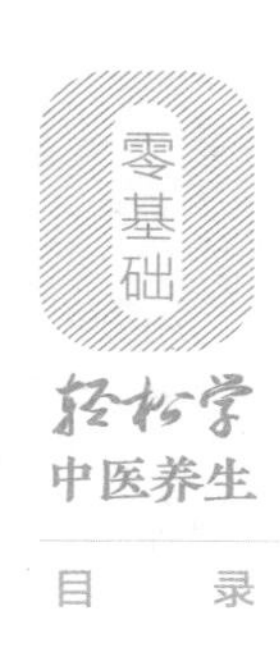

目　录

第四章　饮食与药物篇　47

第五章　运动篇　101

第六章　睡眠篇　138

第七章　女人篇　153

第八章　小儿篇　190

第九章　杂病篇　237

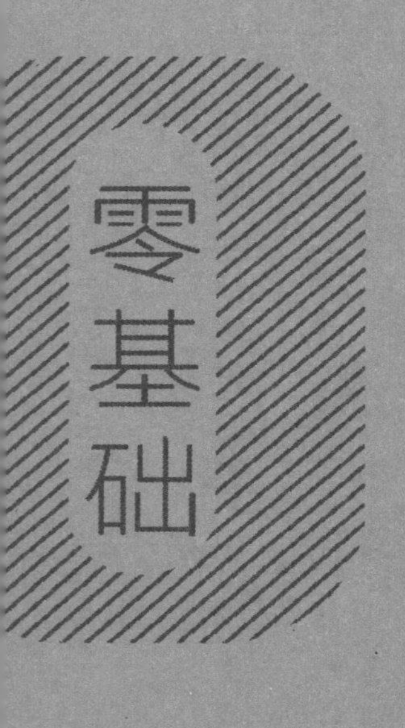
零基础

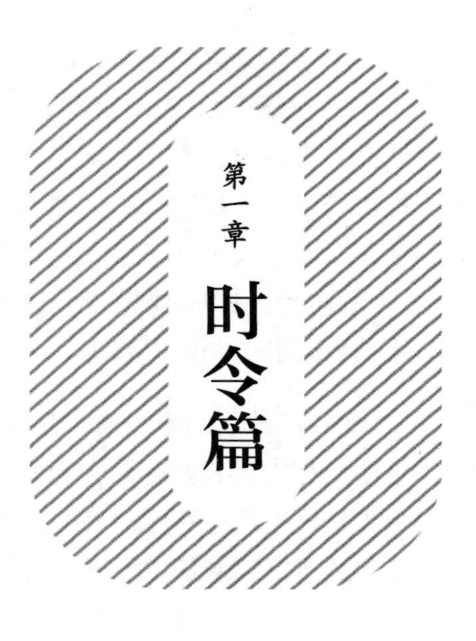

第一章 时令篇

中医有“上工治未病，不治已病”“顺四时而适寒暑”的论述，奠定了治未病及四时养生的理论基础。说到养生，很多人首先想到的是吃补品。其实养生的“养”，首先应该是顺应，“生”是生生之机，合在一起，养生就是取法天地，顺应四时。通俗地讲，就是跟着四时寒暑的节拍来调整自己的生活节奏。

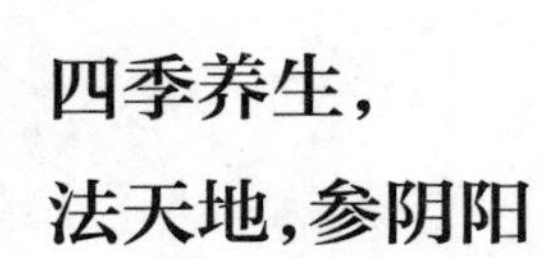

一、四季养生，法天地，参阴阳

有人说，养生不就是关注身心健康吗？为什么还要关注身体之外的天地因素。其实人和天地本为一体，人“以天地之气生，四时之法成”。中医认为，人是天地的一分子，人的健康不是孤立的，一定要放到天地当中去。因为人和天地之间时时刻刻都在进行着物质信息、能量的交换，天地的能量无时无刻不在影响着人体。人法地，地法天，天法道，道法自然。所以《黄帝内经》中讲，要想“形与神俱，尽终其天年”，必须“法于阴阳，和于术数”。

说到“法于阴阳”，我们有必要简单谈一下中国的历法。在古代我们有两套历法，分别是阴历和阳历。阴历是根据月亮的阴晴圆缺变化制定出来的历法，很多传统节日都是基于阴历来制定的，比如五月初五端午节、八月十五中秋节、九月初九重阳节，这些都指的是阴历。而阳历则是对应着指导农耕的二十四节气，与我们平常使用的公历对应的时间相差不大。我们生活中经常说的气候、节气其实都是时间概念。古人将五日称作一候，三候也就是十五日称作一气，六气为一时（季），四时则为一岁（年）。不同的时间点，天地的气场或者说能量场都不相同。我们人体要顺应天地四时这个能量场的变化，因为人体的气血是随着天地能量场的变化而变化的。

我们先来看看四季天地能量场的变化。《黄帝内经素问·四气调神大论》曰："春三月，此谓发陈，天地俱生，万物以容"，春天万物生发，对于植物来说，所有的营养从根部疏通开泄向四周输送，嫩植吐绿出芽，生机萌动。"夏三月，此谓蕃秀，天地气交，万物华实"，到了夏季，阳气得到最大展放，草木葱茏，万物蕃盛。"秋三月，此谓容平，天气以急，地气以明"，从夏至秋，阳气开始敛降，植物的营养也开始从外往里、往下收藏，天气转凉，枝枯叶黄。"冬三月，此谓闭藏，水冰地坼，无扰乎阳"，到了冬季，天地间的阳气完全潜藏于地下，水冰地坼，生机闭藏，大地一片萧瑟清冷。

名医彭子益从二十四气来描述天地阳气在一年四季中的变化规律："二十四节气，简言之，就是夏季太阳射到地面的热，经秋降入土下，经冬藏于土下的水中，经春由土下的水中升出地面，经夏浮于地面之天空，再同夏季太阳射到地面的热降入土下。秋收冬藏，秋降冬沉，春生夏长，春升夏浮。升者，阳热升也；浮者，阳热浮也；降者，阳热降也；沉者，阳热沉也。藏者，藏阳热也；收者，收阳热也；长者，长阳热也；生者，生阳热也。"

如何顺应四时养生呢？人以天地之气生，四时之法成。有一句俗语叫"春夏养阳，秋冬养阴"。对于这里面的阴和阳很多人不解，其实说起来也简单。从属性上来讲，阳是明亮的、上升的、扩散的、向外的，阴是晦暗的、下降的、收敛的、向内的。这里的养可以从两个方面来理解，一是顺应，二是补养。我们要顺应天地间春夏阳气的升发，小草发芽，树木长大，这都是向上、向外舒展生发的，都属于阳的范畴。而秋冬阳气收敛沉降，草木的营养物质也朝着根部向内、向下回收，这就是阴的范畴。

人与天地相参，与日月相应。我们人体气血的敷布、流通运行，也和大自然草木的生长收藏同步同理。从春到夏，我们的气血从内脏向外布散，到了夏天，人体气血多盛于外，内里相对空虚；从秋到冬，气血从外向里不断收藏，到了冬天，与夏季相反，外不足而内充盛。这就是人体气血随着四季变化运行流动的过程。明白了人体内部气血阴阳"春生、夏长、秋收、冬藏"的变化规律，日常饮食起居要符合这个变化规律才是正道。我们的生活节奏要顺应这种阴阳的变化。比如，春夏时节多出去活动就是顺应阳气升发的表现，多吃温食扶助人体阳气就是养阳的表现；而秋冬时节尽量减少大量汗出的活动，就是收藏固秘阳气的表现，让阳气收敛沉降就是养阴的方式。

(一) 春季养生

春天是生发的季节。春到人间，草木先知。草木萌发，一派生机。

· 春季饮食，多辛少酸

春季，在饮食上应该符合天地之气的生长、生发之势，多吃具有宣散生发之性的食物，少吃酸苦收敛的食物。哪些食物具有生发之性呢？比如麦子、春笋、荠菜等。

在五谷当中麦子对应春，它的生发之力很强。生麦芽本身就可以入药，可以疏通肝气、疏解肝郁，利用的就是麦芽的生发之性。用小麦做成的面食北方人尤其爱吃，再拌入香菜碎，可谓是同气相求、相得益彰！香菜又名芫荽，属于西域引入的蔬菜品种，香味浓郁，《本草纲目》记载其："辛温香窜，内通心脾，外达四肢，能辟一切不正之气，故痘疮出不爽快者，能发之。"因其透发之力强，对于一些皮肤病疹发不透的，单用香菜外洗就有效。这味老百姓眼里的发物，在春季是不可多得的食材，药食两用。

春笋的生发之力更强，论生长速度为植物中之翘楚，生长高峰时刻 1 分钟可以长高 2 毫米，其生长速度几乎快到肉眼可见。所以，对于春天肝气容易郁结，生发之力不足者，吃春笋无疑是最佳选择。因其味鲜，清水白灼即可。又因其性寒，脾胃虚寒者不宜。

"春在溪头荠菜花"，荠菜也是春季的应季菜。孙思邈《备急千金要方》中谈到荠菜"利肝气，和中，杀诸毒"。王孟英《随息居饮食谱》中讲荠菜可以"明目养胃，和肝"。用荠菜作馅儿可做包子或饺子，或者汤中加入荠菜，甘淡鲜美，所以《诗经》才有"甘之如荠"一说。荠菜中所含的荠菜酸，是有效的止血成分，能缩短出血及凝血时间。如果因肝气生发太过出现鼻出血，可用新鲜的荠菜加上白茅根煮水喝。荠菜中大量的粗纤维可增强大肠蠕动，促进排泄，对于便秘的人群也是福音。荠菜和肝，利肝气、明目的功效与其含有丰富的胡萝卜素有关，是治疗干眼症、夜盲症的良好食物。荠菜含有乙酰胆碱、谷甾醇和季铵化合物，不仅可以降低血液及肝中胆固醇和甘油三酯的含量，而且还有降血压的作用。荠菜富含维生素 C，可防止硝酸盐和亚硝酸盐在消化道中转变成致癌物质亚硝胺，可预防胃癌和食管癌。

鲜花烂漫的春天，也是中药调肝疏肝的好时机。这里推荐两款养肝茶。

杞子菊花茶

配方：枸杞子 9 克、菊花 6 克、西洋参 3 克。

制法：水煎 9 分钟或热水冲泡。

功效：养肝明目，适用于熬夜后口干、眼涩等。

粉葛生鱼汤

配方：粉葛根 250 克、鲫鱼 1 条。

制法：粉葛根洗净切成小块，鲫鱼去腮及内脏，加适量水共煲，鱼熟后加入姜丝、油、盐调味，食鱼饮汤，每日或隔日 1 次。

功效：舒筋活络，益气和血，缓解肌痛。适用于熬夜后肌肉酸痛、颈肌胀痛及饮酒者。

· 昼夜颠倒，伤人精血

肝在五行属木，主生发，对应春季，所以春季是养肝的好时节。

我们知道，肝脏在人体内担负着合成、分泌、解毒、免疫等重要而复杂的生理功能。中医子午流注理论认为，子时至丑时，即 23：00—03：00，人体精气运行至足少阳胆经与足厥阴肝经，夜间 11 点以后是肝胆自我修复的关键时期。所以，白天繁忙了一天，到了晚上就要早早上床休息，即使晚睡，尽量不要超过

11 点，让身体休整调节，进入一个良性循环。古人讲“日出而作，日落而息”，“作”，就是要动起来，“日出”之时，鼓足干劲，好好学习、努力工作；“息”为止，到了“日落”之后，就要减少活动量，慢慢停下来。在凌晨丑时这个时间段，即肝经主时，人体一般要进入深睡眠，对于消除疲劳、恢复体力、完成人体功能修复和调整大有裨益。

可是很多人晚上熬夜是常有的事，尤其从事 IT、电子商务等行业的人员，生物钟经常都是颠倒的，晚上熬夜，白天休息。要知道长期熬夜最伤身体，是以透支人体精血为代价的，而且不是白天补觉（即使你睡够了一天 8~10 小时）能补回来的！就像一个人每月收入 5 000 元，非要用透支卡过每月收入 10 万元的生活，超前消费，以透支生命为代价，总有过不起的那一天。

该休息时不休息，人就会生病，短期内可能症状不明显，时间久了，长期熬夜，加上熬夜期间吃夜宵、喝酒不节制，肝胆功能就会失常。如果肝脏的代谢功能出现障碍，存储能量的“仓库”就会变空，体力无法恢复，这时总会感到特别疲惫劳累，尤其是那些已经有病毒性肝炎、肝硬化、脂肪肝等基础肝病的人，熬夜往往会使病情加重，初期可能只是皮肤粗糙、容易疲劳、烦躁失眠，长此以往，肝不藏血、代谢解毒功能进一步下降，已经受损的肝细胞难以修复，血液中的垃圾毒素无法顺利排出，就会对身体造成更大伤害。

从养生的角度讲，与其做一飞冲天的火箭，不如做一块老老实实的电池，晚上满满地充好电，第二天缓缓放电，继续生命的精彩。好的睡眠就是给身体充电的过程，常须识此，勿令误也！

· 一季一穴，疏肝保肝

春季应肝，所以春天调养五脏，宜以养肝护肝为主，令肝气舒发展放，气机不郁。

在中医里，肝为“将军之官，谋虑出焉”。肝是个大指挥官，有着“大将军”的气度，运筹帷幄，调度统筹，在人体中维持着气机的疏通条达，调气血，助运化，司生殖，畅情志，事无巨细，无往而不能。肝为“罢极之本”，任劳任怨，尽职尽责，毫无怨言。

但肝个性极强，“肝为刚脏”，喜条达而恶抑郁。可以好好干活，但惹恼了，病理状态下就会成为“五脏之贼”，易亢易逆，横逆犯脾胃、上冲心肺、下劫肾阴等。“肝开窍于目”，肝火太旺容易眼睛红肿胀痛；“肝主藏血”，肝血不足眼睛容易酸涩，视物不清；肝失疏泄，会导致体内的气血逆乱。如果肝失疏泄，气化不行，肝气郁结体内，郁而化火，火热炼液成痰，痰瘀互作，日久易生肿瘤。

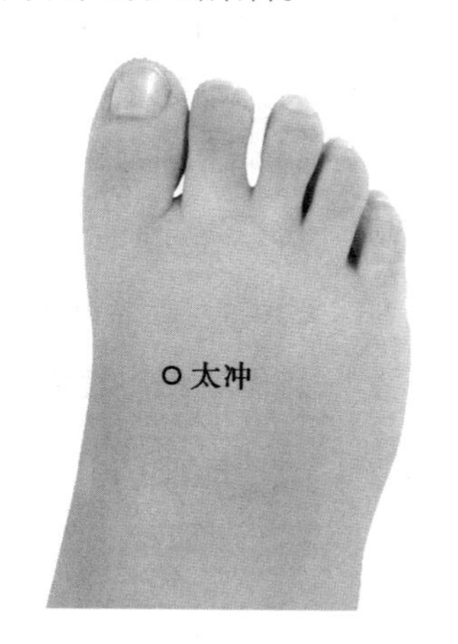

春天，万物萌发，百废俱兴，是顺养肝气的最佳时节。从经络养生来看，养肝自然要选择足厥阴肝经。如果选一个最有代表性的穴位，太冲穴当之无愧。

太冲穴，位置在足背第 1、第 2 跖骨间，跖骨结合部前方凹陷中。取穴时，在脚背上第 1 脚趾与第 2 脚趾结合的地方向脚踝方向推，推到两个骨头连接的尽头就是太冲穴。

太冲穴是肝经的输穴、原穴，输穴是经气渐盛之处，“三焦经气之所留止”，原穴的含义有发源地、原动力的意思，在肝经中处于核心地位，肝经的水湿风气由此向上冲行。你可以试着去揉按一下太冲穴，毫不夸张地说，十个人中至少有七个人太冲穴有胀痛感。因为现代社会生活节奏比较快，孩子升学有压力、父母养老有压力、供房供车有压力、就医保健有压力、升职晋升有压力，如此等等，每个人都在不同程度上存在或大或小的压力，这种压力就容易让体内的气机郁结，肝气不疏，气机不畅，变生出林林总总的问题。

太冲穴，可以为你排解郁闷，让你心平气和，是调肝、疏肝、消除焦虑的小能手！最适合那些爱生闷气、有泪往肚子里咽的人，还有那些郁闷、焦虑、忧愁难解的人，但如果你是那种随时可以发火，不加压抑，发完马上又可谈笑风生的人，那么太冲穴对你就意义不大了。

日常按摩时，用拇指指腹按压或用圆钝的按摩棒点按该穴 3~5 分钟即可，注意按压力度可稍大，以有酸、胀、痛感为佳。在按揉太冲穴的基础上，可以进一步拓展，从太冲穴揉至行间穴，加强疏肝泄火的功效，效果会更好。如果再配合按揉肝经上的期门穴、章门穴，保肝护肝的作用更强。

(二) 夏季养生

在夏天，随着天地间阳气升浮于外，阳气逐渐充盛。阳气最盛莫过于夏至。夏至之“至”，“极”之意。顾名思义，夏至是天地阳气达到最盛之时。从天文学来看，夏至之日，太阳直射北回归线，昼最长，夜最短。夏至虽说天地间阳气最盛，但温度并不是最高。夏至一阴生，夏至之后，阳气开始下降，阴气开始抬头，但地面蓄积的热量还在继续增加，这种情况一直持续到大暑，至此天地间温度达到最高。大暑一过，气温才慢慢下降。

天人相应，整个夏天，人体气血布散在体表，内里相对空虚，一方面容易中暑，另一方面容易出现胃肠疾病。

· 炎炎夏日，益气养阴

暑天容易感受暑热之气，热为阳邪，热势燔灼，会表现为头面红赤；热迫津液外出，就会大汗出；热伤津液，则会出现口渴。老百姓都知道夏天要喝些绿豆汤，因为绿豆可以清解暑热，同时又可以补充津液。如果小便偏黄的人，可以用滑石散，或者干脆煮一大把白茅根当水喝，可生津清热利尿。

如果在烈日下晒得时间太久，出现心慌、气短、汗出，最好的解暑方法就是吃西瓜。西瓜相当于中医里的“白虎汤”。有意思的是，人们只知道吃西瓜瓤，经常被丢弃的西瓜皮其实也是一味解暑良药，学名“西瓜翠衣”，在古方“清暑益气汤”里就可以见到它的身影。小时候，记得大人把吃完的一部分西瓜皮削去表皮，清洗切丝，放入葱花、芝麻油凉拌，就变成一道开胃清爽的凉菜，至今记忆犹新。

有些人夏天出汗多、运动量也大，喜欢选择喝运动饮料来消暑解渴，其实中医有一款更天然、更具养生效果的“运动饮料”——生脉饮，由金元时期易水学派的医家李东垣所创，最早就是用来治疗温热和暑热的。全方仅三味药，人参、麦冬、五味子，方小效宏，具有益气养阴、生津止渴、敛阴止汗的功效。据说清代乾隆皇帝常年服用生脉饮。运动量大且爱出汗的人不妨泡上一杯，运动之后，汗出淋漓，容易伤津耗气，适量饮用生脉饮，对于全面恢复体能效果甚好。人参偏燥热，怕上火可以换成西洋参。

· 贪凉喜冷，易中阴暑

随着生活条件的改善，真正的中暑少见了。夏日炎炎，公交地铁有空调，商场有空调，回到家更是空调一开到底，也就是在进进出出之间稍许能感受到热浪的冲击，大部分时间都是待在空调房里。不仅待在空调房里，各种冷饮、冰西瓜更是伴随左右。所以，在夏天中“阴暑”的人反而多了起来。

什么是阴暑？“静而得之者为阴暑”。阴暑发生的机理与阳暑明显不同，夏季，天暑下迫，地湿上蒸，乍雨乍晴，湿热交蕴，用一句话来形容，就是“物感其气则霉，人感其气则病”。夏日中，人体腠理多疏松、毛孔易开泄，如果坐卧阴寒潮湿，贪凉露宿受冷，或汗出冷浴过久，风、寒、湿邪就会乘虚而入，引发阴暑。明代医家张景岳指出：“阴暑者，因暑而受寒者也……此以暑月受寒，故名阴暑。”

通俗地讲，阴暑就是暑天感受风、寒、湿之邪。本来夏天容易得热病，但“人造”寒邪的机会多了，伤于阴暑的机会大大增加。

问：阴暑的症状特点是什么？

答：发热恶寒、神疲乏力、头晕身重、关节酸痛或腹痛腹泻、舌淡苔腻等。

问：哪些人容易得阴暑？

答：本身元气不足、体质虚弱又贪凉喜冷之人，体内、外调节适应能力差，容易出现阴暑。

由此可见，暑天并非只见到暑热病，寒湿病也常见到。因为人们生活方式的改变，现在夏季反而更容易见到寒湿病。就像树木在夏季会长得郁郁葱葱一样，人体的气血在夏季也会更多地布散在体表，而脏腑的气血相对不足，如果再贪凉受冷，更容易内、外夹邪而生病。

阴暑一般发展比较缓慢，常可以持续数日。总之，暑月受热为阳暑，暑月受寒为阴暑。我们所熟悉的藿香正气水就是治疗阴暑的良药。如果是流汗过多损耗津液所致的阳暑，藿香正气水就不太适合了。

· 一季一穴，养心安神

夏季对应心。心和夏同属于五行中的“火”系统，两者气化相通。暑是盛夏的主气，为火热之气所化。我们知道，火热之气，炎热、蒸腾、向上，其性属阳，阳盛则腠理开泄，随之人体的毛孔就会打开。所以，《黄帝内经灵枢·岁露论》说：“暑则皮肤缓而腠理开”。在夏季高热情况下，人体大量出汗，汗为心之液，会对心功能造成一定影响。高热还会加速血液的运行，而心主血脉，所以，心的工作负荷也会相应增加。另外，心主神明，邪热上扰心神，轻则心烦失眠，重则出现神志昏乱的症状。

所以，在夏季，对心的防护尤为重要，有一句话叫心静自然凉。防暑养心除了养成良好的生活习惯，如睡眠充足、饮食清淡、适量运动之外，关键是要养出一种志闲而少欲、心安而不惧的气定神闲的心境来，这个很重要。人能常清静，天地悉皆归。当然，养心调神非一蹴而就，需要慢慢来。

从经络养生的角度，我们选取一个有代表性的穴位——内关穴。

内关穴是手厥阴心包经的常用腧穴之一。内，指内部；关，指关卡。内关穴是指心包经的体表经气由此穴注入体内。内关穴是手厥阴心包经上的络穴，属八脉交会穴之一，内关穴对胸部、心脏及胃部出现的不适症状具有很好的调节作用。

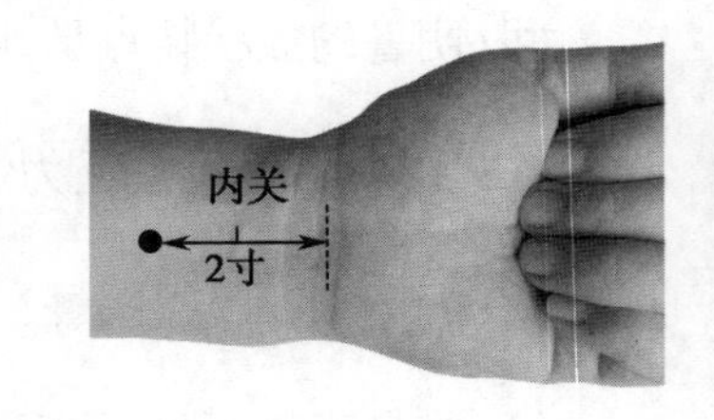

内关穴位于前臂掌侧，当曲泽穴与大陵穴的连线上，腕横纹上 2 寸，掌长肌腱与桡侧腕屈肌腱之间。取穴时，将右手示指、中指、环指并拢，并将右手环指放在左手腕横纹上，这时右手示指和左手手腕交叉区域的中点、两根筋（掌长肌腱与桡侧腕屈肌腱）中间的位置，就是内关穴。

内关穴具有宁心安神、理气止痛的功效，临床中主要用于治疗心痛、心悸、热病、胁痛、胃痛、呕吐、呃逆、失眠、眩晕、癫痫、偏头痛、肘臂挛痛等病症。

刺激内关穴可以采用揉按的方式，用拇指揉按内关穴 3~5 分钟，每天一次，以有明显的酸胀感为度，可有效地缓解呕吐、晕车、失眠、心痛、心悸等，也可以用艾灸的方法刺激内关穴。将点燃的艾条置于内关穴穴位上方距离皮肤 2~3 厘米处，温和灸 5 分钟。以皮肤温热但无明显灼痛感为度，可用于治疗心悸、偏头痛、心痛、胃痛等。

以内关穴作为主穴，配太渊穴，可益心安神、理气复脉；内关穴配足三里穴、中脘穴，具有和胃降逆、理气止痛的作用，主要用于治疗胃脘疼痛；内关穴配神门穴，具有镇静安神的作用，主要用于治疗失眠。

（三）秋季养生

秋风吹渭水，落叶满长安。一有落叶，知道秋天来了，天地间的气开始沉降，开始收敛。古人用五行中的金来对应秋，相对草木，金的密度大，取象比类，最能形象地表现出天地之气的那种肃降、收敛的状态。

· 滋补增益，可贴秋膘

秋天，因为气的沉降收敛，自然间草木内在的营养精汁也顺天势，开始从外部的枝叶向树干、根部流动，外部因滋养不足而逐渐出现干枯凋零之象，人的气血流动亦然。入秋之后，气血从外往里走，这个时候体内气血逐渐充足起来。秋分之后，霜降开始，俗称的“贴秋膘”就可以正式登场了，如涮羊肉、炖牛肉等，可根据情况适当增加进补。尤其是身体气血不足、脏腑精气亏虚者，秋天进食补益之品可以更好地被身体吸收利用。在贴秋膘的时候，切记不能一味补，要搭配大白菜、白萝卜这些具有疏通作用的蔬菜。这样补的同时不滋腻、不壅滞，更容易被人体吸收。时间一般从秋分或者霜降开始，待天气转凉，人体气血全收回去了比较合适，不宜太早。

其实“贴秋膘”一词来自物质还不丰富的年代，那时候人们的食物还很短缺，不容易长肉，但为什么一定要选在秋天“贴膘”呢？主要有以下几方面原因。

一是秋天为丰收的季节，很多食物在这个时节供应丰富，能为人体提供充足的营养；二是因为在刚过去的夏季酷暑，人们的食欲普遍下降，尤其是脾胃不太好的人，肌肉和脂肪都有所损耗，到了秋天天气转凉，食欲会转佳，就要抓住这个好时节多吃点儿；三是冬天即将到来，身体也需要充足的脂肪、肌肉来抵御严寒，所以利用秋天做好“准备工作”，适当进补一下。当然时代不同了，灵活应对，不必完全拘泥。

· 天干气燥，滋阴清润

秋天天气相对干燥，燥易伤津，也易伤肺。肺为娇脏，清虚之体，状如蜂巢，从形态来说质地相当娇嫩。所以，很多人一到秋天就感觉嗓子干，一干就想咳，但是痰少不易咳出，或者黏嗓子，不容易咳出来。除了咽干，有些人还会出现鼻子干、眼睛干、口唇干等，多因燥邪伤津、津液不足、失去濡润所致。

补充水分，可以多吃些水果，配上点儿中药材，效果更好。川贝炖梨其实就是不错的选择。川贝母色白入肺，可以润肺化痰。梨甘甜润肺，具有止咳之功，配合川贝母非常适合于秋燥出现的痰少咳嗽。为什么是梨，不是桃、苹果呢？

梨树开花最晚，结果自然也是最晚，和其他水果相比，得秋天肃杀之气最重。如果胃肠偏虚弱些，可以将梨蒸熟食用。如果为求方便也有现成的秋梨膏，同样适用。广州有些茶楼在秋天的时候会推出橄榄炖猪肺汤，通过这些清淡的汤水达到滋补清润的效果，也是不错的选择。

古人在防秋燥上有他们独特的方法，比如“朝朝盐水，晚晚蜜汤”。白天饮用适量盐水，可以降火利咽，引火归原；晚上饮用适量蜜水，可以养阴润燥、润肺通腑。此外，防止秋燥还可以选择一些质润的果蔬，比如甘蔗、荸荠、百合、银耳、芝麻、蜂蜜等，或者适量服用一些甜品，如百合银耳粥等也可以起到一定的预防秋燥作用。当然，秋燥时节要尽量少吃辛辣、油炸及干燥的膨化食品，以免燥热内生。

这里再介绍一款酸梅汤，在秋日里来上一杯，想想都满口津液，对于缓解干燥甚妙。

酸 梅 汤

材料：乌梅120克，代代花30克，桂花10克，冰糖少许。

功效：乌梅，气平味酸，禀天秋收之金气，又得地东方之木味，可生津液，解烦热，止吐逆，消酒毒。代代花，疏肝和胃理气。桂花有散寒破结、化痰止咳的功效，八月采摘，气浓效显。

做法：乌梅去核洗净，放入煮开的沸水中，文火煮开1小时，捞出乌梅，水中放入代代花、桂花，继续煮3~5分钟，待香气溢出时，关火，根据个人喜好加适量冰糖调口味。

· 一季一穴，养肺调气

秋季对应肺，肺为气之主，五行对应金。《礼记·月令》中讲："孟秋之月，天地始肃"。"肃"，缩也，代表着天地之气的能量运动趋向开始往回收。中医认为，肺主气，司呼吸，"肺为气之主""诸气者，皆属于肺"。肺主气的功能要通过呼吸运动来实现。肺有节律地一呼一吸本身就是气升、降、出、入的最佳体现。呼为气的上升与外出，吸为气的进入与下降。肺一呼一吸，带动气的升、降、出、入运动，从而起到调节全身气机的作用。

通过不同的呼吸方式与节奏来调整体内之气生成与运行的养生方式，古人称之"吐纳"。五脏活动中只有肺能受意念直接控制，而胃肠蠕动、心率快慢、肝肾代谢都不能用意念控制。只有肺的呼吸节律、力度和深浅既是自动的，也是受控的。意念能够通过对肋间肌、腹肌等运动的控制，来控制呼吸的深浅、节律的快慢和强度的大小。于是养生家就用"调息"的方法，即通过调节控制肺呼吸来影响全身气的运行，进行养生锻炼。后面会讲到腹式呼吸的锻炼方法，对于养生保健非常有益。

肺为“相傅之官，治节出焉”。“相傅之官”的肺，就是要对“君主之官”的心起到协同辅佐作用，就像宰相辅佐君王治国安邦，以达到天下大“治”；肺通过调节全身的气机，贯通百脉，助心行血，助力心脏维持血液正常循行，从而让身体达到健康平和之“治”。

肺的呼吸与心率之间有一种规律，正常情况下，一息四至或五至，相当于心率70~80次/分，保持着一种“节律”。如果一息三至或以下就是脉缓，一息五至以上则为脉数。正常人完全可以利用这种关系来训练，使呼吸逐渐减慢，进而影响心率，使心跳也逐渐减慢，使心的射血功能达到最佳状态。

从经络养生的角度，选取一个代表性的穴位——合谷穴。合谷穴在第1、第2掌骨之间，约当第2掌骨桡侧之中点取穴。取穴时，以一手拇指指骨间关节横纹，放在另一手拇指、示指之间的指蹼缘上，屈指，当拇指尖尽处，即为此穴。

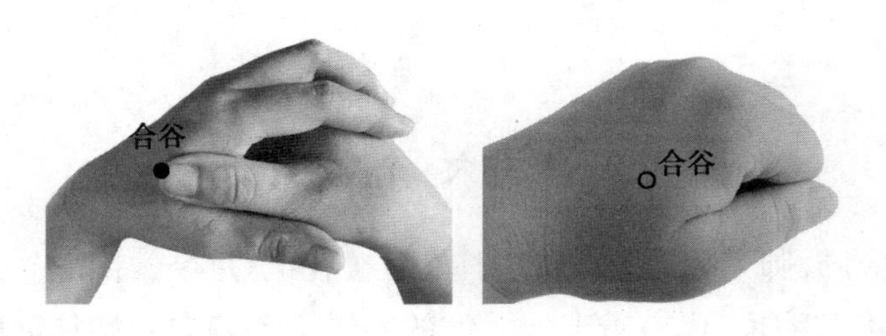

合谷穴本身是大肠经的穴位，不是肺经的穴位。但是别忘了，肺经与大肠经相表里，肺主皮毛，合谷与肺经的络脉直接相通，故此穴可以宣肺理气，疏风解表。对于一般普通感冒后出现的发热，合谷就是常用穴位！再配合大椎、曲池等穴，退热效果非常好！肺主皮毛，与大肠相表里，对于热毒郁滞皮肤之疾患，也可通过泻合谷的方法进行调理。

《四总穴歌》中将合谷穴的主治特点归纳为“面口合谷收”，就是说合谷是治疗头面五官各种疾患之要穴，进一步扩展了合谷穴的治疗范围。比如牙痛，有句话叫“牙痛不是病，痛起来真要命”！合谷穴治牙痛颇为拿手！不会针刺没关系，以指代针，在施治的时候建议使用交叉治法，如果右侧牙痛，就贴敷或者按揉左手的合谷穴；如果左侧牙痛，就贴敷或者按揉右手的合谷穴。当然，力度要重一些。

正是因为合谷穴经气旺盛，止痛效果好，于是成为了我们身体上的“止痛片”，几乎一切痛症都可以找合谷穴来帮忙。各种头痛，如神经性头痛、失眠性头痛、颈后疼痛，尤其是同时出现失眠、健忘、记忆力减退、注意力不集中等症状，采取合谷穴为主配合其他辅助穴位的按摩疗法，可获良好效果。

注意取穴时，要以痛为腧！就是说，要在合谷穴的周围，尤其是合谷穴靠近三间穴位置的中间进行“揣穴”，找到压痛最敏感的地方，进行按摩或针刺，效果会更佳。这就叫有病必有象，有象必有应！

合谷穴为手阳明大肠经原穴，为大肠经元气所输注之处，大肠经络肺过胃属大肠，故可调节胃肠功能，具有和胃降气、调中止痛、通腑泄热之功，可治疗各种胃肠道疾患。此穴居于虎口，为人身气血之大关，又善息风镇痉，醒脑开窍，故常用于治疗惊风、抽搐、癫狂诸疾。阳明经多气多血，此穴是调理人体气机之大穴，通过调气，以达理血活血、通经止痛之效，故亦可用于治疗妇产科各种气血不和之疾患。

（四）冬季养生

· 冬日闭藏，去寒就温

冬季，世间万物由盛而衰、由荣而枯，看似衰败、凋零、沉寂，实则为天地阳气收藏沉敛之象。阳气藏则生机灭，这只是个外象。天地之气在经历了气的展放、上升、沉降之后，第四个阶段就会完全蛰伏深藏起来。如果将地表画一条线，阳气就是沉降于地表之下“猫冬”了。所以，《黄帝内经》中讲“冬三月，此谓闭藏，水冰地坼，无扰乎阳”。因为阳气深藏于里，地表以上生机全无。但有经验的人知道，北方的冬天，家里的地窖是暖和的，土豆、大白菜为防止冻伤，放到地窖里可以延长保存时间。因为阳气伏藏于地下，自然是温暖的。

蔬菜能放在地窖，人不行，人也不能像动物那样，去迁徙或去冬眠。尽管冷，人也必须在地上活动。人是万物之灵，可以通过自然的、健康的生活起居去适应天地之气的变化。如何去适应，古人已经明示了：无扰乎阳。人体就是一个小天地，人与天地相应，人体的气血也随着四季的变化经历着生、长、收、藏。冬季人体气血向躯干内脏汇聚，阳气自然就有收藏之势。“无扰乎阳”就是告诫人们,所有的生活起居都应当顺应这种“藏”,冬日养藏,使阳气固密,不能轻易泄露。

什么是阳气泄露?先从大的天地讲,如果冬天打雷、冬天起雾,就是阳气失藏,阳气泄露。试想,打雷什么时间出现?惊蛰,那是春天的事。春雷一声响,就像吹响了号角,动、植物都开始重新复苏。但如果冬天打雷,无异于提前吹响了号角,这个信号发错了,天地间的阳气开始萌动,本该藏的时候却生发,天时不对。起雾一样的道理。所以古人讲“无扰乎阳”,就是不要轻易去扰动天地间的阳气。

有一句话叫“瑞雪兆丰年”,老农们一看到冬天下了一场大雪,就知道来年一定收成好。一场大雪就像一个大棉被一样,牢牢将天地间的阳气封藏,蓄势待发,为来年生机的萌动做准备。

明白了天地的大道,人体的小理就明晰多了。《黄帝内经》中讲“去寒就温,无泄皮肤,使气亟夺”。天气冷,人就应该远离阴寒之气,以免阳气受损。“无泄皮肤”,说的是不要出汗太多,以免气随津耗,阳气外泄太过。

“去寒就温”本来是很好理解的,不要受凉,注意保暖,但现在有一部分人却并没有很好地执行,比如冬天露脐、露腰、露脚踝,甚至为了美丽“冻”人,衣着单薄。很多女孩子的痛经就是这样落下的病根。《黄帝内经素问·痹论》中说:“痛者,寒气多也,有寒故痛也。”从疼痛的造字上也可以反映出来,疼字里是个冬字,代表寒冷,表示温度低,痛里的甬,代表通道,合起来看,就是低温和不通畅都是导致疼痛发生的重要因素。进一步来讲,如果寒邪侵袭到了肌表经络,气血凝滞不通,会引起头身疼痛或者肢体关节疼痛,因寒邪入侵所致的关节疼痛以冷痛为主,我们又称之为“寒痹”或“痛痹”。如果寒邪侵袭到肠胃,会导致脘腹疼痛;如果寒客厥阴肝脉,会出现少腹或会阴部冷痛。

冬天里大量运动有可能损伤人体的阳气。很多人觉得“生命在于运动”,运动的确有益健康,但并没有注意到不同的时间、不同的人群对于运动的要求是不同的。冬季因为阳气的闭藏,运动不宜太剧烈,以身上微微发热为度,切不可汗出如水。尤其是老年人,本身阳气就不足,如果再大量运动,实在是弊大于利,得不偿失。一年的冬季,一天的晚上,都是一个道理,晚上就相当于一日当中的“冬季”。现在很多大妈、大爷选择在晚上跳广场舞，同样要适可而止，过量运动，身体的气血往体表四肢流动，本来不足的内脏阳气会更虚，这种锻炼不仅起不到强身健体的目的，还会抽调损耗人体的气血，无益于健康。老年人可以选择步行或者太极拳、八段锦等静功更合适。

冬至为一年之中阴气最盛之时，古人讲交节病作，交节必郁而后通。对于慢性病、体虚元阳大衰之人，冬至就是一道坎，一道“劫”。不耐阴寒，又无力升发阳气之人，会在冬至病情加重，不得不防。本身阳气不足，阴寒内盛，又处在一个阴寒极盛的天地中，阴上加阴，要格外注意加倍保暖。

有“三世扁鹊”之称的宋代医家窦材说：“道家以消尽阴翳，炼就纯阳，方得转凡成圣，霞举飞升。故云：‘阳精若壮千年寿，阴气如强必毙伤’。又云：‘阴气未消终是死，阳精若在必长生’。故为医者，要知保扶阳气为本。人至晚年阳气衰，故手足不暖，下元虚惫，动作艰难。盖人有一息气在则不死，气者阳所生也，故阳气尽必死。”也就是说，人的健康和寿命主要赖于阳气，阳气足，免疫力就强，生命力就强，所以健康长寿。反之，阳气弱，寒邪重，人就免疫力低，体力弱，容易生病短命。修行得道、超凡入圣的人，就是消尽寒邪，成就纯阳之体、金刚之躯，所以长生。人年纪大了，阳气就衰微，手脚就不暖和，动作就艰难，这就是阳气不足。

所以养生治病，扶阳是第一。扶阳之法，首先是艾灸，然后是姜附（干姜、附子）。所有的中药中，“热不过附子”，附子大热，温阳扶阳救逆第一品。在古代，人快不行了，四肢逆冷，昏迷不醒，眼看心跳就没了。这个时候回阳救逆，力挽沉疴，用的不是人参，而是附子。

附子急可救命，缓可养生，在病位上是先入里，然后行周身而散达肌表。附子以四川江油所产最佳。比如重庆冬天雾大，用附子补阳的机会就多。四川江油人炖猪肉经常放附子，不仅放，而且量大到惊人。

附子有毒，即使是炮制过的制附子，也不好把控它的毒性，正如医家恽铁樵说：“附子最有用，亦最难用。”所以，一定要在医生严格、专业、精准的指导下服用，而且必须久煎，千万不可孟浪行事。正宗的附子，味道苦、辣、麻。制附子，只要米粒大一点儿，放在嘴里咬，味道是苦辣的，舌头会发麻。如果是生附子，只要芝麻大一点儿,放在嘴里咬,舌头就会发麻,持续几个小时。现在很多药店的附子,是胆巴浸泡过的,功效已经大打折扣。

· 冬若不冷,阳气浮散

笔者小时候曾经住过一段时间窑房,屋顶是拱形的,房顶很高,冬暖夏凉,非常舒适。在不断城市化的过程中,鳞次栉比的楼房逐渐占据了城市发展的主导方向。但身边的父母并没有安享现代文明的“便利”,认为楼房里憋闷,不习惯在封闭的楼房里住太久,便重新回到县城里,继续在窗明几净、宽敞的平房大院里,享受“榆柳荫后檐,桃李罗堂前”的田园生活。

其实楼房和平房相比较各有优、缺点。楼房卫生、舒适、省空间,但不如平房通风、宽敞、接地气,住在高层养点儿花花草草都不如低层的容易存活。除此之外,还有一个问题就是北方很多楼房都安装了地暖,冬季可以发挥其御寒保暖的作用,但从养生的角度来说对人体也有不利的一面。冬天在安装了地暖的房子里,温度往往会在20℃以上,待在房间里感觉会比较舒适,温暖如春夏,甚至还会热得冒汗,但是舒服不等于健康,如果温度过高,反而会造成人体阳气外散,不能很好地敛藏。

十几年以前的暖气片是分散放置的,温度不会太高,还有个冷、暖的过渡,但地暖的存在完全就是制造了一个接近于夏天的“象”。正所谓“冬不藏精,春必病温”。冬天如果不够冷,出现暖冬,第二年春天就容易出现流行病。就像新型冠状病毒感染暴发一样,当年的冬天就是暖冬,这也为病毒制造了一个利于生存的天时条件。人体亦然,如果冬天本该顺应天地收藏,阳气却随着汗出耗散在外,那么精气不能内守,人就容易发病。所以,冬天房间里温度不能太高,如果热得出汗就是过犹不及,就像夏天房间温度不能调得太低是一样的道理。

现在实际情况是夏天该出汗的时间不出汗,冬天该敛藏的时候却大汗出,都是没有顺应天地之道、没有法阴阳和术数的“逆”行。《黄帝内经素问·四气调神大论》里讲:“故阴阳四时者,万物之终始也,死生之本也,逆之则灾害生,从之则苛疾不起,是谓得道。”冬天本应冷,夏天本应热,你不按照天地四时阴阳的变化来顺应,总是对着干,冬天过得像夏天,或者夏天过得像冬天,还以为是享受现代文明的便利成果，其实转嫁到身体上爆出问题是早晚的事。

· 一季一穴，固肾养精

冬季，看似草木凋零、万物衰败，实则是生机潜藏，为来年春日更好地生长、生发做准备。五脏中，肾与冬季气化相通应。《黄帝内经素问·六节藏象论》中说：“肾者，主蛰，封藏之本，精之处也。”肾主蛰，蛰是什么呢？蛰就是封藏。封藏什么呢？精之处也，封藏精气。肾为水脏，对应坎卦。看一下坎卦的卦象，上下两根阴爻中间夹了一根阳爻。阳藏于阴中，就是坎卦之象。肾要藏精，肾精宜秘而不宜露，宜藏而不宜泄，这是安身立命之根本。同时，肾阳要安守其位，相火不能妄动。

肾中所藏精气，是推动人体生长发育和生殖功能的原动力。肾精决定着人的生、长、壮、老、已。当整个生命活动处于上升阶段，就是肾中精气不断充盛的过程。当肾中精气逐渐由盛而衰，整个生命就像失去滋润的花儿一样开始凋零，逐渐走向衰老、死亡。肾精足，发黑齿固，耳聪志远。《冯氏锦囊秘录》曰：“足于精者，百病不生，穷于精者，万邪峰起。”

养肾固精的穴位有很多，推荐一个有代表性的涌泉穴。涌，外涌而出也。泉，泉水也。本穴为肾经经脉的第一穴，它连通肾经的体内、体表经脉，该穴名意指体内肾经的经水由此处涌出体表，促使肾经经气的生发。

涌泉穴的位置在脚底前部凹陷处，在第2、3脚趾趾缝纹头端与足跟连线的前1/3处，蜷足心时，可看出脚底肌肉形成“人”字纹路，涌泉穴就在这个“人”字纹路的顶点处。它是人体脚部的“黄金点”。根据科学家的计算，涌泉穴与脚的关系正好符合黄金律，即位于脚掌的0.618位置上，是脚部的最佳作用点，能够对全身起到很好的调整作用。

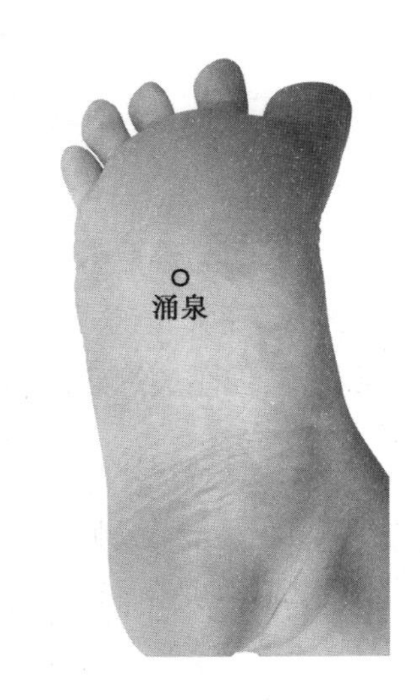

涌泉养生法由来已久，至宋代已广为盛行。在《苏东坡文集》中就有这样的记载：

闽广地区很多人染有瘴气(疟疾),有个武将却多年安然无恙,面色红润,腰腿轻快。后来人们发现,他每日五更起坐,两足相对,热摩涌泉穴无数次,以汗出为度。之后,很多人仿效此法,不仅很少得病,而且有多年痼疾的人也不治而愈。

清代外治专著《急救广生集》中记载:“擦足,每晚上床时,用一手握趾,一手擦足心,如多至千数,少亦百数,觉足心热,将足趾微微转动,二足更番摩擦。盖涌泉穴血在两足心内,摩热睡下,最能固精融血,康健延寿,益人之功甚多。”苏东坡著有《养生记》,把擦涌泉穴视为养生之要术。《寿亲养老新书》指出:旦夕之间擦涌泉,使“脚力强健,无痿弱酸痛之疾矣”。可见,按摩涌泉法是古今医家历来都非常重视的防病保健方法。通过刺激涌泉穴可以增强人的体质,增强抗御病邪能力,并能够治疗虚弱性疾病。

具体操作上,涌泉穴可揉、可按、可擦、可灸。

揉涌泉法:用拇指或示指或中指指端放于足心涌泉穴处,来回按揉,每个足心揉50~100次为宜。

按涌泉法:用拇指指腹垂直按压足心涌泉穴,按下片刻后再提起,一按一放,反复进行,以被按者能耐受为度。

擦涌泉法:先用左手握左脚,将右手手心(劳宫穴)对准左脚脚心(涌泉穴),然后进行纵向的快速摩擦,使手、脚心产生温热的感觉,持续摩擦5~6分钟,然后交换摩擦另一只脚。如此交替摩擦3次左右。利用摩擦本身对手心、脚心的刺激,来调节肾经、心包经经气的运行,达到促进气血运行、疏通经络、心肾相交的目的。

灸涌泉法:宋代《扁鹊心书》指出:“涌泉二穴,在足心宛宛中,治远年脚气肿痛,或脚心连胫骨痛,或下肢腿肿,沉重少力。”用艾条或艾炷灸涌泉穴15~30分钟,每晚临睡前灸一次即可。灸足心法可以治疗多种病症,尤其对虚寒证效果更好,但阴虚火旺证不宜用此法。

记住补肾是个慢功夫,要循序渐进,缓缓图之。坚持1个月,就会发现人精神了,睡眠好了,脚底有劲儿了,腰板有力了,干活更有力气了!按摩涌泉,是非常省力和快捷的补肾方法。

因为涌泉穴位置的特殊性，可以用药物外敷的方法治疗一些病症，比如高血压、口腔溃疡、顽固失眠等。若常规的方法不见效，可以试试敷贴，对于缓解症状大有帮助。其道理就是引火归原、引气血下行。常用的方法是将吴茱萸打成粉，然后调点儿醋或蜂蜜，和成泥状糊在脚心上。一般在临睡前贴脚心，次日晨起弃之即可。

如果鼻出血了，取一瓣大蒜，捣碎糊在脚心上。左鼻孔出血糊右脚心，右鼻孔出血糊左脚心，两侧同时出血就一边糊一个。糊的时间别超过 10 分钟，因为时间长了脚底容易起疱。脚心贴大蒜的方法还可用于治疗小儿咳嗽，切片后用医用透气胶布固定就可以，效果也不错。

二、节省元气，少消耗，存真气

（一）固护元气，减少消耗

养生，考虑天地的影响，是向外求，而更多时候，则应是反躬自省，向内求。

人和动、植物最大的不同是人作为万物之灵，具备生命智慧的高度凝结和灵活变通。一方面，人可以充分发挥主观能动性，创造从无到有、从有到优的物质结构与精神秩序；另一方面，人容易“不知持满，不时御神”，过度透支、过度耗竭自己的生命能量。

在合理化管理个人生命能量方面，人类真要向动物虚心学习。比如熊，所有的生存行为不过就是一个能量管理，它首先是杂食，吃各种各样的食物，以保证充分的能量供给。与此同时，它要尽可能地节省能量，所以它有冬眠的习惯。一切的一切都是围绕着节省能量。

鲨鱼这种动物应该说是一个奇迹，作为地球上生存时间超过 4 亿年、地球上最古老的动物之一，能量消耗巨大，同时又处于食物链的顶端。就是这样一种体量惊人的动物，其行为里有一个很重要的原则——

尽可能地节省能量。比如说它在攻击大体量动物的时候,一般不会死缠烂打,往往采取突袭的方式,咬掉猎物的某一块肉,导致其大量流血。对于鲨鱼来说,猎物流血不止有两个好处。其一,鲨鱼可以循着血腥味持续追踪它的猎物。鲨鱼对血液极其敏感,即使是非常微小的血腥味。在整个追踪过程中,看上去它是在不急不忙地巡游,实际上它心中有数,志在必得,关键是鲨鱼消耗的能量最少。其二,鲨鱼在这种很优雅的追踪当中,静等着猎物流血而死,这样它吃掉这个猎物的时候就不费吹灰之力。同样,它遵循了捕杀当中能耗最小的原则。

想想搏击长空的老鹰也是如此。老鹰在抓小鸡这种没有什么反抗能力的猎物时,它就是一招致命。有时候它会抓一些体量比较大而且有反抗能力的动物。比如说抓羊或者小鹿这样的动物,老鹰会先在高空慢慢盘旋,这个盘旋是一种滑翔状态,不消耗任何能量。它借助于热蒸汽的环流在上空慢慢搜寻、扫描底下的猎物。当它发现猎物的时候,几乎是以自由落体的速度冲下来。这样一方面能够保证速度越来越快,另一方面它不消耗任何能量。一直到距离地面差不多 5 米的时候,再展开翅膀,迅速抓捕猎物。它把利爪深深扎到猎物的身体里,然后飞起来差不多 50 米的时候松开爪子,抛下的猎物从高空摔落而死,这样它再俯冲下来,把猎物抓走。如果不采取这种方式,抓取的猎物在高空反抗扑腾,就会不断消耗鹰的能量,所以它利用这种迂回的战术,保证了自身能量的最低消耗。

鲨鱼、老鹰,看上去比较强悍的动物,始终坚持能量消耗最少原则,而且不只是体现在猎捕食物的过程中。《菜根谭》里有一句话“虎行似病,鹰立如睡”。我们观察一下就会发现,老虎平时走起路来懒洋洋的,鹰在站立的时候总是闭着眼睛。这些自然界里最猛的兽、最猛的禽,平时养精蓄锐、伺机而动,在正确的时间做正确的事,将最大限度节省能量的生存法则践行在抓捕行动和日常行为的每一个细节中。

这是我们人类需要从中不断反省、思考并加以学习的。

(二) 留存真气,以柔克刚

生命老化的过程是一个渐渐由柔到刚的过程,老子说:“专气致柔,能如婴儿乎？”刚出生的婴儿，形未充，但精气实，生命的气息盈满而柔和。但“物壮则老”，当走过了壮年再步入老年时，壮极而老，盛极而衰。骨头会越来越脆，血管会越来越硬，身体会失去柔和性！从养生角度讲，若想延长生命的长度，就要尽可能减缓身体变硬的步伐，“柔”则“寿”是个行之有效的秘诀。

性情要柔顺。孔子曰：“仁者寿”。柔顺温和，豁达开朗，良好的心态有利于身心健康，可以减少脑出血、脑梗死、心肌梗死等疾病的发生。反之，过于激动与冲动，脾气暴烈，性子急躁或孤寡忧愁，消沉郁闷，往往易患冠心病、高血压、抑郁症等疾病，也就难以健康长寿了。唐代药王、养生家孙思邈说：“养生有五难——名利不去为一难，喜怒不除为二难，声色不去为三难，滋味不绝为四难，神虑精劳为五难。”尤其中年以后，性格也要渐渐调适，从激进转向从容，从豪放转向静和，从阳刚转向阴柔。

饮食要柔软。《养生录》中的“饮食六宜”这样说：“食宜早些，食宜缓些，食宜少些，食宜淡些，食宜暖些。”生、冷、硬等不易消化和刺激性食物对于身体弊大于利，柔软是强调食物宜清淡、少油腻。

穿着要柔美。太紧身不透气的衣服易使皮肤干燥，影响气血运行。所以应穿着柔软、宽松、透气性好的衣、裤、鞋、帽、袜（包括枕头、坐垫、被褥）等。避免穿紧身衣、高跟鞋及化纤物品，以免使皮肤血液循环不畅，出现擦伤及造成皮肤过敏等不良反应。服装的式样与色调要协调，清新淡雅，温婉舒适，身心愉悦。

行动要柔缓。用力过急、过猛容易造成损伤。尤其女性 40 岁、男性 50 岁以后，神经、肌肉、骨骼的功能都大打折扣，人体的协调性、灵活性、柔韧性等各项功能今非昔比。所以，任何行动都应“慢三步”“小开门”“软着陆”。中老年人尤其要注意动作的柔缓性，若早晨起床或夜间上厕所，不要一跃而起，应先坐一会儿，定一定神，再慢慢起床，以防眩晕摔倒；拿东西时，要量力而行，尤其拿较重的东西时，注意先调整好姿势，用力要柔缓，以免扭伤、挫伤、闪腰；遇大喜、大悲等刺激性大的事，要冷处理，避免情绪过于激动，突发病变。即使参加体育锻炼，也应选择太极拳、八段锦、散步等动作柔和、运动量适当的项目。

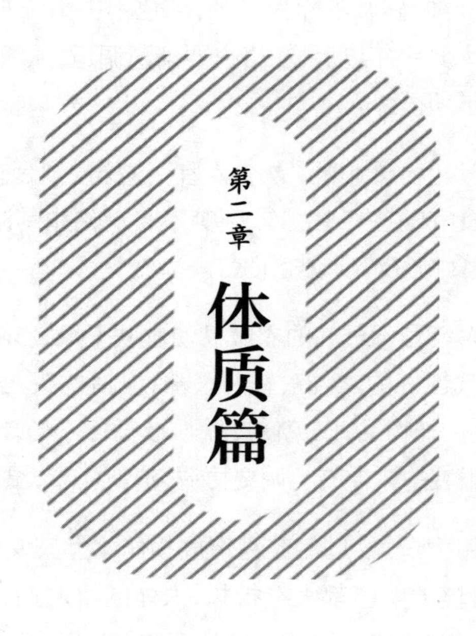

第二章 体质篇

· 西医治人的病，中医调病的人

生活中经常会遇到这样的事，熟人在微信里发过来化验单或者检查报告，要求开出中药方来调理。这些化验单作为客观指标对于疾病的诊断确有帮助，但是必须明确的是，光凭化验单或者检查报告，是开不了中医处方的。这其实涉及中、西医看病思维方式和诊疗模式的差异。

现代医学强调数字化、可视化、证据性，医生除了过硬的专业素养，更依赖于先进的仪器设备和技术手段，医学设备的迭代更新与医生诊疗水平的提升成正相关，二者是紧密捆绑在一起的。这也是大城市三甲医院整体诊疗水平超越基层医院的关键因素。就拿新型冠状病毒来说，如果一开始检测不出或者无法明确病原体，接下来的诊疗对策就会无计可施。

而中医对于疾病的切入点不同于西医，中医更看重患者的主观感受，关注不同致病因素作用于人体之后反映出来的内环境变化状态。关注点的不同反映了两种医学思维方式和方法的差异。西医依赖于客观指标，注重事实的判断，焦点在于与疾病相关的病原体（病）；而中医则依据患者主观感觉的不同，注重疾病状态的变化，焦点在于疾病的主体自身（人）。

在机体没有出现形质改变、结构异常，仪器设备无法显示出阳性指标的时候，中医就可以入手干预了，因为这个阶段属于形质改变之前的气立阶段，这也是发挥中医优势的地方。所以这就出现了一种情况，有些“病人”自觉不舒适，可是各种化验指标显示正常，西医认为这种情况无病。但在中医看来，有病有症（证）可以看，无病有症（证）仍然可治可调。因为病人这个主体的不适就是中医关注的焦点。

如果进一步发展，由气化改变进入到形质的异常，报告单就会出现阳性结果了。看到阳性结果这些明确的依据，西医就可以进行诊断了。从这里不难看出，中、西医对于生命和疾病的认识在切入的角度和层次上有明显差异。一个从外部病因、指标数据入手，一个从综合因素、病人的内反应状态切入。二者孰优孰劣，其实并没有反复比较的必要性。任何医学都是有局限性的，对待研究生命健康的不同医学体系要有宽容心态，求同存异、优势互补。生命本是复杂、多维、不可测的，中医和西医两个医学体系，认识生命的思维方式和认知模型从一开始就是不同的，我们应该保持这种差异性和多样性，这会让我们多一些认识生命的视角和维度，思维更开放、更活跃，对于整个医学的发展是有益的。

· 寒热虚实体质辨，男女老幼天壤别

每个生命体都是独一无二的个体，每个个体在感受天地间物质和能量后的反应状态都会有差异性。就拿养生来说，注重养生本无可厚非，希望通过各种养生途径，保持年轻的活力、健康的状态、愉悦的心情，这是人们的美好夙愿。但具体到个人，不同的养生方式却要因人而异，适合 A 的不一定适合 B。老子说“天下皆知美之为美，斯恶已；皆知善之为善，斯不善已。”当各类养生保健产品纷至沓来，多到令人眼花缭乱时，我们要保持清醒冷静的头脑，如果不加选择地盲目进补，有可能好事变坏事。下面择取几个生活中常见的有代表性的问题。

“身体一直觉着累，煮黄芪水喝，精神好了，但头开始发晕。”

“都说阿胶补身体，为什么吃了会嗓子有痰、喉咙痛？”

“一吃水果就胃疼，有时大便还不成形，不吃吧，又担心缺乏维生素或微量元素。”

看看这些问题，是不是似曾相识，或者说心中也有类似的疑问或困惑。接下来就聊一聊有关体质的话题。

世界上没有两片相同的树叶，人亦如此。每个人都有自己的个性特点，同样每个人都有属于自己的体质特征。体质不是病，但可以决定生病的类型、疾病的走向。体质就是一块土壤，它的土质如何、水分营养够不够、有没有太多的垃圾和有害物质，都是决定它上面结什么“瓜”、得什么“豆”的重要因素。有一句话是这么说的：“有一天，你辉煌了，一定要有个好身体，才能享受人生。有一天，你落魄了，还得有个好身体，才能东山再起！”关照自己应该从了解自己开始。

那么，什么是体质。“体质”一词最早由明代医家张景岳在《景岳全书·杂证谟》中提出，他将人的体质按照阴阳来划分，认为人的“脏气各有强弱，禀赋各有阴阳”。阴阳体质的不同有哪些具体表现呢？我们看张景岳怎么讲，他在

书中作了具体描述:“阳脏之人多热,阴脏之人多寒。阳脏者,必平生喜冷畏热……”“禀有阴阳,则或以阴脏喜温暖,而宜姜、桂之辛热;或以阳脏喜生冷,而宜芩、连之苦寒。或以平脏,热之则可阳,寒之则可阴也。”简单地讲,阳脏人就是偏热体的人,本身体热,平素喜欢冷食,得病也易感受热邪或发热病,针对性用药一般多用寒凉药物;而阴脏人就是偏寒体的人,容易怕冷,平素喜欢吃温热食物,这种体质更容易得寒病,针对此类患者一般用药多温热。

我们再看另一位医家,明代赵献可在《医贯》中提出“有偏阴偏阳者,此气禀也”,此处的“气禀”说的也是体质。并将人体体质分为太阴之人和太阳之人,对两种体质类型进行了描述,文中说:“太阳之人,虽冬月身不须绵,口常饮水,色欲无度,大便数日一行……太阴之人,虽暑月不离复衣,食饮稍凉,便觉腹痛泄泻……此两等人者。”我们可以看到偏阳性体质的太阳之人,因其身有热,所以着衣少,喜喝水,大便干;而偏阴性体质的太阴之人,正好相反,因其体寒,所以穿衣多,喜温食,大便烂。

老子说知人者知,自知者明。通过这个划分,对照自己的情况,基本可以判断出来你是偏阳性体质、偏阴性体质还是平和体质。往深了讲,这个阴阳划分还略显粗糙,因为实际生活中,人的体质远远不止这三类。同样是偏阳性体质,有的人一上火喉咙就不舒服,有的人一上火大便就难排。同样是偏寒,有的人表现为腰膝冷痛,有的人表现为头痛、胃痛。

体质划分除了从阴阳的角度,还可以从五行、脏腑、气血、寒热、虚实等多个角度去分类。我们这里综合相关内容,选择一个简洁又全面的角度进行分类。

一、气虚体质

症状特征:神疲,面色㿠白,舌淡,脉弱。

性格特征:性格内向温和,喜静不喜动,易患感冒咳喘。

气是能量,气虚的人,就好比开了一辆动力不足的车,身上总是懒洋洋提不起精神,容易疲乏无力、少气懒言。总想坐着或躺着,甚至不想说话、不想动,稍一用脑，就感觉头脑昏沉。平时体力相对差一些，不耐高强度的工作。气虚的人面色皖白、缺乏生机和光泽度，肌肉松软不紧致、弹性差。气虚的人说话语声低微、柔声细语，走路多了就气短不足以吸，明显上不来气的感觉。一般来讲，这一类人脾气相对温和柔顺，很少与人发生争执。因为气虚，对汗液的固摄能力下降，有些人稍微动一动就出汗不停。因为气虚，气的防御功能减弱，一方面容易感冒，另一方面容易患咳喘等呼吸道疾患。

气虚体质家庭小药箱

方名	相同症状	不同症状
玉屏风颗粒	反复感冒，遇风冷则鼻塞、打喷嚏、流清涕	多汗，怕风怕冷
补中益气丸		容易疲乏，动则气喘，纳差，易内脏下垂

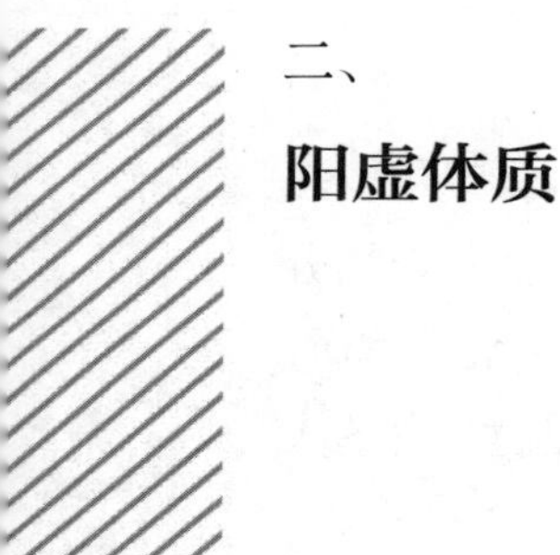

二、阳虚体质

阳气可以从温度这个可视化数字来窥其一隅，尽管二者不能等同，但可以更直观地去理解。人体腋下测量的体温属于“体表温度”，人体内部的“深部温度”较其高近1℃。“皮肤温度”为36.5℃左右时，我们的身体功能可以维持最佳状态。但是现实情况，低体温的人正在不断增加，体表温度低意味着内脏温度也低，体温下降反映出阳气的功能在减弱。

有人说，阳气足的人只要活着，就是一团熊熊燃烧的火焰，说明机体的能量代谢比较旺盛。阳气虚其实是人体代谢降低，产热减少，功能低下。阳虚是在气虚的基础上形成的，表现为在神疲乏力的基础上出现畏寒怕冷等症状。阳虚的人会较普通人更不耐冷，穿衣会多一些，别人穿一件他得穿两件，别人穿半袖他得穿长袖。阳虚的人对寒凉的食物有一种本能抵触，因为凉的食物会让胃不舒服，出现胃痛、胃胀等不适。

阳虚的人较气虚的人更容易出现大便不成形。

我们知道正常人的大便是香蕉便，一条条有形且规律顺畅，但是阳虚之人一天会出现2次或2次以上排便，就像一摊泥一样，以不成形的烂便居多。有的人甚至早晨起来迫不及待地冲向厕所，一刻也不能忍，这种情况在中医看来属于“五更泄”，是人体阳气亏虚的进一步表现。在出现烂便的同时，有的人还会出现腹痛，肚子一痛就想排便，结束任务之后疼痛缓解。这种情况临床也比较多见，西医一般将其归入肠易激综合征，中医则认为与肝气乘脾有关。

阳虚体质家庭小药箱

方名	相同症状	不同症状
香砂六君丸	脘腹疼痛、呕吐、腹泻、乏力，舌淡胖	脘腹胀痛，咯白痰，恶心呕吐，嗳气，苔白腻
附子理中丸		脘腹冷痛或绞痛，食冷加重，手足冷，舌苔水滑

三、

阴虚体质

气虚和阳虚均偏向于无形功能的减退，阴虚则是偏向于有形物质的减少。阴液亏少，就像花儿少了雨露的滋润一样，口鼻咽喉部会出现口燥咽干的感觉。除了五官口咽部，皮肤也会出现干燥的感觉，甚至必须经常涂擦润肤露，否则皮肤就干得难受。除了干的感受，还会出现手足心热、舌红少津、脉细数等虚热为主的表现。中医讲阴虚生内热，就是说阴虚之人，体内的小火炉比一般人烧得稍稍旺了些。同样是锅里烧水，水少的一定会比水多的先沸腾。所以，阴虚的人除了干，还会热。因为热，所以睡觉时喜欢把手脚露在外面，但这种热是虚热，以自觉症状为主，体温并不高。

阴虚的人体形偏瘦，属于干瘦型，而且性格偏外向，做事风风火火，说话快，走路快，心里藏不住事儿。因为精神容易亢奋，所以相当一部分会出现睡眠障碍问题。阴虚体质的女性到了更年期，症状会更为突出。比如性情变得更加急躁易怒，面部会经常烘热发烫，睡觉后容易盗汗。阴虚的人更容易出现黏膜充血性病症，比如眼结膜充血会出现眼睛干涩疼痛、支气管黏膜充血会出现慢性难愈的咽痒干咳、子宫和生殖道黏膜充血则会出现下腹部及阴道口灼热、干痛等症状。

阴虚体质家庭小药箱

方名	相同症状	不同症状
六味地黄丸	腰膝酸软，小便不利，色黄，舌瘦红，苔少或无苔	眩晕耳鸣，五心烦热
知柏地黄丸		女子带黄气秽，男子会阴潮湿
杞菊地黄丸		眼涩眼干，头晕眼胀
麦味地黄丸		咽痛咽干，干咳无痰，失眠

上面几种体质偏虚的人，总地来讲就是有形物质的减少和无形功能的减退。人体出现“虚”其实就是暗示你，要开始真气内守、节省能量消耗了，因为生命功能和物质代谢都开始走下坡路了。

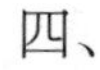

四、痰湿体质

有一句话叫“瘦人多火，肥人多痰”。干瘦的人因为代谢相对亢盛，消耗的稍微多了那么一点点(没有实热证消耗的多)，所以在形体上以瘦长型居多。而内有痰湿的人因为本身基础代谢减弱，病理产物堆积，所以在外形上表现出看似“营养过剩”的状态——肥胖。严格来讲，肥和胖还是不同的，在古代肥其实更强调肉多，血气充盈、肌肉丰满、皮肤厚实坚固的一种状态，而胖更接近于现代肥胖的含义，更强调的是脂肪多、脂肥膏腴、身体肿胀的一种状态。

肥胖之人多痰湿，痰湿是什么？痰湿是人体水液代谢失常后产生的一种“半成品”。关于痰湿，中医将其分为有形和无形。有形的痰湿可以表现为我们肉眼可见的从呼吸道或肺部咳出的或白或黄的痰液，视之可见、闻之有声。不仅于此，有形之痰还指身体某些部位出现具有一定活动度的软性结块或包块，按之软韧，肿而不红，也把它看作是痰。比如中医的瘿瘤、瘰疬、痰核、乳癖、流注、阴疽，用现代病名表述就是甲状腺结节、淋巴结结核、脂肪瘤、乳腺增生、多发性脓肿及囊肿等病症。因为这一类软性结块通过化痰散结的治痰之法可以取效，所以一般将此类病症也归入痰的认识范畴，可以认为是一种广义的痰。

无形之痰，只见其症，不见其形，触之不及，闻之无声，因看不到实质性的痰饮，无形可征，所以称为无形之痰。我们说的形体肥胖、大腹便便，这种体质特征便是无形之痰。无形之痰作用于人体，随气机升降可到达全身各处，表现出头晕目眩、心悸气短、恶心呕吐、苔腻脉滑等临床特征。当然普通痰湿体质并不一定表现出上述那么明显突出的症状，可能仅仅是外形上大腹便便的肥胖即视感。

一次接诊一位女性患者，让其伸出舌头时，她补了一句："医生，我原本舌头很厚的，上面一层白白的东西，不太雅观，我早上刷牙的时候就把它刮掉了。"开始以为是个例，慢慢才知道，刮舌苔的人并不在少数，其实完全没有必要。舌苔是反映人体内部身体健康状态的晴雨表，是一面镜子，透过舌象，可以了解人体脏腑气血阴阳盛衰的状况。如果痰湿重，刮掉舌苔后，很快又会"春风吹又生"，因为病因没祛除。所以，我告诉患者，以后要改掉这个习惯，通过服药慢慢调身体，痰湿祛除了，舌苔也会恢复原本的模样。尤其是看病的时候，刮去舌苔很容易让医生对病情造成一种误判。

此外，痰湿重的人容易出现晕车、晕船或恐高的表现。有位女性患者这样描述，她说一次经过景区的一个比较悬空的独木桥，两边尽管有锁链加固，但死活就是两腿发软不敢踩上去，别人说她胆小，扶着她站了上去，结果出现眩晕、恶心、心慌，最后紧急被扶了下来，她这才发现自己有恐高。这位女性患者就是典型的痰湿体质，舌苔厚腻，平时晨起刷牙都容易恶心、干呕，闻见刺激性或不太好闻的气味就容易胸闷、恶心、头晕，口中经常有黏腻感。

痰湿之人还会表现出咽部异物感，就是总觉得咽喉部有东西卡在那里，吞不下、吐不出，如鲠在喉，检查后并未发现异常，这往往就和痰湿有关。饮水、吃饭一般不受影响，但是随着情绪的起伏，咽喉部的感觉会有不同变化，中医称之为"梅核气"。这种情况以女性多见。

痰湿体质家庭小药箱

方名	相同症状	不同症状
二陈丸	痰多，色白，量多	咳嗽，胸闷，纳差
香砂养胃丸		脘腹胀满，嗳气，呕恶，口咽黏腻

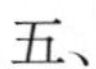

五、热积体质

热积体质的人有个特点，胃口好、嗓门大、爱吃肉。这一类型的人体格粗壮，记住是壮不是胖，胖是脂肪多而壮则是肌肉结实。当然并非每个内热之人都会长成虎背熊腰，但确实全身肌肉较一般人坚实有力。热积体质的人因为食量大又偏爱肉类，往往毛孔粗大、肤色深、汗毛重。

古时北方游牧民族因为天气冷又四处漂泊奔波，身体消耗比较大，多吃点儿肉可以供给身体充足的能量。但如今，生活富足，食物充足，大部分人运动量却不够，如果迈不开腿再管不住嘴，摄纳得多，消耗得少，反而更容易造成过剩的能量在体内堆积。因为肉食都是高蛋白、高脂肪、高能量的食物，会对人体消化系统造成较大负担，所以热积体质的人多好发胃肠、肝胆疾病，比如胆囊炎、胆石症、胰腺炎、阑尾炎、肠梗阻等。

热积体质的人容易口气重、咽喉痛，口腔溃疡也是常有的事，大便偏干，甚至数日一解。保持大便通畅是非常重要的，作为人体代谢通路上的最后一道门槛，如果大便不通，身体代谢后的垃圾不能及时排出体外，在肠道里待的时间越久，产生的毒浊之物就越多。有的小朋友平时喜欢吃鸡腿、汉堡，肠道积热引发便秘，不仅便秘，腑气不通还会引起发热。所以，小孩子发热必须问大便的情况。如果是老年人大便干，一定要注意不能太用力，因为老年人的血管弹性差，太用力极有可能使本已脆弱的血管破裂出血而发生脑血管意外。这种情况在生活中并不少见。

热积体质家庭小药箱

方名	相同症状	不同症状
三黄片	面红唇红，口臭，尿黄，舌红，脉滑	心烦易怒，口腔溃疡，牙龈肿痛，失眠，便秘
保和丸		脘腹胀满，嗳腐吞酸，厌食呕吐，舌苔厚腻
麻仁润肠丸		腹胀满，大便干结，数日一行，舌苔黄燥

六、湿热体质

湿热体质是在热的基础上掺入了湿的因素。中医认为，湿为阴邪、热为阳邪，单纯的热我们可清可泻，单纯的湿可温可燥，但湿热一混搭就有点儿不好办。湿性黏滞，如油入面般胶结难解，症状往往缠绵难愈。但凡湿热内蕴的人，症状多且杂乱，而且调理起来周期相对较长。

湿热体质的人，面垢油光，口里黏腻；头发容易出油，脸上容易起疮；眼皮发沉犯困，头脑昏重如裹，腿脚酸困乏力；小便色黄短赤，大便黏滞不畅；男性易阴囊潮湿，女性易带下增多；舌红苔黄腻等为主要特征。湿热之人好发湿疹，可以局部散发，也可全身多处，以肘窝、腹股沟、会阴部等身体皱褶处多见。

大便是观察一个人体内是否有湿热的有力依据。湿热体质的人排便一般不顺畅，本来几分钟能解决的事，有湿热的人往往要持续十几分钟甚至半小时以上，大便黏滞不爽，可夹有黏液，而且一次排不干净，去了还想再去。这种排便不畅不同于热积所致的便秘，前者大便不干但黏滞，后者以干结为主。

湿热体质家庭小药箱

方名	相同症状	不同症状
四妙丸	女子阴痒，白带量多，男子阴囊湿痒，小便黄赤灼热，舌红，脉滑	下肢痿软无力，或沉重疼痛，足、膝关节红肿热痛，皮肤多发小颗粒疣状物
龙胆泻肝丸		目赤，胁痛，耳鸣耳聋，口干口苦，心烦易怒

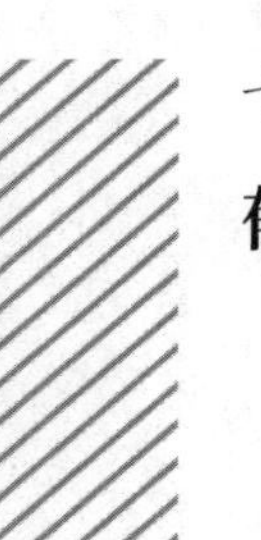

七、郁滞体质

郁滞体质的人，脸总是沉着，皱着眉头，一副郁闷严肃的表情。眉宇间的川字纹很深，很少能见到笑脸。即使遇到开心的事，也消逝得很快，更常态的还是神情抑郁、闷闷不乐，总是囿于或新或旧的困境中不能释怀。

郁滞体质的人容易陷入焦虑或抑郁，出现精神或心理方面的问题。睡眠质量一般不好，睡眠浅或者难入睡，一有动静容易醒，醒来再难入睡。失眠的同时还容易经常头痛，因为郁滞的人全身血管肌肉都处于收缩拘紧的状态，气血流通不太好。就像公路上原本六车道变成了两车道，交通拥堵大塞车的概率会上升好几倍。长此以往，郁滞体质的人容易在身体里形成各种有形的肿块或结节，比如甲状腺结节、乳腺增生、乳腺结节、子宫肌瘤等。

本人通过临床观察发现了一个现象，焦虑日久的人，从腕横纹到内关之间的区域，斜行的静脉会更加凸显怒张。我们知道手臂内侧中线的区域属于手厥阴心包经主管的位置，其两侧又属于手太阴肺经和手少阴心经管辖，说得直白些，出现明显增粗、颜色深暗的斜行静脉，考虑与心肺之气郁滞、气血运行不畅有关联。

郁滞体质的人除了精神心理因素，对外周的环境刺激因素(如气温、花粉、尘螨及异常气味等)也会更敏感,容易得过敏性疾病和自身免疫性疾病,常见的如哮喘、风疹、鼻炎等。

郁滞体质家庭小药箱

方名	相同症状	不同症状
加味逍遥丸	胸闷,脘腹胀闷,嗳气	心烦郁闷,烘热汗出,唇红,便干,月经不调,舌红,脉细数
柴胡舒肝丸		口干苦,小便臭,大便不畅,舌红,脉数
木香顺气丸		兼湿滞,食少,肠鸣,腹泻,苔白腻,脉有力
开胸顺气丸		兼积滞,胁肋胀满,胃脘疼痛,大便不畅或里急后重,小便不利,苔厚,脉弦滑

八、瘀血体质

瘀血体质可以由郁滞体质进一步发展而来。瘀血体质的人肤色偏黯,脸上可有色素沉着,有的人眼窝像上了烟熏妆一样发乌,口唇黯淡,舌质紫黯,有瘀点或瘀斑。一部分人舌头正面正常,但舌下络脉紫黯或增粗。正常情况下,舌下两条静脉宽度不超过 2 毫米,长度不超过整个长度的 1/2,但是有的人会看到两条怒张弯曲如蚯蚓般增粗的静脉,这表明体内的瘀血是非常严重的。

如果皮肤过度显露青筋,出现明显的静脉血管,也是身体内有瘀滞的表现。比如手背上有多条青筋,往往容易出现腰背部、颈肩部疼痛不适;手掌上若能见到数条青筋,说明长期排便不畅。疾病的深浅是和青筋的粗细成正比的,青筋越粗,代表问题越重。如果青筋凸起就更加严重了。

拇指外侧或指关节缝有青筋,代表头部供氧供血不足,容易出现头痛、头晕。理由很简单,这个位置代表脑颈结合部,是颈动脉与头部供血的反应区,所以这里出现青筋,主要表现在头部问题。拇指根部大鱼际赤白肉际处出现青筋，往往提示有腰痛病史。

瘀血疼痛的特点是刺痛，且痛有定处。比如有些患者经常半夜出现胃痛，多和瘀血有关。对于女性来说，瘀血体质会表现为经期延迟推后，经期会表现为痛经，月经会夹有黑色的血块。瘀血严重的痛经甚至会出现休克。其实对于有痛经史的女孩子，除了一部分是因为先天子宫的位置因素，另有相当一部分是和平时没有注意防寒保暖有关。比如在月经期间吃冷饮、洗冷水浴或者衣着单薄，导致寒入胞宫，因寒凝血瘀出现痛经。

瘀血体质家庭小药箱

方名	相同症状	不同症状
气滞胃痛颗粒	疼痛，舌紫黯或有瘀点，脉沉	胃胀痛，手足冷，小腿抽筋，焦虑，抑郁
桂枝茯苓丸		少腹隐痛，以左少腹多见，月经先后不定期，经行不畅，大便干结
少腹逐瘀颗粒		少腹胀痛，月经不调，色黑有块，产后恶露不绝

以上是对体质的一个大致分类，生活中很多人其实是混合体质，比如慢性疾病患者常常是气阴两虚体质，高血压患者常常是痰瘀体质，有痛经史的女孩多寒多瘀等，有的人为两种或三种混合体质，或者年轻时是气虚体质，到了不惑之年变成湿热体质都是有可能的。但整体来说，一个人的体质在一定时期还是相对稳定的。

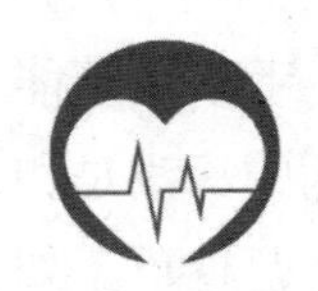

【健康监测站】

指甲上的小“月牙儿”

月牙儿的大小和数量与人的精力有着密切关系。月牙儿又称健康圈，是人体精气的代表。正常情况下，健康的人可以有 8 个月牙儿，相当于汽车油箱加满油，能量足足的。如果月牙儿少或没有月牙儿，并不表示一定有病，但至少表示身体精力不足，能量不够了，气血瘀滞或阴寒内盛，一旦有病，自我修复能力就会比较差。月牙儿奶白色，越白越好，不超过指甲长度 1/5。如果月牙儿大于指甲长度 1/5，则易患高血压、脑卒中（中风）等心脑血管疾病。

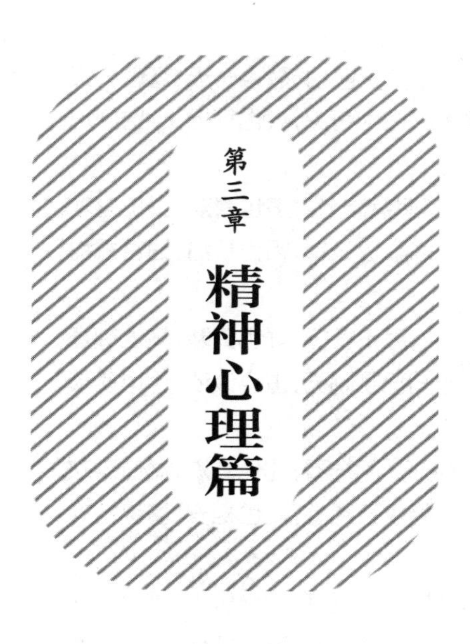

第三章 精神心理篇

历史上但凡长寿之人，往往都是乐观豁达、心平气和、不拘小节之人。唐代诗人白居易活了74岁，尽管他一生体质很弱，但心态乐观豁达，对物质的追求看得很淡，“自静其心延寿命，无求于物长精神”就是他的真实写照。

著名的佛学大师、中国佛教协会会长赵朴初在92岁时曾作《宽心谣》一首。

日出东海落西山，愁也一天，喜也一天。
遇事不钻牛角尖，人也舒坦，心也舒坦。

每月领取养老钱，多也喜欢，少也喜欢。
少荤多素日三餐，粗也香甜，细也香甜。

新旧衣服不挑拣，好也御寒，赖也御寒。
常与知己聊聊天，古也谈谈，今也谈谈。

内孙外孙同样看，儿也喜欢，女也喜欢。
全家老少互慰勉，贫也相安，富也相安。

早晚操劳勤锻炼，忙也乐观，闲也乐观。
心宽体健养天年，不是神仙，胜似神仙。

透过字里行间，我们似乎能隐约感受到大师心中那份平静、安和、淡然之气。

一、生理七情：喜怒忧思悲恐惊

说到情绪、情志，首先明确一点，情绪是人体的正常生理反应。古人说：七情，人之常性。情绪就是人在外界刺激作用下，所激起的情感反应。在中医学中没有情绪或者情感这些概念，但有“情志”一词。在中医理论体系中，七情，有两层含义，一是指生理意义的七情；一是指病理意义的七情。

生理意义的七情，分别是喜、怒、忧、思、悲、恐、惊七种正常的情志活动，它是人的精神意识对外界环境变化或刺激产生的七种正常的情志反应，归于神志的范畴，属于正常的生理功能。如果按照中医五行分类，把七情中的忧并入悲、惊并入恐，那么就会成为喜、怒、思、悲、恐五种正常的情志活动，又称为五志。《黄帝内经素问·阴阳应象大论》曰：“人有五藏化五气，以生喜怒悲忧恐。”《礼记·礼运》又提到：“何谓人情？喜怒哀惧爱恶欲七者，弗学而能。”就是说，七情也好，五志也罢，都是人类的基本情绪，是先天的、本能的、正常的反应，所以说“弗学而能”，不学就会。

明代著名医家李中梓将引起情绪的内、外因素归为“境缘”和“营求”两大类。“境缘”与外界刺激有关，比如得到奖赏，自然心生喜悦；身陷囹圄，自然会忧愁沮丧。而“营求”则是与自身的欲望需求有关，比如有些人锱铢必较、欲壑难填，有些人淡定平和、宠辱不惊。情绪还是人们对外界刺激的一种保护性反应。比如，遇到洪水猛兽，会害怕、会恐惧，会想着逃离危险境地，这就是出于本能的保护反应，尽可能规避潜在的危险。

当然，同一情感在不同条件下可以有不同的情绪表现，这主要与个体差异有关。当一个人的意志和想法被阻止，或者尊严受到轻视伤害时，大多数人会激动、愤怒，但也有人表现出淡定和从容。著名心理学家艾利斯认为，人的情绪并不是由某一诱发事件本身直接引起的，而是由经历了该事件的个体对这一事件的认知、解释和评价所引起的。

情绪失控，过于剧烈或持续时间过久，自然就会损害人的健康。有这么一个故事，春秋时期伍子胥过昭关，一夜急白了头，就是因忧虑焦躁、愁肠百结，伤及人体精血所致。这里就涉及病理意义上的情志异常，即七情内伤。具体来讲，七情内伤是指七种引发或诱发疾病的情志活动，是引起脏腑精气功能紊乱而导致疾病发生的一类病因。其中“内伤”二字强调病因由内而发，相对于外感病邪而言。

情志是否致病有两个关键性因素，一是致病的情志是否具有突然、强烈或长期持久的特点；二是看个体心理、生理承受力和调节适应能力的强弱。人体本身有很好的自我调节功能，可以调节我们内、外环境的稳定性和适应性。调节功能发挥正常，我们就健康无病。当来自各方面的精神压力和负面情绪严重抑制和干扰我们的调节功能时，各种疾病就会相应发生。

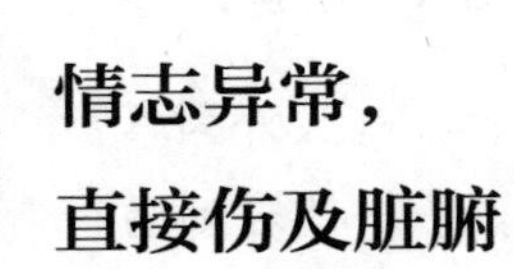

二、情志异常，直接伤及脏腑

情志异常会直接伤及脏腑。中医认为，五志分属五脏，病理状态下，七情反应太过或不及就会伤及不同的脏腑，具体表现为喜伤心、悲伤肺、恐伤肾、怒伤肝、思伤脾。这里的情绪已经是病理状态下的表现。同时，心作为五脏六腑之大主，君主之官，“总统魂魄，兼该志意”，所有情绪的产生都绕不开“心”这一关，也就是《黄帝内经灵枢·口问》中说的“悲哀愁忧则心动，心动则五脏六腑皆摇”。尽管情志在五脏各有所属，情志内伤首先会损伤心神，然后才是相应的脏腑。

当然，五志分属五脏的这种对应关系也不是绝对的，我们要灵活看待。任何一种情绪反应都与五脏气血有关，是脏腑功能活动相互协调的结果。同样，任何一种不良的情绪刺激都会对全身造成伤害，不仅仅限于某个脏腑。比如，大怒伤肝，有多少人会在义愤填膺的情况下大快朵颐、胃口大开？基本上没有。这也说明，大怒的情况下，肝木失制的同时，也横逆犯脾土，影响到脾的功能！七情内伤，常以情志交织，伤人多个脏腑。比如忧思内伤，既伤及脾，也可影响心、肺；惊喜过度，可伤心神，也可累及肾；郁怒太过，既可伤肝，也可影响心、脾。由于心、肝、脾三脏在人体生理活动和心理活动中都发挥着重要作用，所以情志内伤，最易损伤心、肝、脾三脏。

三、情志异常，影响脏腑气机

情志异常会影响脏腑气机。清代医家吴谦说过："夫人以气为本，气和则上下不失其度，运行不停其机，病从何生？"从气的角度来看，生命就是个能量团。正常的生命过程，就是保证能量团自身的运动流转以及与周遭能量顺畅交流的过程。这个过程中医用气的升、降、出、入运动形式来表现，正常情况下气机升降有序，一气周流没有阻滞。正所谓"乐出虚，蒸成菌"。最佳的心灵状态是空灵通透的，就像最好的乐曲是由空心乐器发出来的道理一样；相反，当各种不良情绪和欲念充斥占据我们心灵的时候，就会使我们的气机拥堵在某处不得宣畅条达，时间长了，就会滋长病理产物。同样，情志一旦失调就会影响脏腑气机的变化。"喜怒无常，忧思无度"，就会使人体"冲和之气升降失常"，变生百病。

七情内伤致病，主要是通过影响脏腑气机，导致气机失调而发病，具体表现为"喜则气缓""怒则气上""思则气结""悲则气消""惊则气乱""恐则气下"。

比如喜则气缓。缓的本义是宽松宽大。内心欢喜，人体整个气血处于舒缓和顺的状态。生理状态下适度的喜乐可以使气和志达，营卫通利，能够缓和紧张的情绪，使心情放松舒畅。我们都喜欢看喜剧，因为它让你开心，但如果笑的时间过长，你会发现手脚都会发软无力。《红楼梦》中，刘姥姥逗贾府的人开心，林妹妹笑得站都站不住，这就是过度放松之后提不起气、喜则气缓的表现。

病理状态下，大喜则伤心，因为大喜则神惮散而不收，轻者神不守舍，重者心气暴脱。我曾经的一个中学同学，本身心功能不太好，一次打牌过程中突然抓了一手好牌，一下子高兴过了头，心脏病突然发作而不幸离世。再比如《儒林外史》所讲述的范进中举、喜极而疯的故事，都是大喜伤心案例的真实演绎。

我们再来看，怒则气上。怒是对别人压制自己意志的一种冲破与反应，因而整个气机是上越的。如果动物发怒，比如斗鸡，眼睛血红，毛发竖起，就是我们说的怒发冲冠。人没有这么明显的表现，但在发怒时，头皮发紧，血脉偾张，脸部发红，就是气血上冲头面所致。临床上肝阳上亢的高血压患者，特别容易动怒，一件小事，气激雷霆怒，非常容易突发脑出血，发生心脑血管意外，这就是怒则气上，这样的例子太多了。

思则气结。思，上部指脑，下部指心。一般而言，"思"是心脑并用，指思考、思维，属于认知过程。但它在七情中的含义不是简单指思维、认知活动，而是指过度用心、用脑，在所思问题不解、所虑事件未决时，所处的一种思虑不安的情绪状态。一个人如果思想总是停聚一处，他的整个气机就会郁结阻滞。有些人喜欢在吃饭的时候读书看报思考问题，思虑的过程与脾胃的运化会产生矛盾，思虑伤脾，脾虚则运化无权，日久出现食欲下降，脘腹胀满，这也是气结的表现。

悲则气消。悲字，上面是个非字，在古文里表示两只小鸟相背而飞的状态，形容分离时的那种悲伤的心态。佛家说的人生有七苦，其中爱别离所产生的情绪，也是悲的体现。人体气的变化是受情绪调节的。悲伤使人情绪低落，意志消沉，所以气是消散的一种趋势。《红楼梦》中林黛玉整天泪眼婆娑，悲悲戚戚，身体自然好不到哪儿去。

恐则气下。恐字上面是个巩，是紧束的意思，心上有巩，会意一下，就是受到情绪刺激后，心神所表现出来的一种紧箍状态。大恐伤心又伤肾，伤心则心气无所依而涣散不收，伤肾则封藏失固，引起气机的下陷，所以就会出现轻者小便失禁，严重者二便失禁的现象。

四、情志异常，发为情志病症

情志病，病名首见于明代张景岳的《类经》，就是指发病与情志刺激有关，具有情志异常表现的病症。探知情志致病对精神世界的影响属于现代心理学的研究范畴。在1917年以前，中国还没有建立心理学，中医学中从古至今也没有“心理学”一词，但并不妨碍中医对精神、心理世界逾越千年的不断探索。从古代“毉”的造字，到隋唐时期太医署中咒禁科的设立，从《伤寒杂病论》百合病、脏躁的诊疗记载，到元、明、清各种咒禁疗法、心理疗法的记述，都在向我们展示古人在精神、情志、心理方面的探索经验，其理、法、方、药的内容庞博而精深，值得我们不断地深入研究下去。

情志致病具有多样化的特点，中医所讲的“情志病”主要包括三类。

第一类是以精神、心理症状为主的疾病，如抑郁症、焦虑症、神经衰弱等。就拿抑郁症来说，它的发病率呈逐年上升趋势。世界卫生组织2020年数据显示，全球抑郁症患病人数累计超过3.5亿人，这种非致命性疾病80%发生在中低收入国家，其中东南亚地区和西太平洋地区高居榜首，我国抑郁症发病率也很高，而且有不断增加的趋势。这种以精神、心理症状为主的疾病是需要我们特别引起重视和关注的一类疾病。

如何区分正常抑郁与病态抑郁？《美国精神障碍诊断与统计手册(第五版)》中列出的抑郁症诊断标准如下。

出现5个或以上下列症状，且症状持续2周以上。

几乎每天和每天大部分时间都心境抑郁。

几乎每天和每天大部分时间，对于所有或几乎所有活动的兴趣或愉悦感都明显减少。

未节食的情况下,体重明显减轻或增加,或几乎每天食欲都减退或增加。

几乎每天都失眠或睡眠过多。

几乎每天都疲劳或精力不足。

几乎每天都感到自己毫无价值,或过分地、不适当地感到内疚。

几乎每天都存在思考能力减退或注意力不能集中,或犹豫不决。

反复出现想死的想法,反复出现没有具体计划的自杀意念,或有某种自杀企图,或有某种实施自杀的特定计划。

几乎每天都精神运动性激越(指脑中反复思考一些没有目的的事情,思维内容无条理,大脑持续处于紧张状态)或迟滞。

注:不包括那些能够明确归因于其他躯体疾病的症状。

如果有上面的症状且持续2周以上,即便不够5个,也请尽快到正规医院精神科就诊,接受医生的诊断和帮助。

第二类是以躯体症状表现为主,但与精神、心理因素密切相关的疾病,比如高血压、冠心病、糖尿病、哮喘、皮肤病等。这类疾病基本上等同于现代医学中的心身疾病,涉及范围较广。这类疾病除了器质性病变本身引起的问题,精神、心理因素在其发生发展过程中起着非常重要的作用,疾病可因情志刺激而诱发。

第三类是由于躯体病变所致的以精神、心理症状为主的一类疾病,比如产后抑郁症、卒中后抑郁症、更年期综合征等。这类疾病是先有躯体病变,再进一步影响到精神、心理方面的改变。

总体来讲,与许多年前相比,人类疾病谱最显著的变化是,精神、心理疾患以及与之相关的心身疾病的发生率正迅速增加,这也许是社会发展和时代进步的必然产物。我们在享受高度物质文明成果和它所带来的便利的同时,也在承受着生存竞争压力倍增所造成的精神高度紧张、心理异常脆弱等精神伤害。这其实给我们每一个关注健康的人敲响了警钟!

世界卫生组织曾经对健康给出的定义：健康不仅是没有病和不虚弱，而且是身体、心理、社会功能三方面的完满状态。健康的标准不仅是身体上没有疾病和过度虚弱的症状，还要具备心理健康、良好的社会适应能力。中医也强调，形与神俱，而尽终其天年。所以，一个健康人，应当是身心都健康。只追求形体的健康而没有良好的精神、心理健康，就不能算是真正意义上的健康。

五、情志异常，影响病势变化

病势变化与情志活动关系密切，可能有利于疾病康复，也可能会使病情加重。听过一个故事，说两个人拿错了检查报告单，本来得了绝症的人拿到了正常的报告，而另一个本来没有大病的人拿到了绝症的检查结果，最后的结局是得了绝症的人好好地活着，而本来没事的人生命却很快走到了尽头。当然这是一个极端的例子，真实性不可考证，但是从侧面说明了一个道理，情绪变化对疾病的发展是有影响的。情绪积极乐观，七情反应适当，当怒时怒而不过激，当悲时悲而不消沉，有利于病情的好转乃至痊愈。反之情绪消沉，悲观失望，或七情异常波动，可使病情加重或急剧恶化。

清代有一位名医叶天士。《志异续编》里记载着这样一个故事：某省督抚之子，刚满 20 岁，高中举人，因乐极生悲，双眼红肿，疼痛难忍，一天到晚喊叫不停。督抚便请来了大名鼎鼎的叶天士。叶天士诊后说："眼病倒没啥，很快就会好的。可怕的是，7 天之内，你的脚心必定生疮，一旦疮毒发作就没法治了。"督抚公子听得此言，非常害怕，恳求叶天士救命。叶天士接着说："你平心静气地坐着，用自己的左手按摩右脚心 360 遍，再用右手按摩左脚心 360 遍，每天这样做 7 遍，等过了 7 天以后我再来看。"7 天后，督抚公子又把叶天士请来，说："眼病果然像你说的那样很快就好了，但不知疮毒是否还会发作？"叶天士笑着回答:“我前几天说的疮毒发作是编出来骗你的。你现在富贵双全,事事心满意足,而害怕的就是死。因此,只有用死来吓唬你,才能使你消除杂念,专心注意你的脚。同时,用手按摩脚心,沉心内敛,引火下行,这样眼病自然就好了。否则,心神浮越,虚火上扰,眼就越疼,即使天天吃灵丹妙药,又有什么用呢?”叶天士的心理疗法取得了成功。这个案例病发因情而起,病愈也因情而消。

在本章节最后,特别想和大家再多聊两句。当我们普通人面临不良情绪时,最好的处理方式是什么?想起美国作家尼尔·唐纳德·沃尔什在《与神对话Ⅲ》中说的一段话:“不要试图摆脱任何东西,不要抗拒,不要否认。凡你抗拒的,都将持续;凡你否认的,都将无法控制。”这段话作为我们管理精神、情志的警示语同样适合。

当我们陷入焦虑、烦躁、难过、恐慌等任何一种负面情绪的旋涡中时,旁人再多鼓励开导的话只能起到辅助作用,就像一根拐杖,它可以借力,但最终还需要靠你自己,在轰塌的精神泥潭中,有主动站起来的强烈愿望。

我们避不开抱怨,但不要选择长期抱怨。当一个人长期抱怨的时候,就是在不断强化之前的负能量,不断用它反复噬虐和撕裂自己。“凡是你们所怕的,皆会遇到你们。凡是你们所厌的,皆会纠缠你们。”因为念头太执着的时候,负情绪的压力反而更大了。迫切地想要甩掉,但是当你生起这个念头的时候,压力反而更大了。

面对不良情绪,不是逃避,也不是对抗,而是寻求和解,学会放下。

放下什么?如何放下?放下的是那些杂念,那些负面信息是一切让我们感觉不友好的东西,会增加压力、产生焦虑。

放下并非绕过或回避,也不是推开它,而是与我们脑子里所有的东西达成和解。我们可以在想象的“头脑风暴”中完成一项移空技术,把那些不好的东西,封装在一个箱子里,上一把锁,远远地让它离我们而去。

古人讲得好:“物来顺应,未来不迎,当时不杂,既过不恋。”

当你有一颗跟所有杂念和解的心,杂念也就变得云淡风轻了。

日升月落,总有黎明。

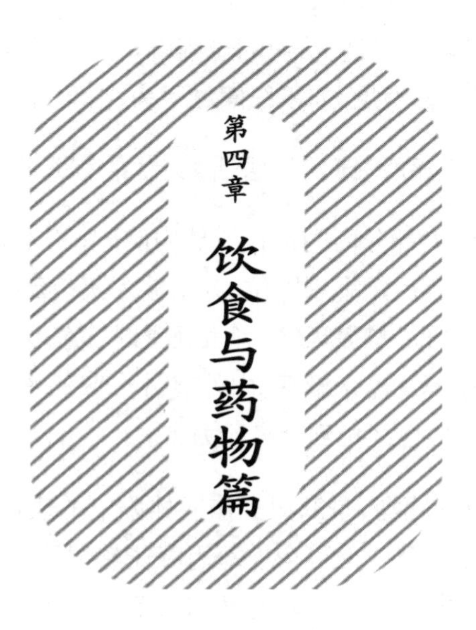

第四章 饮食与药物篇

说到饮食，有句俗语叫“民以食为天”，明代医家李时珍讲过：“饮食者，人之命脉也。”饮食和水、空气、土壤一样，这些因素共同组成了人们赖以生存和维持健康的基本条件，不可或缺。根据世界卫生组织统计数据，对于人类健康最重要的影响因素是遗传，仅次于遗传的就是营养因素，也就是说健康长寿离不开饮食。同时人吃五谷杂粮，不可能不生病，于是又出现了药物。

药是什么？“药”音同“钥”，就像钥匙一样，一把钥匙开一把锁。如果把人体比喻成锁头，当身体这把锁打不开的时候，就要找医生帮你配把钥匙，但是闲来无事时，乱配钥匙、乱开锁就不对了。我们都知道“是药三分毒”，这里的“毒”可不仅仅指砒霜、水银、乌头这些有大毒之药，“毒”其实指的是药物的偏性，药物尽得天地之偏气。我们治病的过程就是以偏纠偏，利用药物之偏性纠正人体之偏性。但是凡事有度，如果纠偏过了头，则适得其反。

先讲一个清代陆以湉所著《冷庐医话》记载的有关苏东坡的故事。

苏东坡一生坎坷，大部分时间都在流放中度过，60 岁时被朝廷流放到了荒凉的海南儋州，直到 4 年后宋徽宗即位，苏东坡才获朝廷赦令，从儋州北归。当苏东坡到达常州时，正好是酷暑天气，晚上睡觉时苏东坡觉得船舱里太热，索性坐在了舱外，还灌下了不少冷水解暑，内外夹击一下子受了凉。时至半夜，苏东坡急泻不止，早上的时候已经拉到全身无力了。

暑天喝冷饮导致的腹泻，是寒湿损伤人体阳气的表现，治法上当采用温脾阳、化寒湿的方法改善症状。但苏东坡却用黄芪熬粥服用，这一补不要紧，将湿邪严严实实地堵在了体内。第二天，老朋友米芾又设宴款待，苏东坡赴宴后病情加重，胸腹胀痛，但此时他又犯了一个致命错误——继续按照原来的思路服用了人参、茯苓和麦冬。药吃下去不仅无益，简直是雪上加霜，先是齿间流血，紧接着全身高热，不久便溘然长逝。就这样，苏公死于“感受暑湿而自用温补之误治”。其实苏东坡本身除了文学造诣深厚，尚精研医理，医药方面也算娴熟。元祐五年正月，杭州一度暴发严重瘟疫，苏东坡拟“圣散子”药方防疫，“所全活者，至不可数”。但在自身用药辨证上却出了严重偏差，可见辨证之难，术不可不慎！

除了药物的不当使用会对人体造成损害，还有一个容易忽略的问题就是老百姓对于各种保健品的过度依赖。有人说，既然是药三分毒，那我不乱吃药，服用保健品应该可以吧？

对于保健品，还真的需要大家保持一双慧眼，识别其中真伪。确实，当我们不再为温饱问题伤脑时，就会更多关注生活的品质。于是各种保健品应运而生，占据各大媒体黄金时段，令人目不暇接。从中隐约透露出的潜台词：全国人民都应进补，谁不吃谁就落伍了。人参、鹿茸、紫河车、阿胶、玛卡、冬虫夏草……只有想不到，没有买不到。

实际情况真的如广告里宣传的那样，身体不补就会变差吗？买买买、吃吃吃的结果真的给身体带来较大的收益吗？为什么有人吃了阿胶后不仅没有"肤若凝脂，面若桃花"，却补得口干舌燥、食不知味？

再比如，曾经有一个朋友为了给学习压力大的孩子补充营养，一直用三七煲鸡汤给孩子喝，后来无意中说起被我及时制止。什么问题？没有做到因人而异。三七属于贵细药材不假，但其以活血化瘀为主，如果有心脑血管疾患且属于瘀血阻滞者是可以使用的，但也要辨证论治、组方调配，何况单味药也不能长期服用。给一个尚处在生长发育阶段、没有适应证的孩子长期用三七，绝对是百害而无一利。

很多人抱有一种心理，贵的就是好的，导致现在许多患者甚至正常人盲目服用名贵补品，不仅达不到效果，可能还把身体补坏了，真是不值得！古代皇帝中，康熙是长寿的，但他不服补药。据说康熙57岁时，颌下有几根白须，有大臣献上滋补肝肾的乌须丸，康熙说"多此一举"，笑而拒之。

记住，药物不是食物。当然也有药食同源的，但前提是要了解药物的药性药理，不是一股脑听从于广告中的宣传，有些时候广告中有夸大不实甚至虚假误导的因素在里面，要保持警惕、仔细甄别。更甚者，有些所谓的补品里面掺杂了激素等药物，患者刚开始服用"迅速起效"，但后期可能会带来不可预知的后果。

接下来，我们就围绕饮食和药物的常见问题，一起来讨论吃什么、如何吃、哪些该吃哪些不该吃，以及会吃出来的问题等。

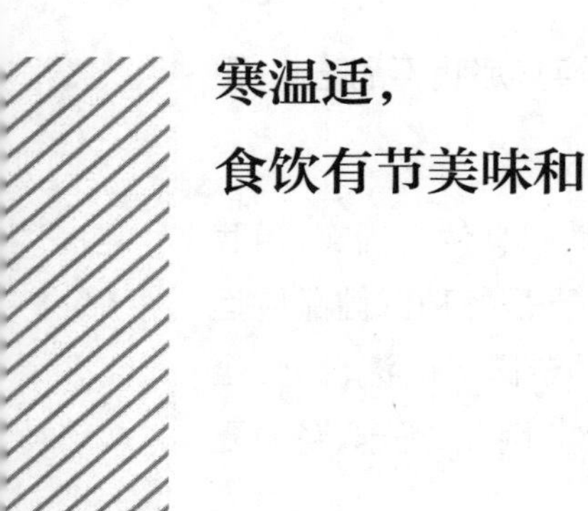

寒温适，食饮有节美味和

早在几千年前，《黄帝内经》就为我们提供了世界上最早的饮食指南："五谷为养，五果为助，五畜为益，五菜为充。"一份合理的膳食，既要吃得全面，又要吃得有主次之分。用中医的话归纳起来，叫五味俱全、寒温适宜、无所偏嗜。正常的饮食水谷在脏腑正常功能的作用下，可以转化为精微物质，成为气血津液化生的重要来源，也成为人体脏腑经络发挥正常生理作用的物质基础。

饮食的好坏是影响一个人健康与否的重要因素，古人一直强调"食饮有节"，饮食不节、饮食失宜是造成疾病的重要因素。这里的"不节"我们可以分几个方面来谈：饮食不注重节气节令、饮食没有节制、饮食不掌握节奏。

饮食不注重节气节令

强调节令是告诉我们，顺应季节的变化，吃应季的水果、蔬菜，尽量少吃或不吃过季或反节令的水果、蔬菜。孔子的饮食观里就有一条"不时不食"，比如西瓜是夏季的水果，夏季适量吃可以生津止渴、清解暑热。但是现在通过温室大棚种植等方式，冬天也可以供应西瓜、桃等夏季水果，这些反季节水果非必要尽量少吃或不吃。

饮食没有节制

饮食没有节制体现在进食量过多或过少，以及食物性味的偏嗜。吃得太少，多是因为各种主、客观原因导致摄入量明显不足。进食过少，水谷精微的化生来源不足，全身脏腑功能就会受到影响，人体正气因而就会虚弱匮乏。就像《黄帝内经灵枢·五味》里讲的："故谷不入，半日则气衰，一日则气少矣。"

在当今物质极大丰富的时代，很少出现几十年前因物资极度匮乏而食不果腹的饥饿现象。现在更多见的是主观上的摄入不足，尤其有些人想减肥，还有些人本来不胖，却希望自己更瘦一些，为了燕燕轻盈、纤腰一把，常常吃得特别少。

正常情况下，按照生理需要，每餐进食量一般为机体所需量的 80% 左右，这是健康的。但是，如果过于饥饿，进食量长期明显低于生理活动所需量的下限，身体长期处于一种饥饿状态就会损伤脾胃，导致脾胃虚弱，化源不足，进而引起全身功能减退，出现我们说的正气虚弱的各种表现。

反过来，过饱也会损伤脾胃。很多人有过这样的经历，大快朵颐之后，会觉得肚子撑胀难受，打饱嗝都是酸腐食物的味道，这其实就是伤食的表现。《黄帝内经素问·痹论》中讲“饮食自倍，肠胃乃伤”。如果饮食过量，超过了脾胃的运化能力，水谷没有全部被消化吸收，就可能出现食积停滞，表现为脘腹胀满、嗳腐吞酸甚至腹痛腹泻等症状。如果只是偶尔为之，脾胃自己慢慢调适过来没有大碍。如果食滞日久，还可能聚湿、生痰、化热，进而引发其他病症，比如肥胖、痔、疳积等。

除了进食量上的过饥、过饱会对身体造成影响，对于某种食物口味的过度偏嗜也对身体不利。饮食偏嗜是说什么呢？偏嗜，顾名思义是指对某些食物有特殊的偏好，比如有人喜温热、有人喜生冷，有人喜酸、有人喜甜，有人偏素、有人好肉，正常的喜好只要不过度都没问题，但如果这个偏好超过了正常范围，那就可能出现问题。我们一一来看。

- **寒热偏嗜**

每种药物或食物都有它的性味，《神农本草经》提到，药有寒、热、温、凉四气。其实药物理论也是食物理论，食物也有寒、热、温、凉之分。健康的食物应该是寒温适中的。在对待食物的作用时，我们平时听到更多的是这个食物里含有什么成分，比如维生素、蛋白质、脂肪所占的比例各是多少，然后再谈它们的营养价值。这其实涉及现代营养学和中医学对某一种食物认识角度的不同。营养学更看重单一成分对身体功能的影响，中医学更加重视食物的整体功能对全身系统的影响。比如水果，从营养学的角度来看，它们的区别在于其中所含糖、水分与维生素比例的差别。中医学则更看重食物的温、凉、寒、热属性。这就是中医学对食物评价的性味理论，比如桂圆入心、脾，微温；雪梨入肺，偏寒。

过于寒凉或者过于温热，都可能成为致病因素。过热会损伤脾胃，造成胃肠积热。曾经有一个年轻的女性患者，3天吃了10个芒果，最后大便秘结，排不出来。芒果偏湿热，进食量太多造成湿热阻滞肠胃，腑气不通而出现便秘。这是一种情况。反之，如果饮食过寒，则会损伤脾胃的阳气，导致寒湿内生，也会出现诸多不适。

在《红楼梦》第38回中，有一场螃蟹宴的情景描写。书中写道，林黛玉吃了点儿螃蟹，觉得心口微微地痛，说“须得热热地吃口烧酒”，宝玉忙命丫鬟将合欢花浸的酒烫了一壶，林黛玉喝了几口才得以缓解。为什么要喝烧酒？这是因为林黛玉多愁善感、本来身体就虚弱，吃了性寒的螃蟹，伤到脾胃，故而出现胃痛的症状表现，所以用合欢花浸的烧酒来温暖脾胃才得以缓解。

在现代，一些人在饮食上经常是冰火两重天，要么过于辛辣厚重，要么冰凉刺骨，冰啤酒、冰西瓜、冰冻饮料，这些都是不可取的。饮食要根据体质特点，合理搭配，尽可能做到寒热适中。

- **五味偏嗜**

再来看五味偏嗜。五味指酸、苦、甘、辛、咸，药物有五味，食物也有五味。“五味入胃，各归所喜”。酸、苦、甘、辛、咸，对应肝、心、脾、肺、肾。当然有些饮食喜好与生活习惯和地域环境有关系。四川人喜欢吃辣，和地处盆地、环境潮湿有关。最早的麻辣火锅是江上的船工吃的，因为江上的湿气更重。在湖南、四川等地吃麻辣、辛辣是不会伤人身体的，但如果是干燥地区的人长期吃，就容易伤人气血，也容易上火。北方爱吃点儿勾芡的食物，因为比较干燥；东北地区菜里爱放八角、花椒等辛温香料，因为地域寒冷；广东人喜欢煲汤、喝凉茶，因为天热，出汗量多，所以需要多补充体液。但是，如果长期嗜好某种性味的食物，则可能会导致脏腑之间阴阳平衡关系失调而出现病症。一句话，物无美恶，过则为灾。

- **种类偏嗜**

一份健康的饮食，食物种类要搭配合理、均衡，既要吃谷类，也要吃肉类，还要吃水果、蔬菜，按照合理的膳食结构搭配食物的种类。种类偏嗜就是对某类或某种食物过度偏嗜。比如，过食肥甘厚味、油腻之品，容易生湿助热。俗语说“膏粱之变，足生大丁”。《黄帝内经素问·奇病论》也指出“肥者令人内热，甘者令人中满”，肥甘厚味的食物容易聚湿成痰化热，成为导致某些疾病发生的原因，如肥胖、中风、高血压、高脂血症、糖尿病、疮疡、痛风等，有这些病症的人要不断反省自己的生活习惯，因为过食肥甘厚味与很多疾病都有密切关系。你看现在有些家长，生怕小孩子营养不够，补充各种高营养、高能量的食品，结果有些孩子很小就吃成了小胖子，小小年纪就得了高血压。

我们再看看古人怎么做？《红楼梦》里有一回，贾母做了一只牛乳蒸羊羔，贾宝玉吵着要吃，贾母说什么，她说：“这是我们有年纪的人的药，可惜你们小孩子们吃不得。”看得出，古人很讲究，也很有智慧，不会随便滥补。因为，身体健康与否不是简单地进补就可以做到的，要看身体是营养缺乏还是营养过剩，盲目进补往往会适得其反，增加脾胃的负担。尤其在我们当今社会，营养过剩引起的疾病反而更多见。

我国著名心血管病专家洪昭光在讲这个道理的时候，常常举例说：人有28~32 颗牙齿，犬齿 4 颗，能撕咬，用来吃肉；门齿 8 颗，用来切蔬菜、水果；磨牙 16 颗，用来磨五谷杂粮。也就是说，吃肉的牙少，吃菜的牙多。所以，人的饮食结构应该是荤素搭配，以素为主。过量高脂肪、高蛋白饮食对于我们东方人的胃肠结构来说确实吃不消。

饮食不掌握节奏

有人说，吃饭还要节奏吗？还真是。我们很多人只关心食物本身的营养，很少留意如何合理地摄纳食物。这里面包含了进食的时间和速度。过去我们常听老人家念叨，一日三餐要按时吃，饭要一口一口吃，不要贪多求快。话朴实，理实在。

其实呢，人类最初是没有一日三餐、定时吃饭习惯的，最初是“饥则求食，饱则弃余”，有了上顿没下顿，饥一顿、饱一顿，你也不可能做到规律。从商朝开始慢慢形成定时吃饭的习惯，秦汉时期流行早、晚“两餐制”，所以我们会听到“过午不食”的说法。

真正一日三餐的饮食风俗普及于隋唐时期。可以说，养成一日三餐按时吃饭的习惯是饮食文明进步的标志，这种三餐进食的习惯与我们身体本身的功能运作和气化活动需求是分不开的。早上07：00—09：00正好是人体胃经主时，09：00—11：00是脾经主时，脾胃两经是人体气血能量库。正常进食之后，再通过脾经的运化转输运行到全身各处，身体获得能量支持才会有序开展工作。通俗地讲，就是到什么时间点办什么事。所以，在七八点吃饭不是主观想出来的，是和人体脏腑功能及气血运行流通相呼应的。如果不按时间点摄入营养，时间久了，身体的运行节奏就会乱套。

另外，需要强调的是进食的速度要放缓，说的就是节奏问题，节奏要慢一点儿，不要吃得过快过急。我们现在这个社会，除了赋闲在家的人群，基本上所有的上班族在吃早餐这个环节上都偏急躁了些。年轻人要上班、孩子要上学，路上可能堵车，为了赶时间，早餐要么不吃，要么吃得很急，早餐很多时候不是吃进去的，而是塞进去的。所以，我们在临床上遇到很多胃肠功能不好的患者，都会叮嘱他一句，吃饭要放慢速度，不要太快太急。很多人也尴尬地笑笑：是是是，上班赶时间。

最后要说的是，在有关饮食选择的大原则上，我们提倡甘淡平和。古人说："甘受和，白受采"，如果能在饮食口味上保持一种甘淡平和之气，脾胃功能健运，气血生化有源，身体才能外和五味、内化五味，保持一种健康之态。

无偏嗜，慢温淡少五味全

具体说来，如何做到食饮有节呢？我们对于食物的理解很多时候是来自于营养学，而传统中医学对于食物认识切入的角度和现代营养学非常不同。这里，给大家总结了五个字：慢、温、淡、少、杂。

第一要慢。慢是说要放慢吃饭的速度。我们这个时代生活工作节奏快，尤其是大城市，人们就像安了发条一样，匆匆又匆匆。相比较朱自清的《匆匆》，"洗手的时候，日子从水盆里过去；吃饭的时候，日子从饭碗里过去；默默时，便从凝然的双眼前过去。"时间虽然在流逝，生活还是慢节奏。而如今，整个人生像陀螺一样随时间飞快旋转。从早晨吃饭开始，就像按了快进键一样停不下来，很少能坐下来慢慢咀嚼，不是站着狼吞虎咽，就是行走在路上边走边吃，试图享受食物在口腔里慢慢融化的感觉基本上是一种奢侈。很多上班族赶公交地铁，早餐更多时候是将食物胡吃海塞进去的，不能说是吃饭，最多只能说是充饥。这个镜头是不是很熟悉？但如果长此以往，身体就会报警。

有一个患者经常胃不舒服，自己不放心做了胃镜，报告显示贝雷特食管(Barrett 食管)、慢性浅表性胃炎。患者慌了，对这些西医病名刨根问底，生怕患上癌症。我告诉她，每个人都可能有胃炎，就像一架机器一样，工作久了总会有磨损，无须太紧张，但关键是要明白三分治七分养，吃药是一方面，而日常生活调护更重要。吃饭要放慢速度，不要吃过烫的食物。患者说："对对对，我是吃饭快，早上赶时间啊！我爱喝特别热的水或者热汤，觉得喝着才舒服。"这些情况临床非常普遍，很多人只有病了才想到找医生吃药，但很少反省自己的生活方式是不是健康。正所谓冰冻三尺非一日之寒。所以，要将吃饭的速度尽可能慢下来。通俗地讲：饭要一口一口地吃，水要一口一口地喝！这个很重要。

第二要温。2020 年夏天，有一则新闻，一位 50 多岁的男士在足球场踢球，中场休息时，坐下喝了杯冰牛奶，突然垂下头昏迷不醒，送医抢救无效去世(初步判断为心源性猝死)。看到这则新闻，不能不提一下食物的温度问题。

吃进去的食物在最终转化成人体所需要的营养精微物质前，要经历很长的一个过程，而在这个过程中脾胃发挥着非常重要的作用。中医讲脾胃为"仓廪之官"，所谓仓廪，就是仓库的意思。也就是说脾胃相当于人体的大粮仓，是提供营养能量来源的地方。但是脾胃要发挥很好的功能，必须在阳气充足的情况下进行。通俗地讲，就是脾胃要有"温度"，也就是脾胃的阳气要充足，就像锅里熬粥一样，要锅底有火才能水开粥熟。

如果进食的食物(固体或液体)偏寒凉，就会耗损脾胃的阳气，使得脾胃温化食物的功能受影响。很多人都有这样的体会，一下子进食太凉的食物或饮料，就可能突然出现胃痛、腹痛或腹泻等。这都是伤了人体阳气的缘故。更甚者，波及邻近脏腑，比如寒饮凌心、折损心阳，就可能出现心脉痹阻的情况。

人在运动后全身血管扩张，产热增加，突然喝冰牛奶或冰镇饮料就像装满热水的玻璃杯放在冰堆里，结果会怎样？玻璃杯一热一冷就会瞬间爆裂。人体若突然摄入大量冰凉的饮料，神经血管马上收缩，尤其是心脏血管骤然收缩会引发猝死。所以，我们要特别强调温食，强调要拥有一副“热心肠”（顺便说一句，强调温食，温不是烫，有些人喜欢喝烫水，从一个极端走向另一个极端也是不可取的。据资料记载，世界上约有55%的食管癌发生在中国。导致食管癌的因素有很多，但喜欢高温的饮食是其中一个很重要的致病因素。高温的食物会对食管造成灼伤，日久必然会令食管发生病理变化）。

进一步来讲，生物进化都是从低体温向高体温进化的，先是冷血动物，然后是变温动物，之后才是恒温动物。我们人体相对于其他鱼、蛇、鸟、兽，体温是最高的。体温高是生物进化的结果，一旦体温降低，从某种意义上讲，就相当于出现了“返祖”现象。所以，有句话叫“温度决定生老病死”。

低体温是火力不旺、生命力不强、阳气不足的表现，中医讲“正气存内，邪不可干”，生冷饮食持续耗损阳气，阳气一虚，正气就压不住邪气，最典型的就是癌症，临床上我们也发现阳虚体质的人更容易罹患肿瘤。

或许有人说了，国外的人经常喝冰水并无大碍呀，对中国人提倡吃温热的食物会不会有些矫情？确实国外的人没有喝热水的习惯，去国外旅游很多酒店都没有热水壶，因为他们没有这个需要。近几年因为中国游客的增多，有些国外酒店专门照顾到中国人的习惯特别备了热水壶，但并不代表国外的人有了喝热水的习惯。饭店吃饭也是一样，很少有热水，多是冰水。

但这里有一个很关键的问题，就是西方人和东方人的体质有着本质的区别。体质的差别是经过上万年的进化从祖先那里遗传下来的禀赋，西方人的祖先往往偏游牧，肉食多，内热盛，所以喝点儿冰水、吃点儿水果沙拉是一种饮食结构上的互补。而我们东方人祖先以农耕为主，食物以谷类为主，先天有种脾气弱的倾向，寒凉食物则会进一步加重阳气的损耗。所以，如果你不顾自己的身体底子盲目去照搬国外的饮食习惯，最后受苦的绝对是自己。而且寒凉的食物会让脾胃的灵敏度降低，知觉退化，会不自觉过度摄入食物，所以你会看到国外有不少过度肥胖的人，多与不当的饮食方式和习惯有关。

第三要淡。我自己从北方到南方学习生活已经有 20 多年,对南北饮食口味的差异感受颇深。整体来讲,北方人口味偏厚重,南方饮食偏清淡。因为长年待在广州,现在回老家再吃家乡饭菜,已经明显感觉味道偏重了。饮食清淡些对身体的好处是不言而喻的。

清朝康熙皇帝是少有的高寿的君王,虽日理万机,但其饮食并不肥腻,可谓深谙饮食之道。相反我们现在很多人反而嗜食辛辣、油腻、煎炸之物,而且摄入过量,这些重口味的食物给胃肠系统增加了极大负担。为什么很多人还吃得很香?因为辛、辣、咸的食物会刺激食欲,结果就是吃了还想吃,在一种浑浑噩噩中你的胃肠就会变得迟钝、麻木、不清醒。

第四要少。少是要我们尽量在吃上做“减法”。在困难时期,想要在吃上做“加法”很难,因为当时物质并不丰富,食物匮乏,满足不了身体的需要,很多营养不良的疾病都与此有关。时代不同了,现如今物质生活极大丰富,食物获取非常容易,一不留神就会饮食过量,我们不知不觉地做着对健康无益的“加法”。所以,各种营养代谢失常的疾病排在疾病谱的最前列,比如糖尿病、高脂血症、高血压等,饮食不节制是重要的致病因素。

古人说,夜饭减一口,活到九十九。现在很多上班族白天工作忙吃不好,就把自己加餐或者以餐会友的时间放在了晚上。以广州为例,有些食街白天不开门,晚上灯火通明、门庭若市,正是为满足这个群体的需要。晚上吃夜宵最容易吃撑、吃过量,尤其啤酒、烧烤之类的煎炸油腻之物,对身体潜在的伤害非常大。

第五要杂。食物的品种尽可能多样化,不偏嗜单一口味。

品种要丰富,种类要全面,《黄帝内经》中提到要“五谷为养,五果为助,五畜为益,五菜为充”,可将此作为我们的饮食指南。另外,食物的本质差别还在于各自气味的偏性、五味的差别。所谓偏性是指食物有寒、热、温、凉之分,所谓五味就是酸、苦、甘、辛、咸,是每种食物所具备的特性。《黄帝内经》中提及:“天食人以五气,地食人以五味……五味入口,藏于肠胃,味有所藏,以养五气,气和而生,津液相成,神乃自生。”人体五脏六腑所需要吸收的食物应该是酸、苦、甘、辛、咸五味俱全,不应该偏嗜某一口味,这样才能维持生命功能的正常运转。

食物的五味和人体五脏六腑有着对应关系,各种食物与药物一样,进入人体后对于内脏有所偏向。《黄帝内经》中说："夫五味入胃，各归所喜，故酸先入肝，苦先入心，甘先入脾，辛先入肺，咸先入肾。"可见，为了照顾到五脏六腑的平衡，要尽可能保持品种和口味的多样化，平衡饮食，合理搭配。

总地来讲，饮食要符合慢、温、淡、少、杂的原则，同时身体感知上要做到：吃饭只需七分饱，早餐要吃不能少，头脑清醒不头晕，嘴不干苦口不黏，不胀不酸不嗳气，不起疮痘不起癣，大便顺畅手脚暖，不打呼噜不流涎。

接下来，通过分析细碎的生活饮食习惯，聊一聊哪些习惯应该坚守，哪些观念应该抛弃，共同为健康筑一张绿色的防护网。

一、喝水也要有讲究

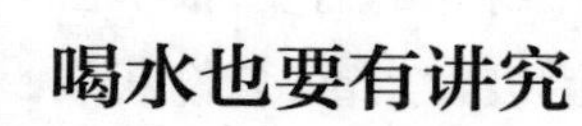

有人说，从汉字的角度认识"水"，是在学习文化；从哲学的角度领悟"水"，能明白为人处世之道；从中医的角度了解"水"，能够养生防病。那么，如何从养生的角度来看待水，"水"对人体的利弊如何评价？其实，水本身没有绝对的好坏之分，如果能被我们的身体利用，成为血液、津液的一部分，对身体有利，就是好的；如果没有被身体利用，淤堵在身体内部泛滥成灾，就会成为水湿之患。

就拿喝水来说，也有很多学问。日常生活中，我们每个人喝水的习惯都不相同，有的人喜欢喝热水，有的人喜欢喝凉白开，还有的人就喜欢喝冰水。对于喝水，现代人深受营养学的影响。"每天 8 杯水，可以清肠排毒"的观点已经深入人心。其实这里面存在很大误区，正所谓"物无美恶，过则为灾"。那么到底怎么喝水更养生呢？下面一起来聊一聊。

（一）喝什么样的水最健康

白开水是最好的水。日常饮水，水煮沸自然冷却后再喝，不仅可以补充体内的水分，还可以促进新陈代谢，增强身体免疫力。水沸腾后不要立即关闭电源，先将壶盖打开继续加热 1~2 分钟，这样白开水的口感会更好，然后将开水倒入杯子中，待到水温至 40~50℃时，就是一杯“营养”的白开水了。中国古代的医书中将热水叫热汤，或叫“百沸水”，又叫作“太和汤”。喝热水第一可以扶助阳气，第二是可以温通经络。所以，喝热水是不错的选择。这里要注意一点，热水不是滚烫的水。不同的人对于热水概念的理解会有偏颇。生活中有些人非常喜欢喝偏烫的水，要知道，常饮烫水会灼伤食管黏膜，会引起 Barret（贝雷特）食管，是食管癌的高危因素。

喝阴阳水对人体好。阴阳水这个名字听起来很玄乎，其实在日常生活中，很容易就能将普通的水调成阴阳水。明代医家李时珍在《本草纲目·水部·地水·生熟汤》中这样描述：“以新汲水百沸汤合一盏和匀，故曰生熟。今人谓之阴阳水。”说的是将井水和开水勾兑在一起称为阴阳水。还有一个简单的方法，我们把头天晚上煮沸的水自动晾凉，经过一个晚上，第二天喝的时候加点儿热水进去，也算是阴阳水的一种灵活变通。因为热水是阳性的，而夜主阴气，水晾凉了，经过一夜它就偏阴性了，喝时再兑点儿热水进去就成阴阳水了。

古人管阴阳水又叫作生熟汤，就是一半生一半熟的意思。那么为什么喝阴阳水对人体有好处呢？阴阳水分阴阳二性，进入人体后会自然根据体内的阴阳特性去布散，该升的就升，该降的就降。所以，阴阳水对三焦很有好处，我们平时可以自己调些来喝，也是一种很好的养生方法。

不要随便喝很凉的水，即使是夏天很热的时候或者剧烈运动出汗之后。最健康的水是温开水。需要强调一点，中国人的体质跟西方人不同，我们的体质特点是延承祖先适应谷类食物为主形成的结构特征；西方人是以适应牛肉等高热量食物为主形成的体质特点，他们的身体较东方人偏热。欧美人喝冰水可中和体内过剩的热量，所以没有明显不适，甚至国外的女性生完孩子直接就可以喝冰水。但中国人的体质就不适合了，如果依葫芦画瓢，没有节制地喝冰水、冰牛奶，阴寒内盛，寒客脏腑，疾病迟早会找上门。

（二）如何把握喝水时间和饮水量

日常喝水的量要把控好，过量饮水对身体不但无益反而会起反作用。夏季的时候,喝水最好放点儿盐。不要喝放置时间太长的水,这样的水不仅流失了多种矿物质,而且还可能含有某些有害物质。还需注意的是,开水并不是煮得越久越好,因为煮得时间太久,水中无挥发性的有害物质会浓缩,喝了这样的水,对身体没有好处。

早上起来的第一杯水应该是温开水,像果汁、牛奶、咖啡等到吃早餐的时候再喝,因为经过一整夜的睡眠,身体开始缺水,因此起床后适宜先喝温开水。不要等渴的时候才想起喝水,如果口渴了再喝水,会由于长时间缺水而使血液黏度增高,对身体不利。不要天热时因为口渴就暴饮大量的水,这样不仅不能有效补充水分,还会影响膈肌活动。

饭后半小时可以饮水,这样既不会影响消化,也能及时补充水分。洗澡后需要饮水,另外,吃了太咸的食物后也要饮水。大家都知道饮水对身体益处颇多,但往往没有按照定时、定量有规律地坚持下来,当你感到口渴时,说明身体已经到了明显缺水的地步,这个时候再去大量暴饮,不但不能及时有效补充水分,还会适得其反。

在临睡前 1 小时左右喝半杯温开水。床头最好放一杯水,如果半夜起夜,可以喝一小口。夜间睡眠时身体代谢变缓,血液黏度变大,血液循环变慢,很多老年人中风是在夜间发生的,睡前适量饮水可以降低因血液循环变缓而造成脑血管意外的发生率。当然也不要喝太多,否则膀胱气化不利会增加夜尿次数,影响睡眠。

(三) 饮用茶水有讲究

中国人喝茶的习惯由来已久,“茶饼嚼时香透齿,水沈烧处碧凝烟”。喝茶不仅是一种文化习惯,更成为一种养生时尚。如何选择一款适合自己的茶还是有讲究的。茶圣陆羽在《茶经》中讲:“茶者,南方之嘉木也。”产于南方的茶大致可分为六类,即绿茶、青茶、红茶、黑茶、白茶、黄茶六大类。

1. **绿茶** 江苏、浙江地区的西湖龙井、洞庭碧螺春、庐山云雾、太平猴魁等均为绿茶,喜欢喝茶的人讲究明前茶、雨前茶,不同的采摘时节直接影响绿茶的品质,过早太嫩,过迟太老。绿茶未经发酵,保持了清新自然的香气,入口沁人心脾。

一代名医蒲辅舟先生就曾用“上等龙井”6克，治疗过一例因腑气不通而致全身衰弱的老人。老者药食不入，身体每况愈下。蒲老嘱其家属煮取少许龙井茶，令老者缓缓入口，竟然气机得转，腑气得通，患者生机渐复。取效的奥秘就是茶叶之香气，芳香醒脾，重新激发调动人体功能。

另有《太平惠民和剂局方》中“川芎茶调散”的服用方法，就是用清茶调服药粉，清茶苦凉可以制约风药过于温燥与辛散，也可防止煎煮后有效成分的破坏。

总地来讲，绿茶口感好，但性偏寒，对于脾胃虚弱的人，尤其是里阳虚、痰湿重的人不太适宜。很多老胃病患者吃药反复不好，最后追踪生活习惯，才发现是多年饮茶的习惯伤到脾胃了，这样的例子真的不少。

2. **青茶**　乌龙茶属于青茶，为半发酵茶，比如闽北乌龙大红袍、广东乌龙凤凰单枞、台湾的冻顶乌龙等均属其列，一般发酵程度在40%左右，经过发酵后寒性就会降低。像武夷岩茶不仅发酵还经多次焙火，可以大大消减寒性。铁观音属于闽南乌龙的代表，但因为发酵程度低，寒性依然大。乌龙茶整体来讲理气、消食、化积的功效是比较强的。有的人大快朵颐之后，脘腹鼓胀，喝上几杯单枞，胃中顶胀的感觉很快平复。所以，乌龙茶非常适合体格健壮、平时饭局比较多的人，一不小心吃多了，乌龙茶可一定程度上起到“保和丸”的效果。

3. **红茶**　是全发酵茶，西方人称之为black tea，像正山小种、祁门红茶、云南滇红均属其中。它的制作过程相当讲究，萎凋、揉捻、发酵、干燥，步步精心。

第一步要萎凋，以适宜制作本品的茶树新芽叶为原料，经萎凋（就是把鲜叶经过一段时间失水）使一定硬脆的梗叶变成萎蔫凋谢状况的过程，不仅可以使叶片柔软、韧性增强，还能使青草味消失。这一点和绿茶杀青不同，红茶的制造特点是不经高温破坏酶的活性，而是任其自动缓慢氧化。

第二步要揉捻，让茶叶在揉捻过程中成形并增进色、香、味浓度，同时，在这个过程中，叶细胞被破坏之后反而便于在酶的作用下进行必要的氧化，利于发酵的顺利进行。

第三步是发酵，叶色由绿变红，形成红茶红叶、红汤的品质特点。红茶发酵适度，嫩叶色泽红匀，老叶红里泛青，青草气消失，具有熟果香。

最后一道工序是干燥，将发酵好的茶坯，采用高温烘焙，迅速蒸发水分。

红茶经过发酵，产生了茶红素和茶黄素等新成分，茶汤变得明亮艳丽，茶的香气也大大增加。其中对胃有刺激作用的茶多酚发生了酶促氧化反应，含量减少 90% 以上，所以发酵后的红茶性质比较温和，不但不会对胃肠有刺激，而且还能促进食物的消化，增加食欲，有养胃的作用，对于脾胃虚弱的人来说，可以适量饮用。

4. **黑茶** 是我国特有的茶类，属于后发酵茶，是利用微生物发酵的。黑茶一般原料较粗老，制造过程中往往堆积发酵时间较长，所以叶色油黑或黑褐，故称黑茶。黑茶是藏族、蒙古族和维吾尔族等民族日常生活中必不可少的饮用品。主要品种有湖南黑茶、湖北老青茶、四川边茶、广西六堡散茶、云南普洱茶等。其中云南普洱茶如今已经是蜚声中外，被誉为“可以喝的古董”。

有人把普洱茶叫再加工茶，因为普洱有生普和熟普之分。熟普是用滇晒青毛茶经潮水沤堆发酵后干燥而制成的，颜色呈黑褐色。这种普洱散茶条索肥壮，香味醇浓，带有特殊的陈香。生普未经发酵，色墨绿，油润有白毫，活性成分多，茶味有花果香和蜜香，回甘快，性偏寒。

黑茶有助消化、解油腻、顺肠胃的功效，我国西北地区少数民族人民的食物结构是牛、羊肉和奶酪，所以他们是“宁可一日无食，不可一日无茶”。离了茶，他们就容易出现胃腹胀满、消化不良、口舌生疮等症状。现在很多人通过喝黑茶来减肥，也是比较有效果的。另外，我国民间还有利用老黑茶治疗腹胀、痢疾的传统。

5. **白茶** 是用优种茶树大百、水仙白、小白等的嫩幼芽尖，经自然萎凋和慢火烘焙等工艺而成，其甜味多于苦味，性微寒，属轻微发酵茶，发酵程度为10%~20%，其色泽白如银，茶汤浅淡，因此得名白茶。

白茶的抗氧化成分是六种中国茶类之冠，白茶名品有白毫银针、白牡丹等。两个品种的茶都产于福建，前者水色淡黄，清香味强，滋味醇甜；后者汤色较黄，气味清香带甜，并有毫香。

6. **黄茶** 与白茶一样都是轻微发酵的茶类，不同之处是多一道高温焖堆工序，以致原本翠绿色的茶叶变黄，故名黄茶。黄茶的口感跟白茶一样，但茶味较重。此茶采摘、制作要求很高。成品必须芽头茁壮，长短均匀，白毫显露完整，裹得结实，外形像银针，内呈金黄色。

二、红豆薏米论功过

“医生，你看我舌苔很厚，听人说喝红豆薏米粥可以祛湿，为什么刚开始有效，后来就不管用了？”

在南方生活的人，由于地域关系湿度比较大，时间一久难免会被湿气侵袭，尤其岭南一带。老百姓日常生活中有煲汤的习惯，会在汤料中加一些食材。但有时因为搭配不当反而会适得其反，上面就是一例。

一个人湿气重，有环境的因素，也有体质的原因。比如广州“回南天”的时候，衣服、被子会发霉，地板、墙上都会渗出水珠，空气中处处弥漫着水雾，感觉空气中都会拧出水来，环境潮湿很明显。但也不是身处潮湿环境中的每一个人都会被湿气侵袭。因为脾主运化，脾气足的人可以很好地运化体内的水液，使其转化成人体能够利用的精微物质，也可以抵制环境中湿气的侵扰，所以古人有“四季脾旺不受邪”的说法。那么一旦出现湿气重，一定是有脾虚的因素在里面。归根结底外因还是通过内因而起作用。

喝红豆薏米粥大方向是没错的，有湿气则化湿气，红小豆和薏苡仁（薏米）都有利湿、消肿、排脓的功效。但别忘了，化湿气只是个祛邪的方法，湿邪侵袭的根本原因是正气不足、脾阳不振。正所谓“邪之所凑，其气必虚”。所以，喝红豆薏米粥一开始会很有效，但是时间久了，没有照顾到正气，一味祛湿就会损伤脾气。脾虚进一步影响化湿，湿气会更重、脾气会更虚，如此陷入恶性循环。

所以，祛除湿气只是治标，扶正气、健脾气才是治本。明白了这一点，我们可以在红豆薏米粥的基础上加一味山药。山药性平味甘，入肺、脾、肾三经，可以补虚羸、益气力、长肌肉。山药合入红小豆、薏苡仁（薏米）中，泻中有补，祛邪而不伤正，扶正兼可祛邪。红豆薏米粥中应该用红小豆，在外形上也好区别，红豆偏圆润，而红小豆个小、细长。

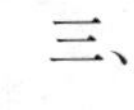

三、虚不受补为哪般

有一个朋友面色暗黄，自觉体虚，气血不足，听说阿胶可以补血，于是买了阿胶经常服用。自己以为可以将不足的气血补起来，但后来却发现不仅没有起效，反而出现了喉咙不适、肚子胀，食欲也变差了，朋友一脸苦恼打电话询问："我这是不是虚不受补啊？"

虚不受补最早见于清代陈士铎所著《本草新编》："或疑需用补剂，是虚病宜于补也。然往往有愈补愈虚者，岂补剂之未可全恃乎……愈补愈虚者，乃虚不受补，非虚不可补也，故补之法亦宜变。补中而增消导之品，补内而用制伏之法，不必全补而补之，更佳也。"说的是有些体虚的人，明明身体虚弱，但用了一些补益药之后，非但达不到补虚目的，反而会使病情加重，越补越虚，为什么会出现这种情况呢？

其实，补是要讲究方法和策略的。对于所谓越补越虚的人，不能归咎于补品或补药，要从自身找原因。补品虽好，但如果身体虚弱，运化功能减弱、吸收能力下降，补品对于人体就成了额外的负担，就像炉灶火小，一下子添加大量柴火，不仅火势不会旺起来，反而可能把那点儿残余的火苗一下子压灭，身体亦然。

对于一个气血不足的人来讲，补气血的初衷没错，关键是在补之前一定要调整好脏腑功能，加强脾胃的运化能力。打个比方，脾胃就像一个食物料理机，先要保证零部件结构完整、功能正常，这样添加进去的食物才能很好地研磨。一个气血不足的人，就好比零件生锈残破，这时先要修理好机器而不是继续往料理机里放食物。修理机器的过程就是通过药物及各种方法健脾运脾，从而恢复它的功能。

中医认为，脾胃为“仓廪之官”，人体气血生化之源。“仓”，相当于粮仓，可以提供物质能量，而“廪”是发放的意思。脾胃功能正常，不仅能够提供人体所需要的物质能量，化生气血，而且还能按时有序地输送到全身各处，你说重要不重要。

所以，我和朋友讲，你吃的补品先放着，现在是身体吸收运化功能出了问题，贸然进食阿胶这些滋腻之品，不仅补不进去，身体吸收不了，反而会壅滞于体内，加重身体的负担，肚子胀，就说明已经影响到消化功能。另外，瘦人多火，太过滋补又助热，就会出现上火的现象。所以，调理身体是首要的，身体功能恢复了，气血自然会回来，人体自有大药！

四、六味地黄丸与补肾

最近一个朋友总是感觉腰部有点儿不适，自己推断可能是肾不太好，就跑去药店，买来六味地黄丸吃，可是吃来吃去感觉没有明显效果，又跑来找我。我一看他的舌头，舌暗，苔厚腻，再细问其他症状，告诉他：这个药吃错了！朋友一脸惊讶：不是说六味地黄丸治疗肾虚吗？我被逗乐了：六味地黄丸是可以治疗“肾虚”，但不是所有的所谓“肾虚”都可以用六味地黄丸来治！

我想这位朋友的疑问，也是很多朋友们的疑问，有必要再科普一下六味地黄丸的相关知识。六味地黄丸是知名度比较高的一种中成药。追溯它的历史，早在北宋年间就开始出现，最开始叫作“八味地黄丸”。后来，宋代名医、儿科专家钱乙把八味地黄丸中的附子和桂枝这两味温补的药物去掉，变成了六味地黄丸，开始用于治疗小儿先天不足、发育迟缓等疾病。所以，六味地黄丸最初是儿科用药。到了明代之后，随着温补学派的兴起，很多医家都开始提倡补肾，所以开始提出用六味地黄丸进行补肾，这样一来，六味地黄丸可以补肾的说法逐渐流传下来。现在市面上见到的六味地黄丸，它的主要成分包括熟地黄、山茱萸、牡丹皮、山药、茯苓、泽泻。

那么六味地黄丸有哪些作用呢？六味地黄丸的主要作用是滋补肾阴，适用于头晕耳鸣、腰膝酸软、潮热盗汗等属于肾阴亏虚的人群，方中熟地黄量最大，其色黑入肾，发挥填精益髓、滋阴补血的功效，所以这也是很多肾虚的人服用六味地黄丸的原因。

这里还要补充一句，中医里的“肾”并不完全等同西医的肾（泌尿系统的肾脏），中医的“肾”是个功能单位，是个功能团，还包括了生殖系统的内容。一般人说的“肾虚”更多与生殖方面的功能下降相关。

现代药理学对六味地黄丸做了深入研究，研究表明，六味地黄丸对于心血管系统、免疫系统以及神经系统的功能有调节作用。对于心血管系统的调节作用主要体现在它能够比较有效地扩张血管、降低血压，进而改善血流灌注情况，同时也可以降低血脂、抵抗动脉硬化等。对于免疫系统的调节作用主要体现在它能够对人体细胞的免疫反应进行激活，刺激抗体产生，从而改善免疫功能。对于神经系统来说，它可以改善神经系统以及性腺的功能障碍，起到神经调节的作用。另外，它还可以抗疲劳、抗低温、加强肝脏解毒功能、增强和调动机体抗癌能力等。

如果单从现代研究来看，六味地黄丸能抗疲劳、降血压，又能提高免疫力，对多个系统有改善作用，似乎成了屡试不爽的灵丹妙药。但中医不是这样去认识的，使用上也有它严格的适应证标准。

六味地黄丸对于肾虚有一定的治疗作用，但并不是说，所有自觉“肾虚”的人群都可以服用六味地黄丸，为什么呢？一般来说，中医将肾虚分为肾阴虚和肾阳虚。二者是不同的，六味地黄丸主要是针对肾阴虚的人群，大家一定要注意鉴别。

证型	常见症状
肾阴虚	潮热盗汗，五心烦热，腰膝酸软，失眠多梦，头晕耳鸣，阳强易举，经少经闭，精泄梦遗，舌红少津，脉细数等
肾阳虚	畏寒肢冷，下肢为甚，腰膝冷痛；男子阳痿、早泄，女子宫寒不孕；久泻不止，小便清长，夜尿频数；浮肿，特别是腰部以下肿甚；精神萎靡，面色苍白，头晕目眩等

肾阴虚的人群主要表现为阴虚内热症状。前面讲体质时谈过，阴虚就是有形物质减少。正常情况下，阴阳处于一种动态的平衡，人体不会表现出明显的寒热，如果阴虚，阴不制阳，阳气相对亢奋，则表现出阴虚内热的症状。就好比一个池塘，水满时水面是平静的。如果不断抽取池塘里的水，水量很少的时候，池里的鱼开始上下扑腾，大家可以从这个比喻来理解阴虚则阳气躁动偏亢的含义。所以，六味地黄丸主要是针对肾阴不足的人群。

如果患者出现了恶寒怕冷、下肢肿胀或腰部冷痛、小便次数多、大便不成形、舌淡胖等偏肾阳虚的症状表现，再服用六味地黄丸不仅没有效果，反而还会起到反作用。如果出现舌苔厚腻，也不适合服用。就像一开始提到的那位朋友，体内本有湿邪，如同池塘里蓄积着淤泥，这个时候要以祛邪化湿为主，而不是盲目进补，否则邪气更难缠，正气也补不进去。

即使符合肾阴虚可以选择六味地黄丸，也要注意“是药三分毒”。任何药物如果长期服用，肯定都有一定的副作用，特别是六味地黄丸这种滋补类的药物，更要注意不要补过头。因为滋补类药偏滋腻，有碍肠胃运化，所以，如果脾胃本身不太好，服用日久可能会引起腹胀、食欲不振、大便不成形等。另外，如果有感冒、咳嗽等外感疾病时，偏滋补的六味地黄丸也要暂停，等感冒这些情况完全改善了，再来滋补。记住一点：只有对症下药，科学服用，才能发挥它的最大功效。

五、安宫牛黄丸与中风

无意中看到一则微广告：“临近冬至，预防中风，您吃安宫牛黄丸了吗？”这个广告着实让我吃惊不小！什么时候安宫牛黄丸变成了“保健品”，甚至让老年人定期服用预防中风？真是荒唐！

安宫牛黄丸出自清代吴瑭所著的《温病条辨》，它由牛黄、犀角、黄连、朱砂、珍珠、雄黄、郁金等12味药组成，其清热解毒、镇惊开窍的效果确实不错，对中风属“痰热内盛”证型的急性期患者有救助作用，能帮患者赢得抢救时间，故被列入“温病三宝”之一。但是，安宫牛黄丸属于急救用药，不是预防用药，更不是随便服用的养生保健品。

大家都知道中风的后遗症很多,且致残率高,目前心脑血管疾病在我国疾病谱上仍位居前列!为了预防中风,选择可靠有效的药物,自然没错。但是切忌疾病乱投“药”!在这个网络发达的年代,老百姓获得医药健康信息的途径有很多,但是这些信息良莠不齐,鱼龙混杂。

安宫牛黄丸确实可以对一部分中风患者有很好的治疗效果。现代药理学研究表明,安宫牛黄丸具有抗炎、改善脑循环、保护脑细胞并减轻其损伤及损伤后所引起的脑水肿等作用。简单来说,就是中风引起了大脑局部缺血,因为脑细胞不可再生,一旦死亡,它所肩负的功能将不能恢复,所以中风患者会出现语言障碍、运动障碍等后遗症,就是因为负责这部分功能的脑细胞已经死亡。而安宫牛黄丸可以帮助缺血、缺氧的大脑细胞更加顽强地存活下来!

但话说回来,安宫牛黄丸有效性的发挥是以符合明确的适应指征为前提,中医讲究辨证论治,作为“温病三宝”之一,其适用于中风属于痰热内盛证型人群!发病时会出现意识障碍、烦躁嗜睡、面赤痰多、舌红苔黄等热证表现。记住是里有热!忌用于“寒闭证”和“脱证”。具体来讲,如果出现面色发青或苍白、嘴唇发乌、四肢发凉、舌苔白腻,明显属于“寒闭证”的表现,不适宜用安宫牛黄丸;如果出现“脱证”的症状表现,比如双眼微睁,口唇微张,气息微弱,汗出不止,脉微欲绝者,也不适合。

当然如果对症,不一定要等到昏迷了才服用。一般出现先兆症状也可以提前使用,这样的患者往往平素血压就高,体质偏热,脾气大,口气重,口干苦,大便干、小便黄!如果是面白神怯、容易怕冷畏寒、大便易溏的患者,多为虚为寒,即使出现头晕头痛,安宫牛黄丸也是禁忌药。这种虚证、寒证的患者以老年人居多,所以要辨清体质和发病特点,不能孟浪行事。

知其要者,一言而终,不知其要,流散无穷。总之一句话:安宫牛黄丸是急救药,不是保健品!也不是预防所有类型中风的必备药!贵的不一定就是对的!

六、

抽筋一定缺钙吗

有的人睡梦之中突然会抽筋痛醒，小腿肚子连着脚出现抽搐样痉挛性的疼痛。什么原因，缺钙吗？可是有些人补了钙片，似乎睡眠中抽筋痛醒的经历并没有消除。在中医看来，根本不是缺钙的问题，而是与肝有关。有点儿中医知识的人就知道，筋属于五体（皮、脉、筋、骨、肉）之一，肝主筋，也就是说和筋脉相关的问题与肝脱不开关系，由肝所主。

抽筋其实就是筋脉的一种拘挛状态，寒、瘀、虚均可引起筋脉的挛缩。夜间突发抽筋，起病急，多因受寒引起，寒主收引，寒凝肝脉，引起筋脉的拘急不舒。寒邪是外因，寒客肝经多因肝血本身不足，此为内因，外因通过内因而起作用。所以，先有肝血不足，再有寒邪入侵。寒凝筋脉之后，气血运行受阻，更容易受到外邪侵扰，如此反复。

对于抽筋之人，推荐一个小方"去杖汤"。顾名思义，喝了药之后可以扔掉拐杖。去杖汤由两味药组成——芍药和甘草。别小看这两味药，"肝苦急，急食甘以缓之"，芍药和甘草配伍，酸甘化阴，可以舒缓拘急紧张的筋脉。在去杖汤的基础上，再稍做加味就变成了一个实用的小方子。

芍药 6 克、炙甘草 6 克、木瓜 6 克、牛膝 6 克、伸筋草 10 克。

经常抽筋的人，一定要注意保暖，尤其是夜间睡觉时，要穿长裤，空调不要调得太低，以免下肢受凉。平时多注意服用一些养血柔肝之品。

七、骨质疏松吃什么

骨质疏松症是常见的骨骼疾病，是骨量降低、骨组织微结构破坏导致的骨脆性增加。说得通俗些，就是骨头变脆了。骨质疏松症分为原发性骨质疏松症和继发性骨质疏松症，原发性骨质疏松症又分为绝经后骨质疏松症、老年性骨质疏松症和特发性骨质疏松症。绝经后骨质疏松症多发于绝经后妇女，老年性骨质疏松症多发于70岁以上的老年人，特发性骨质疏松症多发于青少年，具体病因不明。

人每天都在不断地流失骨质营养，男女均逃不脱，女性占的比例会更多些，会流失更多磷、钙、钾、钠等元素。当骨质疏松后，骨架承载的力度发生改变，身体就会多部位出现酸痛。在骨质疏松的初期，身体没有什么症状，感觉不出异样，到一定程度，才会出现腰膝酸软、腰背疼痛、走路无力、关节响动等，比如50岁以后，很多人出现这些症状。现在骨质疏松有年轻化的趋势，有些40岁左右的人群也会发生骨质疏松。

如果站久了腰痛，切个菜、做个饭都腰背痛，就要怀疑是不是有骨质疏松的可能。骨质疏松的典型表现就是腰背痛，疼痛沿脊柱向两侧扩散，坐位或平躺缓解，弯腰，甚至大力咳嗽都会加重，因为骨质不承重就会加重周围韧带、肌肉的疲劳感。有些人吃镇痛药能缓解一时，但是镇痛药引起的肝损伤等不良反应不可小觑。有什么更好的办法吗？

（一）“Q弹”皮冻做起来

打个比方，骨骼好比房子，钙就是沙子，除了沙子还需要钢筋和水泥这些网架和黏合剂，否则人体的骨骼大厦就无法建造起来。充当网架和黏合剂作用的就是富含胶原蛋白的食物，比如蹄筋、猪耳朵、猪皮、海参、干贝、燕窝等食物可以用来预防骨质疏松。在这些动物性胶质食物中，猪皮是最便宜的，可以做成猪皮冻来吃，做法很简单。

第一步：猪皮用淀粉水洗净，表面的少许猪毛用小镊子拔掉。凉水入锅焯水3~5分钟，焯水时要开着锅盖，蒸发掉腥气，捞出后趁热用刀片刮去白色的油脂。

第二步：处理干净的猪皮切成条，再用温水洗两遍，捞出控水。

第三步：锅内加水，放入猪皮煮，撇出表面的浮沫，可以放料包(葱、生姜，八角茴香)同煮。

第四步：加入生抽和少许老抽，调成自己喜欢的颜色，开锅后小火煮40分钟，快出锅时加入适量盐。

第五步：煮好后放到低温处放凉，自然凝固成水晶皮冻。

自己熬煮的猪皮冻，Q弹好吃！可以根据口味配一些蘸料：蒜泥+生抽+香油。

除了动物性胶质食物，还有植物性胶质食物，比如黑木耳、白木耳、海带、发菜、地瓜叶、冬葵子、木耳菜、秋葵等。比如木耳菜，又称“鼻涕菜”，别被它的名字吓到，营养丰富着呢。炒着吃的话，木耳菜会炒出很多黏液，整盘菜都滑溜溜的。木耳菜中的黏液其实是一种果胶，能滑肠、散热，通大、小便，常吃能防癌抗癌。木耳菜还含有很高的钙含量，是菠菜的2倍，是一种经济实惠的补钙菜。

秋葵是近些年来的“网红”蔬菜，很多农村都有种植。秋葵产量高，种几棵能吃整个夏天。秋葵的颜色一般有三种，绿色、白色、红色，其中以绿色最为常见。秋葵的营养价值很高，维生素、钙、铁、磷的含量高，种子还能榨油。切开后有很多黏液，炒熟后也是一种黏腻的口感。

总地来讲，不管动物还是植物，只要是黏黏的、滑滑的，就是有胶质。胶质食物就像是身体的黏合剂，有黏合修护作用，对于骨质疏松来讲，在补充强度的同时，可以提高韧度。

(二) 营养豆浆喝起来

现代医学对于骨质疏松一般强调补钙,其实钙在人体里的储存在二十几岁前就完成了。20 岁之前,但凡补的钙,均“来者不拒”,都能储存吸收。但 40 岁之后,再想通过补钙把身体恢复到年轻时的骨骼强度是不可能的事了。不管怎样喝牛奶、豆浆、补充钙片,只能把每天丢失的、消耗的一部分补进来,所谓的“补钙”,准确地说,只是预防和减少钙的“流失”。

骨头里的钙是很难补进去的,但是通过一些方法,还是可以对身体发挥其有益的一面。骨头是一个钙库,血里需要钙的时候从骨头里调出来,不需要就放回去。白天吃东西会产生钙,所以从骨头调到血里的钙相对比较少;而到了晚上睡觉的时候,白天吃的东西维持两三个小时就没有了,后半夜就要调动骨头里的钙入血了。所以,有人建议晚上临睡前喝杯牛奶,减少骨钙的转化,保持骨质的坚硬。那么,吃钙片、喝牛奶、喝豆浆,到底选择哪一个更好?喝牛奶真的好过喝豆浆吗?

很多人都知道补钙最好喝牛奶,因为牛奶里面钙和蛋白质结合的比例是最容易让人吸收的。实际上,吸收钙的过程中镁是不可或缺的。但是,牛奶中几乎不含镁。所以,喝牛奶补钙,能否达到我们期待的效果还是个未知数。挪威是牛奶制品人均消耗量较大的国家,但同时也是由于缺钙而造成骨质疏松罹患率偏高的国家。

另外,对于源源不断的牛奶,其来源也是令人禁不住多想。本来,奶牛最理想的状态应该是自由放牧、食用牧草成长的。但是,由于批量饲养的原因,奶牛被关在狭窄的牛舍中,为了促进奶牛产奶同时减少生病,还会使用抗生素等药物。有多少牛奶是从患有乳腺炎的奶牛乳房里挤出来的?我们很难想象这些影响不会反映到牛奶中。有种说法,过度摄取牛奶是特应性皮炎和哮喘等疾病的病因所在,尤其怀疑与大肠癌的发病有关。这些说法虽然还未确定,但是,也没有被明确否定。至少在不能否定的情况下,我们还是要注意适量,保持谨慎的态度为好!

豆浆是由大豆制成的,豆浆里面的钙和蛋白质结合的比例确实不如牛奶好,但豆浆里面含有一种植物雌激素——异黄酮,它具有抗氧化作用。可以说,豆浆是可以打 100 分的优质食品。已经证明,异黄酮对女性围绝经期综合征有良好效果。这种植物雌激素进入人体以后,可以弥补雌激素的缺乏,而且有很好的强骨能力,对女性特别有益。如果是单纯补钙,喝豆浆和喝牛奶都是很好的方法,但如果是四五十岁的女性,多喝豆浆显然更合适。尤其是有些人一喝牛奶就腹泻或过敏,而过度补钙又可能造成高钙血症、结石等风险。

研究发现,每日摄入 30~50 毫克的大豆异黄酮就可以起到保健作用。需要大家注意的是,各种不同的处理方式,如浸泡、蒸煮、油炸、烘烤等,也都会显著影响大豆制品中异黄酮的含量。日本食品科学家的研究证实,大豆刚刚发育的胚芽中,异黄酮的含量与活性最高,其雌激素最容易被人体吸收。超市里售卖的细长的黄豆芽,其胚芽能量已经耗尽,而平时喝的豆浆,又因泡发的黄豆胚芽还没有被激活就打碎,均大大降低了大豆异黄酮的活性。浸泡使 10% 的异黄酮流失于水中;油炸后大豆异黄酮的损失率达 36%;烘烤使大豆异黄酮丢失 15%~21%;膳食纤维素会干扰大豆异黄酮的吸收。所以,如果想在膳食中多摄入大豆异黄酮,在烹调大豆及其制品时要尽量选择蒸、煮的方式,且避免与高纤维素食物同时食用。另外,尽量避免食入转基因豆类。

(三) 适量麻酱尝起来

“入口绵,到口光,嚼口香,吃后想”,这说的正是芝麻酱。各种调味品中,只有芝麻酱具有遇盐变咸、遇糖变甜、单吃很香的本事。吃芝麻酱也是很好的补钙方式。在我国膳食中,除了奶制品外,钙的主要来源是豆类和蔬菜,芝麻酱的钙含量却远比豆类和蔬菜高,吃 10 克芝麻酱相当于吃 30 克豆腐或 140 克大白菜所含的钙。经常食用对骨骼、牙齿的发育都大有益处。同时,芝麻酱含铁量也高,比猪肝含铁量高 1 倍,比鸡蛋黄含铁量高 6 倍。补钙又补铁,芝麻酱都能兼顾,何乐而不为。当然适量而止,因其脂肪含量较高,想减肥的人或肥胖者最好少吃。

最后教给大家一个骨质疏松自测方法,三招自测骨质疏松风险。

一站:闭眼单腿站立

【方法】闭上眼,单腿站立,如果能保持 10 秒,说明骨骼肌充足,骨质疏松风险低。

骨骼和肌肉密切相关。如果有强健的肌肉，肌肉收缩就可以增加骨骼的负重力量，成骨细胞也会相对活跃，有助于骨骼健康。而如果发生骨质疏松，往往肌肉量也会减少，平衡能力下降，就难以完成这个测试。

一伸：臂展与身高

【方法】伸开双臂，测量臂长，并与身高对比。正常情况下，两者等长，如果身高比臂长短2厘米以上，可能预示骨质疏松。

一靠：靠墙站

【方法】靠墙站直，正常情况下，脚后跟、小腿肚、臀部、肩胛骨、枕骨五点都可以贴在墙面上。如果枕骨距离墙面大于2厘米，说明可能存在椎体压缩，提示骨质疏松，需到医院进一步检查。

八、多吃水果好不好

现在很多人，为了减肥、美容，把水果当饭吃。从现代营养学的观点来看，水果中含有大量的维生素，比如维生素C具有美容、延缓衰老的作用；水果中的果胶物质、纤维素有助于排便，促进身体新陈代谢，从而达到减肥瘦身的效果。总之，对于水果，现代医学认为好处多多，自然是推崇备至。那么，水果真的可以放开肚皮吃、多多益善吗？

首先要知道“多吃水果有益健康”的观念源自西方的饮食习惯。从饮食结构来说，西方人以高营养、高能量的饮食居多，摄入大量的肉类、蛋类容易造成内热，自然要配以凉性的食物，也就是必要的维生素和植物纤维，所以吃着猪扒、牛扒，配以蔬菜水果沙拉，是一种饮食平衡的需要。而且这种饮食习惯是代代相传下来的，和他们的身体条件是相匹配、相适应的。西方人体格粗壮、身形宽大，体毛多、体味重，身体本身就内热盛，生食蔬菜、水果甚至冰水，身体基本可以耐受。

但是从中医的角度讲，很多人其实是不适合某些水果的，或者说有些人存在食用过量的情况。我们东方人不同于西方人，老祖宗都是以农耕为主，主食是米饭或者面食等中性食物。“五谷为养”，养的是人体的中气。也就是说，我们的饮食相对人体来说，阴阳之气较为平衡。在这个相对平衡的体质上，如果我们天天拿水果当饭吃，会发生什么？

从中医角度看，食物与药物一样，也有寒热温凉、升降沉浮的属性。大部分水果都偏凉，西方人体质阳热多，可以用凉性水果去平衡，而我们若以水果当正餐、做主食，甚至有些女性为了减肥，常常不吃主食，每天靠水果充饥，就会损伤脏腑阳气，身体就会渐渐出问题。

（一）反复咳嗽

一个小朋友因为发热热退后久咳来就诊，看病时小脸青青，面白体瘦。开了药之后特别叮嘱了一句：这段时间不要吃水果。结果孩子的母亲一脸诧异：孩子平时每天吃一个苹果或一个橙子，就怕缺少维生素，现在停掉水果，会不会维生素补充不够？我告诉孩子妈妈，水果偏生冷，目前再吃无异于雪上加霜，不利于病情的恢复。

《黄帝内经》中讲，形寒饮冷则伤肺。张仲景在治疗所有外感病时，第一忌的就是生冷，生冷包括水果、冰冻饮料、凉拌菜、凉茶、生冷海鲜等。另外还有一点，凉不是说从冰箱里拿出来才是寒凉，很多水果本性偏凉，放不放冰箱都不会改变其寒凉特性。因为这些寒凉生冷之物会直接损伤上焦的心肺阳气，导致抵抗力降低，而且冰伏寒邪，影响肺气宣发，不利于邪气的排出，就会反复咳嗽不愈。

（二）胃肠不适

“一吃水果就胃不舒服。蒸一蒸吃行不行？”

“经常便秘，吃香蕉会好排些，但吃了就胃酸，怎么办？”

“平时大便比较烂，水果还能不能吃？”

临床上经常会遇到肠胃不好的患者，在吃不吃水果上非常纠结。不吃，觉得维生素、微量元素会缺少；吃，有时胃肠又受不了。

其实身体是有灵性、有感知的。对年轻人来说，过量吃水果的危害可能并不明显，这是因为年轻人阳气相对足，能一定程度上调节摄入体内的寒凉。但时间久了，身体架不住反复折腾，阳气也会折损受伤。对于体虚之人或老年人，本身阳气就不足，如果吃了寒凉的水果更容易中招，寒凉伤脾阳的症状就比较典型，常见表现是稍微吃点儿水果，就觉得腹部冰凉、胀痛，泛酸或吐清水，甚至腹泻，那肯定就不能再吃了。《金匮玉函要略辑义》中讲道：

"李不可多食，令人胪胀。"

"梨不可多食，令人寒中。"

"橘柚，多食，令人口爽，不知五味。"

"林檎，不可多食，令人百脉弱。"

李子味酸涩，若多食，则中气不舒，会令人腹生胀满。梨子性寒，直接伤人阳气。橘柚，味酸性寒，生痰聚饮。林檎，也就是苹果，多食容易束百脉，伤血气。

脾胃虚寒的人，一般舌象会有改变，舌质淡胖、舌苔白腻或水滑，往往是脾胃虚弱同时伴有痰饮水湿停聚，这个时候大便容易稀烂不成形，寒凉的水果不适宜。但也有一部分人会出现便秘，不是内热盛的大便干结，而是质软难排，这种便秘以阳虚湿盛的湿性便秘为多，水果只能缓一时之急，长久服用反而助湿加重便秘，所以寒凉的水果也是不适合的。

（三）月经不调

有位二十多岁的小姑娘来看月经不调，小姑娘肤白体瘦，面容清秀，她自己讲月经周期总是推后，最近一次间隔时间最长，有 2 个月没来。舌是暗淡的，苔白水滑。一搭脉，脉沉细，整个手冰冰凉，感觉把我手上的热量都吸了过去。整个手掌根部色青紫暗。

医生：以前月经前有没有用冷水洗浴，或者受过风寒？

患者：我很注意，身体没有受寒。

医生：平时吃水果多不多？

患者：最近半年多在减肥，不吃主食，每天 2~3 个水果，酸奶适量。

医生：你的减肥方法是造成月经延期的主要原因。

患者：不来月经和吃水果有关系吗？

医生：这就是问题的症结。月经延期迟迟不来，再加上你的冰棍手，和过量吃水果关系很大。水果伤到你身体的阳气，体内太寒了。

《琵琶行》说："冰泉冷涩弦凝绝，凝绝不通声暂歇。"就像河道里的水，春夏暖阳之时，水流通畅，如遇严寒冷冽，就会凝固结冰。身体里的血脉同样如此，血脉得温则行，得寒则凝。水果生冷，长期服用，阳气受损，阳虚则内寒，寒主收引和凝滞，血液运行不畅，在女性就会表现为月经延迟、痛经甚至闭经。如同大雪封山，根本没有水流出来，这就是过食生冷引起寒凝闭经的机制。

（四）皮肤痤疮

吃水果对皮肤好，这是很多人的共识。但水果有寒热之分，要根据体质的差异进行选择。

一吃火锅就脸上容易起痘的人，体内有郁热，在胃肠功能好的情况下，可以适量吃一些凉性的水果，比如梨、西瓜、山竹等。最好少吃芒果，因为芒果性热，吃得太多无异于火上浇油，加重上火现象。除了芒果之外，但凡体内有热邪，不论实火虚火，都要慎食温热性的食物和水果。

温性水果清单：橘子、桃、杏、金橘、杨梅、荔枝、桂圆、石榴、榴莲、黄皮、沙棘果、山楂等。

但并不是所有的痘痘都是邪热引起的，有些人脸上的痤疮时间已久，并没有明显的红肿热痛，反而是疮色发暗，疮头发硬难消。对于这种顽固性的痤疮，已经不是纯粹的热毒，已由阳转阴。偏阴性的痤疮往往因皮肤气血运行不畅，皮肤上的垃圾不能及时清理而淤堵在局部所致，必须采用温通气血、透邪外出的方法。按照《黄帝内经》中讲的“其上者，因而越之”的思路去治疗，治疗用药的目的就是顺其性把邪气透发出去。

要把人体的汗孔打开清泄废物，必须正气盛、阳气足。如果阳气不足，想透发出去，又透发不了，瘀滞在局部，就会变成各种疔疮或者包块。此时切忌再大量摄入寒凉的水果。《金匮玉函要略辑义》曰：“果子生食，生疮。”寒凉的水果不利于气血的温通，水果生冷之物，容易伤人阳气，阳气一伤，推动无力，就把痤疮留下来了。所以，不问寒热，不加细辨，总是抱着吃水果美容一成不变的思想，那疮就会变得越黑、越硬、越难消。

而且，吃水果既要看体质，也要掌握适度原则。正所谓，物无美恶，过则为灾。一是不能过量吃；二是要分寒热；三是要辨体质，体虚和老年人最好适量；四是不要空腹吃。

总地来讲，水果是日常饮食中的重要组成部分，含有丰富的维生素、矿物质，但无法满足一天中生命活动的全部营养。现代人由于爱吃冷饮、甜食，加上熬夜、压力大、不爱动，所以体质普遍下降。如果再过量吃水果，拿水果当饭吃，无疑使本就虚弱的身体雪上加霜。女性容易导致月经不调、带下病等，男性会出现鼻炎、腰痛等问题。

中医膳食调护最讲究的是“和”，即“五谷为养，五果为助，五畜为益，五菜为充”，谷、肉、果、蔬要搭配得当，各美其美，美美与共，不能过量或偏嗜，以“和”为贵，不可偏颇。

九、膏方究竟怎么吃

很多人想要调养身体，但同时又想避免煎煮中药的麻烦，于是选择服用膏方。是不是所有的人、所有的病都适合服用膏方呢？其实这里面还是有些讲究的。

说起膏方，历史悠久，明、清时期最为流行。历代流传下来不少有良效的膏方，一直沿用至今，如首乌延寿膏、参鹿补膏、二仙膏、葆真膏、八仙长寿膏、长生神芝膏、调元百补膏、菊花延龄膏、十全大补膏、雪梨膏、养颜美容膏、龟苓膏等。膏方整体来讲是以补为主，或培补正气，或滋阴扶阳，或益气养血。同时，不同配伍的膏方还可以起到活血化瘀、疏肝理气、镇静安神等作用，一些体质虚弱的人长期服用膏方可以更好地稳定病情、巩固疗效，从而达到补虚扶弱、防病治病的功效。

膏方又称滋膏、煎膏，是将中药饮片加水煎煮、去渣浓缩后，加入糖或蜂蜜等辅料制成质地稠厚的半流体状剂型。由于膏方经过浓缩，药物浓度高，同时具有体积小、稳定性好、方便服用等特点。

与传统中药饮片煎煮的汤药相比，膏方有不少优势，一是服用方便，避免了汤药煎煮的麻烦；二是膏方味道较好，对于口味挑剔的人群来说接受性更强；三是方便携带，且服药量小，每次一两勺即可，体验感好，快捷省事；四是适合慢性病患者长期调理巩固，患者容易坚持。

接下来，我们采用问答的形式，来讨论一下关于膏方的一些常见问题。

问：哪些人群不适合服用膏方？

答：孕妇，婴幼儿，各类疾病急性发作期患者，肝炎、结核等活动期患者，胃痛、腹泻、胆囊炎、胆石症正发作者，自身免疫球蛋白及抗体很高者，感冒患者，糖尿病患者。以上这些人群不可滥服膏方，以免出现意外。

问：膏方如何服用？

答：膏方可以冲服，也可以含化。

冲服：取适量膏方放在杯中，将白开水冲入，搅匀，使之溶化，趁温服下。如果方中用熟地黄等滋腻药较多，且配药中胶类剂量又较大，则膏药黏稠较难烊化，应该用开水炖烊后再服。根据病情需要，也可用温热的黄酒冲入服用。

含化：将膏方含在口中，慢慢溶化，以发挥药效。

初服膏方者，可于早饭后半小时服，一天只服 1 次。1 周后调整为早、晚各服 1 次，以加强疗效。一般来说，脾胃功能良好者，可餐前服用；脾胃功能欠佳者，于餐后半小时左右服用。空腹服用膏方后，最好马上服用少许热粥，因为热米粥能补中益气，健脾养胃，与滋补药同用，既可延长药物在消化道停留时间，以利营养物质的吸收，又可避免膏方腻滞有碍消化的副作用。

膏方服用剂量要根据病情或患者的身体情况及药物性质而决定，尤其是与患者自身消化功能有着密切关系。一般而言，服用膏方应从小剂量开始，逐步增加。初服时可每日早饭后服一汤匙，5~10 克即可，以后可早、晚各服 1 次。

一般来说，轻病、慢性病，剂量不必过重；重病、急性病，用量可适当增加。因为病轻药重，药力太过，反伤正气；病重药轻，药力不足，往往贻误病情。

体质不同，性别不同，疾病不同，服膏方的剂量也应有差别。老年人的用量应小于壮年；体质强的患者用量可多于体质弱的患者；妇女用量一般应小于男子。

问：服用膏方食欲下降怎么办？

答：服膏方后若出现饮食减少、脘腹胀闷、大便溏泻、舌苔厚腻等情况，此即膏方滋腻碍胃的表现。可先停服膏方，并服用香砂养胃丸或者藿香正气液，以改善胃功能，或者亦可用陈皮、佛手、砂仁等泡茶饮用。

问：膏方如何正确保存？

答：由于膏方多含滋腻之品，正确保存膏方非常重要。保存时需要注意防潮、防霉变。把膏方分成多个小包装，不喝时可将膏方放进冰箱内，冷藏即可，不需冷冻。若无冰箱，要放在温度较低且通风的地方。

要有专用调羹，不要沾水，膏方通常放在一个容器里，每次吃的时候从冰箱里拿出，并使用一个专用的调羹，舀一些出来，再将调羹放进容器里。每次开盖的时间要短，避免污染。分盛膏方的容器一定要清洁干燥，不能留有水分，一般不宜用铝制品作为盛膏方的容器。

若放在冰箱冷藏，可至少保存 1 个月以上。因此，建议一次制作 1 个月左右的剂量，勿过多。如需长期服用，建议分开另制。膏方若存放时间较长，也可将容器密封后隔水高温蒸烊，待冷却后再密封冷藏。

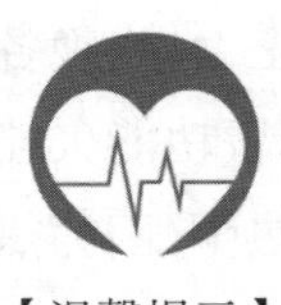

【温馨提示】

膏方应待完全冷却，然后再把盖子盖好，放进冰箱保存。否则，盖子上会有蒸汽凝聚成水珠，落在膏面上，几天过后，就会出现灰绿色的霉点。若膏方出现霉点，即使是小霉点，也说明霉菌或细菌已大量繁殖，不可再食用。如膏方存放时间较久，可重新入锅隔水高温蒸烊，蒸烊后，启盖，冷却后加盖保存，但忌直接将膏方容器置旺火上烧烊，以免焦底。

问:服用膏方有什么禁忌?

答:一方面,膏方滋腻,胃纳不佳者不可骤然服用;另一方面,服用膏方期间,若遇到感冒发热、咳嗽痰多、急性腹痛、头痛、口干咽痛、大便不畅、小便不利等症时,需先扶正祛邪,调理肠胃,等以上诸不适消除了,再考虑服用膏方。否则,既会导致膏方不被吸收,又会出现闭门留邪,非但补不进,反而使病症加重。

问:服用膏方要忌口吗?

答:要忌口,且非常重要,需引起重视。以下就是要注意的禁忌事项。

忌食辛热大补的食物,如狗肉等;少吃甜味食品如巧克力等;忌食辛辣刺激性食物(尤其是阴虚火旺患者),否则易导致口干咽燥、大便燥结甚至出现出血症状。

忌食煎炸、烧烤、油腻、海鲜等不易消化的食物。膏方本来滋腻,有碍胃之弊,平时饮食即需注意清淡,以利消化,促进膏方的吸收。若患者本来脾胃虚弱,运化失常,更需于服用膏方时注意饮食。

阳虚体质者不可滥用温阳壮阳的食物或药物,如在服用膏方时服鹿鞭、牛鞭,可能会引起虚火,产生变症。

服用膏方时忌食寒凉、生冷食物,如生冷瓜果、冰激凌等,脾肾阳虚患者尤其要注意。

忌用茶水冲服膏方,且服用膏方时不建议饮茶。

服用膏方期间应忌烟、酒,并忌咖啡、可乐等含有咖啡因的饮料。

服用膏方期间,当忌滑腻碍胃之品及高蛋白等难消化的食物,如海鲜、蚕蛹、虾等。

膏方不能与牛奶同服。

问:感冒了能服用膏方吗?

答:感冒本身是正邪交争的过程,此时阳气外浮以祛邪。有外邪在的情况下,不能服滋补膏方,否则,会有敛邪之弊端。此时进补,非但达不到补益的效果，反而容易血脉滞塞导致敛邪，相当于闭门留寇，将外邪滞留在体内，造成疾病绵延不愈，应该先将感冒彻底治愈，然后方能继续进补。

问：生理期可以服用膏方吗？

答：女孩子生理期最好不要随便服用膏方。月经期是体内经血通过子宫排泄的过程，正所谓浊阴出下窍，要顺应这个过程。而膏方滋腻，容易将体内精血收敛，不利于经血的运行和排出。除了生理期，孕妇也最好不服膏方。

问：服用膏方期间能饮茶吗？

答：不建议饮茶。因为茶叶中含有大量鞣酸，遇到补益类膏方中的蛋白质、生物碱等会起化学反应，生成不溶解的沉淀物，影响人体对营养物质及其他有效成分的吸收，降低疗效。如补血药物含有铁离子，茶叶中的鞣酸与铁反应，就会生成不溶性沉淀物鞣酸铁，它不仅会影响药物的吸收，使药物失去疗效，还会刺激胃肠道，引起不适。

有些滋补膏方可使大脑皮质兴奋，有显著的抗疲劳作用，茶叶中所含有的咖啡碱、茶碱等成分，也具有兴奋高级神经中枢的作用，若服膏方同时饮茶，往往可使人过度兴奋，影响大脑休息，会出现头痛、头胀、不能入睡等不良反应，不利于调养。

十、胶原蛋白大揭秘

青春永驻、胶原蛋白满满是每个爱美女性的渴望。脸上的胶原蛋白，被称为“骨中之骨，肤中之肤”，是保持冻龄的关键。所以，很多人吃鱼翅、鱼胶、燕窝，想着多补充胶原蛋白，让皮肤更水嫩、更富有弹性。

问题是，吃入的胶原蛋白会这么听话地供给到脸上吗？我们先来看看胶原蛋白到底是什么？它是一种存在于动物的皮毛、骨头和胃肠等组织中，起结构作用的蛋白质。它是人体中含量最多的蛋白质，约占蛋白质总量的1/3。25岁时，皮肤中的胶原蛋白含量达到顶峰，之后开始逐年减少；35岁起进入胶原蛋白流失的高峰期；40 岁时皮肤中的胶原蛋白含量可能不到 18 岁时的一半。

（一）胶原蛋白对人体的贡献主要有三方面

1. **滋润皮肤** 胶原蛋白与皮肤的弹性、皱纹、油脂分泌等息息相关。皮肤中的胶原蛋白每天都在流失，女性受月经、生育等影响，胶原蛋白流失量是男性的数倍，看起来更容易衰老。

2. **强健骨骼** 骨骼是由骨基质和骨矿物质构成的，而骨基质的主要成分便是胶原蛋白和胶原，它们共同起着黏合剂和支架的作用。

3. **养护关节** 关节滑液每天需要补充充足的钙、胶原蛋白、氨基葡萄糖等，以维持关节内环境的稳定。其中，胶原蛋白和氨基葡萄糖是关节软骨的必需组成成分。

胶原蛋白在猪蹄、肉皮、牛蹄筋、鸡爪、鸡翅、鱼皮、鱼翅、软骨等食物中较为丰富。传统小吃中的皮冻，浓骨头汤形成的胶状物，就是原生态的胶原蛋白。

（二）关于胶原蛋白的真相

1. **吃下的胶原蛋白上不到脸** 胶原蛋白吃下去，需要被消化分解成氨基酸或“肽”，才能被吸收进入血液；被吸收后的氨基酸进行重组，以合成人体所需的蛋白质，并不会直接以胶原蛋白的形式出现在脸上。也就是说，吃猪蹄、鱼皮等富含胶原蛋白的食品，只是提供了合成蛋白质的原料，但未必能转化成胶原蛋白。

2. **胶原蛋白是一种劣质蛋白** 人体的蛋白质需要自己合成，从食品中摄入的蛋白质只是提供氨基酸作为“原料”。人体对不同氨基酸的需求量不同，科学界以消化吸收率等来衡量一种食用蛋白质的品质。

胶原蛋白中没有色氨酸（人体必需的氨基酸之一，只能从食物中摄取），如果只吃胶原蛋白，那么吃多少都无法满足人体需求，所以被认为是一种“劣质蛋白”。

3. 忽悠人的植物胶原蛋白 对素食的推崇还催生了“植物胶原蛋白”的说法,这是一个彻头彻尾的忽悠。胶原蛋白仅来源于动物,植物中并不存在。银耳、桃胶、珊瑚草等所谓的“植物胶原蛋白”食物,其实连蛋白质都几乎没有,经过高温烹煮会形成黏黏糊糊的溶液,只不过是一些多糖,是碳水化合物,却被当成了“胶原蛋白”。

4. “小分子胶原蛋白”有助美容没依据 市场上有许多“小分子胶原蛋白”“胶原蛋白肽”“水解胶原蛋白”,商家宣称经过高科技处理,人体能够直接吸收利用于皮肤,有助于美容。

事实上,这些产品是把胶原蛋白用蛋白酶进行水解的产物,相当于把人体消化的过程在体外进行了一部分,吃下肚子后消化吸收速度更快而已。

(三) 六招助力胶原蛋白生长

胶原蛋白通过一定的刺激,是可以延缓流失和再次“生长”的。

1. 补足维生素C 羟基化酶是皮肤胶原蛋白合成的必要因子,而维生素C是羟基化酶的激活剂。缺乏维生素C时,胶原蛋白合成会发生障碍,可适量吃些番茄、柑橘、猕猴桃、鲜枣、橙子等。

2. 补充抗氧化剂 羟基化酶的活性会因为自由基的攻击而丧失,导致胶原蛋白合成原料短缺。维生素E、葡萄籽提取物、番茄红素等(水果、蔬菜、坚果和肉食中含量较多)有助于保护羟基化酶免受自由基的损害。

3. 科学补锌 锌在皮肤修复和更新方面起着重要作用,且有助于调节胶原蛋白的形成,牛肉、腰果、鸡肉、杏仁等都是不错的锌的食物来源。

4. 慎用深层清洁品 很多人认为,使用深度清洁产品有助于养护皮肤的真皮层。事实上,大多数深层洁面类产品不宜天天使用,1~2周用1次即可,并且最好在晚上用。过度的深层清洁,会使肌肤变得敏感,反而会加速胶原蛋白流失。

5. 做好防晒 几乎所有的皮肤问题都与紫外线有关,在光照强烈的夏季,阳光中的紫外线能直接损伤肌肤中的胶原蛋白，造成胶原蛋白受损，加速胶原蛋白流失，从而引起一系列因为胶原蛋白流失所带来的皮肤老化。尤其是长波紫外线（UVA），是令皮肤提前衰老的主要原因，可以透过真皮层，能够导致脂质和胶原蛋白受损，成为晒黑、皮肤老化甚至皮肤癌的直接杀手。所以，一年四季都要重视防晒，防晒霜最好在出门前半小时内涂抹，并且用量要够，脸上涂够 1 分硬币大小的量才行。

6. **限制糖类** 爱吃甜食的人比不爱吃甜食的人皮肤老化得快。这是因为甜食中的葡萄糖、果糖等，能和体内的 DNA、脂肪、蛋白质经过一系列的反应生成糖基化终产物（AGEs），而 AGEs 能损伤胶原蛋白、弹性蛋白，加速皮肤的衰老。所以，甜食吃得越多，皮肤就越容易衰老。根据《中国居民膳食指南(2022)》的建议，添加糖的摄入量最好控制在 25 克 / 天以内，相当于 5 块左右喝咖啡用的方糖。但如果实在摆脱不了“甜蜜的诱惑”，那就尝试用代糖吧，比如赤藓糖醇、木糖醇、罗汉果甜苷等，当然也要适量，注意别多吃。

十一、哪种吃法助减肥

这个时代，感觉身边很多女性都在减肥，看上去已经是“燕燕轻盈，纤腰一把”，女孩子们还是觉得自己胖。科学地讲，到底胖不胖，有硬性指标。减肥之前我们先来自测一下，一般判断肥胖与否可参考两个指标——体重指数和腰围指数。

一是体重指数(body mass index，BMI)，简称 BMI，又称为体质指数。具体计算方法是以体重(千克)除以身高(米)的平方，即 BMI= 体重 / 身高 ^{2}。BMI 大于 24 千克 / 米 ^{2} 认为超重，大于 28 千克 / 米 ^{2} 就是肥胖。

轻体重 BMI	健康体重 BMI	超重 BMI	肥胖 BMI
BMI < 18.5 千克 / 米 ^{2}	18.5 千克 / 米 ^{2} ≤ BMI < 24 千克 / 米 ^{2}	24 千克 / 米 ^{2} ≤ BMI < 28 千克 / 米 ^{2}	BMI ≥ 28 千克 / 米 ^{2}

二是腰围指数。因为腰腹部是脂肪最容易堆积的地方，男性腰围≥85厘米，女性腰围≥80厘米，为腹部脂肪蓄积的界限。腰围指数和体重指数相互参考，来综合判断肥胖的情况。

（一）高蛋白质食物可以代替主食吗

当野生动物饱食之后，即使身边再有猎物，一般也不会主动袭击猎取。而人却不同，在物质极大丰富的今天，获得食物如此容易，美食的诱惑很容易超越人类的自控力，如果人类对食物索取的欲望不加节制，就会因食物过量给身体带来诸多不适。

我们知道，提供给身体热量的食物主要有三大类——脂肪、蛋白质、淀粉。不管是哪种，吃进去都要转化为你所需的热量，一旦热量不被及时消耗掉，剩余的就会以脂肪的形式留在体内，你就会发胖。因此，减肥医生有句名言："条条大路通脂肪。"这就是说，无论是含有淀粉的米饭，还是含有脂肪的肉类，亦或是含有蛋白质的豆腐，只要吃进去的总热量大于你身体消耗掉的热量，它们就会以脂肪的形式储存在体内。所以，这3种物质，尽管有口味的不同，但对于肥胖都会不同程度做出贡献。

事实上，从提供的热量来看，1克蛋白质可提供4千卡（1千卡=4.184千焦）热量，1克脂肪可提供9千卡热量，1克碳水化合物可提供4千卡热量。这三种物质，食物中含量越高，热量就越高。这其中要特别留意高脂肪性食物，比如说牛肉干，它的蛋白质含量大概是45%，热量大概是550卡/100克；花生米的蛋白质含量大概是25%，热量大概是557卡/100克，也就是说因为它们脂肪含量超高，所以热量也很高。而大多数鱼类的蛋白质含量为20%，因为脂肪含量低，热量在150卡/100克左右。所以，大多数健身人士餐食里都有鱼类、鸡胸肉、白水煮蛋之类的低脂肪、高蛋白食物。总地来讲，减少食物的摄入先要从总量上控制。

不知从何时起，流行一种减肥理念，不吃主食而只吃肉或高蛋白饮食。换句话说，米饭一口都不能沾，但是可以吃鸡腿。有效吗？确实，有的人还真的瘦了下来，但从长远来看，不能长久而且无益。只吃蛋白质的节食办法还可能引起后患，因为长期过量摄入蛋白质，受到影响最大的是肾脏，肾脏必须没日没夜、加班加点地超负荷工作，以将蛋白质代谢出去，会因此被拖累。医学研究做过类似的实验：给小白鼠喂高蛋白的单一饮食，比如鸡蛋、牛奶、肉类等，一两个月以后，这些实验小白鼠出现肾功能严重衰竭，这个结果也可能在减肥人士身上重演。

（二）不吃油荤和鸡蛋，血脂为啥还是高

国家心血管病中心统计数据显示，我国血脂异常人数已经超过 4 亿，且呈现出年轻化趋势。高血脂，不仅可导致脂肪肝、肝硬化、胆石症等疾病，还是脑卒中、冠心病、心肌梗死、猝死的危险因素。因而很多被查出高血脂的人，都将“油脂”视为“大敌”，被反复告诫少吃鸡蛋、少吃油腻。有些人干脆选择滴油不进，有些人则只吃素、不吃荤。

说到血脂，会涉及一系列专业名词：胆固醇、脂蛋白、载脂蛋白、甘油三酯、低密度脂蛋白……这些化验单上的专业术语会把很多人搞糊涂。

为了方便理解，打个比方。将我们人体比作一幢大楼的话，建造这幢楼最基础的原材料泥沙就是胆固醇。动脉血管相当于河道，血液是河道里的水。河道里的泥沙想要运往建筑工地，就需要运输泥沙的船只，载脂蛋白就是充当这样的角色，而脂蛋白就是由很多艘装着泥沙的船组成的船队，也就是由载脂蛋白组成，载脂蛋白是构成血浆脂蛋白的蛋白质组分。船队有不同类型：低密度脂蛋白胆固醇就是低密度脂蛋白中所含有的胆固醇，相当于“低密度”船队中所运载的泥沙；高密度脂蛋白胆固醇就相当于“高密度”船队中所运载的泥沙。当然，船上除了运输泥沙外，也会掺杂一些小石块，也就是甘油三酯。

河道内有好几支船队：一支番号为“低密度”的船队，其功能是从远处拉来泥沙倾倒在河道内，久而久之引起河道堵塞；另一支番号为“高密度”的船队作用相反，负责清淤，把河道内淤积的泥沙运走。

由此可见，这些船队中，“高密度”船队做的是好事，“低密度”船队却专干坏事。当然还有一支番号为“极低密度”的船队，也不干什么好事儿！由于“低密度”船队专门干坏事，所以说其中运载的泥沙当然是越少越好。采取措施限

制“低密度”船队的规模，有助于减少河流淤积的概率，保持河道通畅，就是这个道理。

一不吃油、二不吃荤，就能降血脂吗？如果是单纯地想通过不吃油、不吃荤来达到降血脂的目的，估计要让你失望了。

首先，高血脂不仅仅是吃出来的。人体内4/5的胆固醇是自身合成的，剩余1/5才是从食物中获取的。发生高脂血症的根本原因，在于血液中胆固醇的代谢平衡遭到了破坏。所以光是简单地“不吃”，作用有限。饮食上除了注意低热量、低脂肪、低糖，多吃新鲜蔬菜、水果，平时还要坚持运动，戒烟控酒。更要做到“有病治病”，像高血压、糖尿病等都可能导致胆固醇沉积，引发高脂血症。

而且长期不吃油、不吃荤还容易带来很多健康问题：长时间滴油不沾，会让高脂血症患者缺乏必需脂肪酸，而必需脂肪酸有平稳血压、血糖等作用，但它只能从食物中获取。因此，适当地摄入油脂，从油脂中获取必需脂肪酸十分有必要。

很多素食者为了耐饥，会不自觉地增加碳水化合物的摄入，而超过了人体所需求的量之后，也会转化成甘油三酯，长期如此，体内的血脂还是容易升高。如此也就不难理解瘦人也会出现高血脂的现象了。

不科学地只吃素食还会使运送甘油三酯、磷脂、脂肪酸的脂蛋白合成减少，增加甘油三酯的积存，渐渐形成脂肪肝。

1. 吃进去的胆固醇没那么可怕 有研究机构对大量高脂血症患者的饮食习惯进行调查，调查结果颠覆了我们以往的认知。很多高脂血症患者很少吃油，很少吃肉，鸡蛋也很少吃，不敢吃内脏。为什么吃得如此清淡，血脂还高？吃素的人为何胆固醇很高？为什么几乎不吃鸡蛋了，低密度脂蛋白胆固醇还高？

最新的美国膳食指南已经取消了对胆固醇的“饮食限制”，这是基于科学进展所做的修正。越来越多的研究发现，食物中的胆固醇处于酯化状态，吸收率很低，而另一方面，人体合成的胆固醇会受到吸收的影响——如果吸收得多，合成就会减少。

换句话说,即使食物中含有较多胆固醇,对于胆固醇的平衡影响也不大。因此,最新的膳食指南不再限制食物中的胆固醇含量。

2. 自身合成的胆固醇要控制 饱和脂肪、反式脂肪、肥胖和锻炼是影响人体胆固醇含量的几个可控因素。

绝大多数人的反式脂肪摄入量很低,用不着担心。

适量的油不仅能给我们提供人体所需的脂肪酸,促进人体吸收维生素等有益物质,还能预防胆石症。预防高脂血症应该把重点放在健康、均衡的饮食上,比如合理摄入蔬菜、水果、粮食、海鲜、豆类和豆制品。

即便在节食减肥的时候,每天也需要至少 20 克膳食脂肪才能维持胆汁的正常分泌。如果膳食脂肪摄入不足,还会造成脂肪酸缺乏,而损害皮肤的健康。

3. 警惕被忽视的“看不见的脂肪” 日常食用的很多食物中都含有脂肪。除了动物油、花生油、豆油、橄榄油等烹饪油,以及动物外皮(如鸡皮、鸭皮)等食物中含有的“看得见的脂肪”,还要警惕“看不见的脂肪”。

肉类、蛋类、奶制品、动物内脏、豆制品,还有坚果类食物,如花生、瓜子、核桃、杏仁、开心果、松子等,都含有较多量的脂肪,即使谷类、蔬菜、水果中也含有微量的脂肪,如果过多食入这些“看不见的脂肪”也会导致脂肪超量。且这些看不见的脂肪恰恰又是人们容易过量食入的,肥胖也往往会由此而来。

建议不管肉、蛋类还是水果和蔬菜,均要适量,保持均衡,可适当用豆制品代替一部分肉类,这样既满足了优质蛋白的摄入,植物固醇含量也不少。

(三)警惕!糖是肥胖的隐形杀手!

按一般理解,吃了猪肥肉就容易发胖。感觉上猪肥肉吃进去就会直接转化成脂肪,这种认识与事实不符。人体不会因为吃了高脂肪食物就原封不动变成脂肪。吃进去的食物,要通过消化吸收、分解合成新物质。但是,有一种情况例外,过量摄取糖类会使葡萄糖量多余,“没用完的能量”就会转化成甘油三酯。体检报告中的这个数值(甘油三酯)也是肥胖的晴雨表,肥胖的人这个数值都偏高。但是，数值容易波动，会因为检测前一天吃的东西而使数值受到影响。因此，即使被警告甘油三酯值偏高也不必那么害怕。只要瘦下来，数值就一定会降下来。

要想瘦下来，比控制脂肪更重要的是控制高血糖生成指数(GI)食物的摄入。食物血糖生成指数是衡量食物摄入后引起血糖反应的一项有意义的指标，指含 50 克碳水化合物的食物与相当量的葡萄糖在一定时间(一般为 2 小时)内，体内血糖反应水平的百分比值，可反映出食物与葡萄糖相比升高血糖的速度和能力。通常把葡萄糖的血糖生成指数定为 100。

低 GI 食物(GI<55)，例如大多数蔬菜、水果、谷物、坚果、豆类等，可放心食用。低 GI 食物在胃肠道停留时间长，吸收率低，葡萄糖释放缓慢，进入血液后的峰值低，下降速度慢，不易饥饿。中 GI 食物(55≤GI≤70)，例如蔗糖、烤番薯、谷物为原料的食物，食用不能过量。高 GI 食物(GI>70)，例如白面包、精致面食、精白米饭等食物，尽量少吃。

说得再通俗些，含糖类的食物有许多种：米饭、面包、意大利面、薯类等食物中的淀粉是“多糖类”；砂糖属于“二糖类”；葡萄糖、果糖等是“单糖类”的。这些糖类作为食物从口腔摄入后，通过消化酶被分解成一个一个的葡萄糖和果糖。米饭、面包、馒头、意大利面、薯类最终也都被分解为葡萄糖，吸收后释放到血液中。

如果糖类摄取过多，血液中的葡萄糖就会增多。胰腺就会因此释放出胰岛素来处理多余的葡萄糖。具体来讲，胰岛素会将多余的葡萄糖转换为糖原，储存在肝脏和肌肉的细胞中。因此，健康的人血糖值不会上升过高。但是，葡萄糖以糖原的形式被储存在细胞内是有极限的。超出限度的多余的葡萄糖，就会毫不客气地转换为甘油三酯。看到没有，这才是肥胖的真正原因。

所以，当有些人对脂肪类食物避而远之的时候，别忘了高糖饮食正偷偷摸摸吞噬着人体的健康。当一些人为鼓起的将军肚所困扰时，有可能不只是因为吃了过多油腻食物，还有多饮了几杯饮料的“功劳”，各种琳琅满目的饮料、果汁也可能成为催肥的帮凶。

（四）划重点，果汁也会让人胖起来！

人们都以为吃水果对于减肥有帮助，或者至少不会使人变胖，其实这个观念也需要纠正。水果中的“果糖”，比葡萄糖还容易蓄积在身体里，这是造成肥胖的重大原因。人体首先将葡萄糖作为能量来源使用。在葡萄糖充足的时候，果糖就会被作为储备资源马上转变为甘油三酯。也就是说，如果不加节制地吃水果，同样会让人发胖。

虽说如此，由于水果中富含矿物质和维生素，所以可以适量食用。早餐是一天的开始，在早餐食用水果可以让矿物质和维生素被有效利用，糖分也容易被消耗掉。吃水果时，尽量将水果中富含的膳食纤维也一起食用。橘子等连同橘络一起吃，苹果不削皮（前提是没有打蜡、没有喷药）吃是最理想的。膳食纤维越多，消化越需要时间，这样相对就可以防止血糖值的上升。有资料显示，古人食物结构单一，每天膳食纤维可达 200~400 克，而现在食物品种丰富多样，要求的标准也在变化，美国医学科学院建议每天摄入膳食纤维 30 克。其实相当一部分人达不到这个标准，很多人每天连 15 克都达不到。

有的人问直接吃水果好还是榨成汁好？水果最好是直接吃，因为直接吃需要咀嚼，汁水混夹着果肉纤维，延长了满足感，饱腹感也会增强。若打成果汁，喝得快也喝得多，不知不觉中就会摄入不必要的过量糖分。

（五）比一比，你属于胖胖族哪一类？

中医讲，阳化气，阴成形。多余的脂肪是身体上形成的多余的能量物质，是体内没有被气化掉的垃圾。肝上没有被气化掉的脂肪会形成脂肪肝；血管里没有被气化掉的脂肪会形成高脂血症；肚皮上没有被气化掉的脂肪会形成小肚腩。从中医的角度看，阳气虚，气化不足，是肥胖产生的原因。肥胖是反映一个人阳气虚最明显的外部指征。

第一类：喘气的胖子气虚

看一个胖子是不是气虚，问他走路喘不喘。一般来说走路易喘、气上不来的人多为气虚。气虚，就是说，这个人身体内的气本来就不足，气化功能弱，不能气化掉身体内的脂肪，古人给这类胖子取了一个十分形象的名字，叫“脂人”。

气是人体的动力，气虚的人就像一辆缺少动力的车，车无动力开不远，人无动力走不快，人就会变得容易疲乏，整天没精打采，不爱运动，走得快了就气喘吁吁，说起话来，总是声低气怯。不仅喘，还容易出汗，生活中我们经常看到一边喘着气一边擦着汗的胖子。

看一个胖子是不是气虚，还应该特别注意舌头。气虚的胖子舌体胖大，舌淡，边有齿痕。舌头两边的齿痕多因舌体胖大受齿缘压迫所致。舌体胖大的原因是水太多，水将舌体浸泡大了。水为什么会多呢？因为气虚，气化功能减弱，体内水液不能正常地气化、输布、代谢，就会停聚在体内，舌头有齿痕就是气虚有湿的真实反映。

最后，判断是不是气虚型胖子，还要看他的精神状态，一般气虚型胖子气短懒言，容易疲乏，还经常头晕健忘。

“气为血之帅”，气虚，血液循环的动力就弱，血行迟缓，无法充盈面部，所以这类人看上去总是白白胖胖的。正如古人所说“其人肥白，多属气虚”。

【食疗方】

五指毛桃煲瘦肉

原料：五指毛桃 50 克、瘦肉 15 克、胡萝卜 15 克。

方法：瘦肉白灼去除浮沫，将三者一起放进瓦煲内，加入适量清水，武火滚沸后，改为文火煲约 1 小时，调入适量食盐即可食用。

五指毛桃又称“南芪”，味甘，性平，具有补气养阴之效，却不似黄芪功效峻猛，温燥之性也弱于黄芪，适合岭南地区的人群使用。

气虚明显者，也可酌情加入黄芪、党参，补中益气，健脾益肺，用于倦怠乏力、少气懒言、气急喘促者。此外，多吃小米、扁豆、猪肚、胡萝卜和香菇，这些都是增加气力的食物。

【内服方】

补中益气丸

药物组成：党参、白术、黄芪、当归、陈皮、炙甘草、升麻、柴胡。

用法用量：口服，每次 6~12 克，每日 2 次。

功能主治：补中益气，升阳举陷。用于脾胃虚弱、中气下陷所致的体倦乏力、气短多汗、反复感冒、食后腹胀、便溏久泻、肛门下坠。

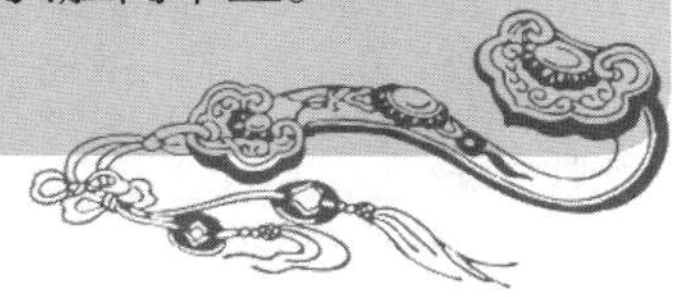

第二类：怕冷的胖子阳虚

这一类胖子特别怕冷，大热天还要穿上长裤，这种情况多为阳虚。阳虚，指人的阳气虚弱，从而引起气化功能减弱，古人称这类胖子为“肥人”。

另外，看一个胖子是不是阳虚，还要看大、小便。阳虚的胖子往往大便溏薄，总是不成形，一冲就散。小便色清量多，没有异味。同时，下肢往往怕冷，有的腰背怕冷，腰背的某处总有一块地方冰冰凉。

阳虚不是一下子就有的，很多年轻人夏季过于贪凉喜冷，待在空调房且温度调得比较低，这些都容易耗伤人体的阳气。大家都知道脂肪有类似棉被的保温效果，当自身能量、阳气不足时，身体会多储存些脂肪，以保护虚弱的阳气。阳气越虚，脂肪堆积得就越多。这类肥胖的人看似壮实，实则外强中干，就是老百姓常说的虚胖。

【食疗方】

肉　桂　粥

药物组成：肉桂粉 3~5 克。

用法用量：熬煮好的白粥加入肉桂粉，每日 1 次。

组方分析：肉桂味甘、辛，气香，性温，具有补火助阳、散寒止痛、温经通脉的功效。《玉楸药解》曰：肉桂温暖条畅，大补血中温气。《神农本草经》记载肉桂：主百病，养精神，和颜色，为诸药先聘通使。久服轻身不老，面生光华，媚好常如童子。

【内服方】

桂附地黄丸

药物组成：肉桂、附子、熟地黄、山药、山茱萸、茯苓、泽泻、牡丹皮。

用法用量：每次 1 丸，每日 2 次。

功能主治：温补肾阳，化气行水。

组方分析：温阳化气其实就是加湿器或者煤油灯点火的原理。加湿器通上电加热，水蒸气就会缓缓像雾一样蒸腾而上。煤油灯，如果光有煤油是产生不了热量的，必须通过灯捻点着火，才能发光发热。附子和肉桂这两味药，附子味辛、甘，性大热，肉桂味辛、甘，性温，它们一进入人体之后，就相当于点了火、通了电，热能产生了，就能将寒冷的肾水加热气化。这样，人的全身就开始逐渐温暖起来。有意思的是阴药六味而阳药只有两味，却能起到温阳化气的作用，体现了中医学"阴中求阳"的理论思想。

第三类：肿眼泡的胖子有痰湿

这一类胖子，气本来很足，但因为身体内有痰湿，阻碍了气的升、降、出、入，于是，气渐渐弱了下去，人则渐渐胖了起来。

如何来判断一个胖子的体内是否有痰湿呢？

首先，应该看他是不是肿眼泡。体内有痰湿的胖子额头油光可鉴，眼睛下挂着两个大大的肿眼泡。“脾为生痰之源”，脾主肌肉，如果一个人体内的痰湿堆积，脾的运化失调，脾气就会不升，脾气不升，人的眼睑就会浮肿。

其次，体内有没有痰湿，要看他的腰和腹。气虚的胖子古人称为“脂人”，属于“均一性肥胖”，人胖腹不大，形体匀称。阳虚的胖子古人称为“肥人”，也是上下皆肥。有一类胖子，他们身小腹大，脂肪都集中在了腹部，一圈又一圈，像“游泳圈”。如果一个胖子戴上了“游泳圈”，腰、腹肉肥下垂，那么他多半体内有痰湿。当阳气不足时，身体为了保护已经变得珍稀的阳气，不让它过多地散出去，脂肪就是保护阳气最好的“隔离层”，所以，阳气越虚人就越胖，而且多是胖在肚子上。

再者，体内有没有痰湿，还要看他是不是经常胸闷、痰多。“肺为贮痰之器”，一个人体内有痰湿，肺失宣降，就会胸闷、痰多。历史上司马昭就是这样一个人。三国后期，司马昭独揽大权，生活日益奢侈，每天大鱼大肉，身体内便形成了痰湿，经常痰多胸闷。结果，正在他准备登基之时，忽然中风不语，一命呜呼。

元代名医朱丹溪在其所著的《丹溪治法心要》中，首次提出了“肥白人多痰湿”的观点，现代名老中医蒲辅周也认为“食少而肥者，非强也，乃病痰也，肥人最怕按之如棉絮”。肥胖的人阳气不足，阴寒内生，气不化水，水湿内停，痰湿易生。所以，也有“肥者多痰湿”的说法，肥胖并非正常丰腴之态，而是痰湿充盛所致。古人称这类胖子为“膏人”，《说文解字》中说：“凝者曰脂，释者曰膏”，意思是说，凝聚在一起的肥肉叫脂，松软的肥肉叫膏，膏人就是身上的肥肉松松垮垮。

【食疗方】

冬瓜薏米海带汤

原料：海带 50 克、薏米 25 克、冬瓜 500 克、生姜 10 克。

方法：海带清水浸泡至软，冬瓜去籽、连皮切大块，薏米浸泡沥干，将三者一起放进瓦煲内，加入适量清水，放入生姜 3 片(约 10 克)，武火滚沸后，改为文火煲约 1 小时，调入适量食盐即可食用。

荷叶山楂减肥茶

原料：干山楂 15 克、干荷叶 10 克、陈皮 10 克、蜂蜜或冰糖少许。

方法：将山楂、荷叶、陈皮放入清水中浸泡 2 分钟，再用清水冲净。锅中倒入清水，放入山楂干、荷叶和陈皮，用大火煮开后，改为小火煮 10 分钟，关火。盖盖焖 5 分钟，然后用漏网将煮好的茶水倒入壶中。至茶温降至 50℃左右，按口味加入适量冰糖或蜂蜜调味，调匀后即可饮用。

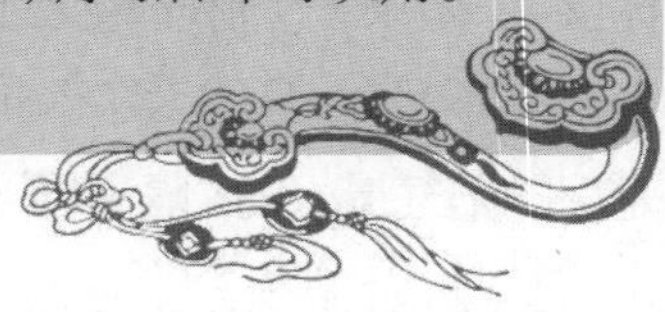

【内服方】

二　陈　丸

药物组成：半夏(制)、陈皮、茯苓、甘草、生姜。

用法用量：口服，每次 9~15 克，每日 2 次。

功能主治：燥湿化痰，理气和胃。用于痰湿停滞导致的咳嗽痰多、胸脘胀闷、恶心呕吐。

组方分析：方中半夏既可燥湿化痰，又可和胃降逆，为君药。陈皮既可理气行滞，又能燥湿化痰，为臣药。茯苓健脾渗湿，以杜生痰之源；生姜既能制半夏之毒，又能协助半夏化痰降逆，和胃止呕，均为佐药。使以甘草，健脾和中，调和诸药。诸药相配，散收相合，标本兼顾，共奏燥湿化痰、理气和中之效。

五　苓　散

药物组成：茯苓、猪苓、泽泻、白术、桂枝。

用法用量：口服，每次 6~9 克，每日 2 次。

功能主治：温阳化气，利湿行水。用于阳不化气、水湿内停所致的水肿，症见小便不利、口渴思饮、呕逆泄泻、头晕目眩。

组方分析：方中重用泽泻为君，以其甘淡，直达肾与膀胱，利水渗湿。臣以茯苓、猪苓之淡渗，增强其利水渗湿之力。白术、茯苓相须（功效相近、合用功效增强的配伍），佐以白术健脾以运化水湿。《黄帝内经素问·灵兰秘典论》谓："膀胱者，州都之官，津液藏焉，气化则能出矣。"膀胱的气化有赖于阳气的蒸腾，故方中又佐以桂枝，温阳化气以助利水。

第四类：心烦气躁的胖子有湿热

这一类胖子，古人称为"肉人"，我们称为结实型的肥胖，与虚胖相反。他们性格急躁，动不动就发火。其实，这类胖子的急躁易怒并不是天生的，而是因为他们的体内有湿热。《黄帝内经灵枢·卫气失常》曰："肉人者，上下容大。"这类胖子圆乎乎的，浑身上下敦敦实实，一眼望过去全是肉。

湿是身体内的死水，死水与痰结合，就成了痰湿，死水与热结合，就成了湿热。

如何判断自己是否属于湿热型的胖子呢？

第一，可以观察一下脸色，如果体内湿热过盛，面部就会出现油垢，一眼望去，脸就像一张油光纸，又油又亮，用手一摸，感觉有一层油。不仅脸油，头发也油。除此之外，脸上还经常会长出一些痤疮、粉刺，痤疮很多时候是因为体内湿热郁积，排不出去，最后在脸上激发出来，也就是我们平时说的痘痘。

第二，看一个胖子有没有湿热，还应看他的饭量。湿热型的人食欲旺盛，很能吃，但能吃并不表示脾胃功能正常，相反是处于"胃强脾弱"的病理状态。体内有湿热会影响到胃，胃有湿热，中医称为"胃热湿阻"，胃受热之后，其功能就会亢进，这时人的饭量就会大增，动不动就会感到饥饿。然而，胃纳过旺，势必加重脾运化的负担。脾有"运化水湿"的作用，脾的负担过重容易造成"水湿内停”。所以，中医又将这类胖子称为“胃热湿阻型肥胖”。

第三，分辨湿热型胖子，还要看舌。湿热型胖子舌质偏红，苔黄腻。体内的热越盛，舌苔就越黄，就好像煮饭的时候火太大，饭就煮焦了，成了焦黄色的锅巴，如果再不关火，锅巴就会变成黑色。所以，舌苔的颜色越深，证明你体内的湿热越严重。

第四，我们还可以通过观察大、小便来判断是否有湿热，大便干燥或者黏腻，都可能存在湿热。如果身体里热重于湿，则大便燥结；湿重于热，则大便黏滞、小便短赤。湿热体质的人，怕湿又怕热，尤其是处于夏末秋初湿热交蒸的时候非常难适应。

第五，看一个胖子体内是否有湿热，还应看他的眼睛，湿热内蕴，热灼血络，这时两眼内就会有红赤的血丝，不痛不痒。西医说这是免疫系统的反应，中医看来，这就是体内有湿热的表现。

总地来说，面垢眵多、油光长痘、舌红苔黄腻、性情急躁、眼睛红赤、大便干燥或者黏腻都是湿热型胖子的表现。

【食疗方】

扁豆茯苓饮

材料：白扁豆 20 克、茯苓 20 克、炒薏苡仁 20 克。

做法：三种食材放入水中煎煮 30~40 分钟，饮汤水。

功效：益气健脾，利湿止泻。适用于气虚体弱，脾胃不足，食欲不振，大便稀薄等。

白扁豆入脾、胃二经，能通利三焦，化湿而不燥烈，甘温补脾而不滋腻，具有解暑化湿、补脾止泻的作用，常年脾虚有湿、食少便溏者尤为适宜。

绿豆薏米汤

材料：绿豆 150 克、薏米 50 克、陈皮 5 克、冰糖少许。

做法：绿豆与薏米洗净后，放入陈皮 5 克，以大火煮开后，改小火煲煮至绿豆变沙，加入冰糖少许，即可食用。

功效：具有清热解毒、除湿健脾的功效。适用于湿热引起的心烦热盛、头身重痛、疲乏困倦等症。

土茯苓粉葛汤

材料：土茯苓 250 克、粉葛 250 克、赤小豆 50 克、白扁豆 50 克、陈皮 6 克。

做法：将土茯苓去皮切段、粉葛去皮切块洗净，与赤小豆、白扁豆一同放入煲内，煮沸后转慢火煲 1 小时即可。

功效：清热除湿，利水消肿。

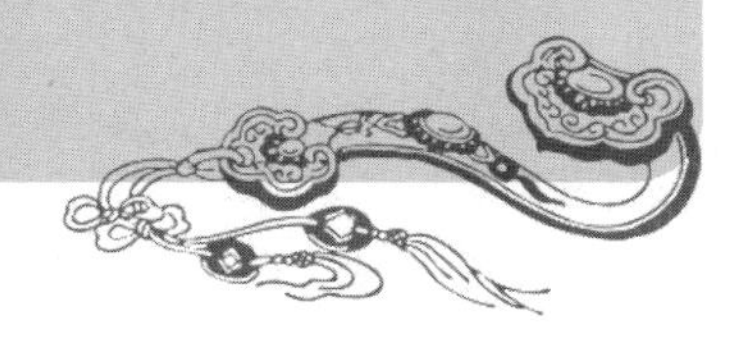

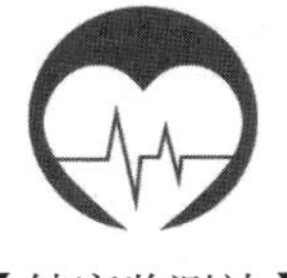

【健康监测站】

腰围的标准是什么？

美国明尼苏达州梅奥诊所研究人员研究了超过 60 万人的医疗数据，分析得出以下结论。

其一，腰围超过 109 厘米（约为 3 尺 3）的男性比腰围小于 89 厘米（约为 2 尺 7）的男性死亡风险升高 50%，这相当于 40 岁之后预期寿命减少 3 年。

其二，腰围超过 94 厘米（2 尺 8）的女性比腰围小于 69 厘米（2 尺 1）的女性早亡风险高 80%，这相当于 40 岁后预期寿命减少 5 年。

所以，“腰带长，寿命短”并非虚言。从中医角度来分析，腰围大意味着脂浊积滞，而阳虚气化不利是导致脂浊积滞的根本原因。十个胖人九个虚,虚的主要是阳气。

腰围的标准是什么?男性最好不超过 90 厘米,女性最好不超过 80 厘米。

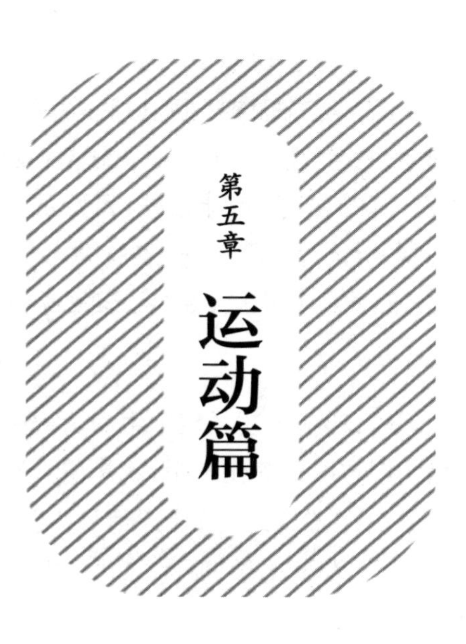

第五章 运动篇

提起运动，很多人都想到跑步、游泳、健身。伏尔泰说："生命在于运动！"古语有"流水不腐，户枢不蠹"。老百姓都懂得"饭后百步走，活到九十九"的道理。但问题是如何运动养生？如果运动有益健康，为什么会出现运动性猝死？为什么有人运动之后反而感觉身体更差了？剧烈运动与温和运动起到的锻炼效果一样吗？或者说有氧运动和无氧运动哪个更利于健康？不同的人群运动量、运动种类、运动时间又如何选择？

有个有趣的现象，小孩子从刚学会走路开始，一天到晚精力十足，只要你不让他停下来，他会变着法儿地蹦来跳去玩儿个不停！为什么小孩子人小，精力却比有些成年人还旺盛呢？我们看看古人是怎么认识的。《黄帝内经》曰："人生十岁，五藏始定，血气已通，其气在下，故好走；二十岁，血气始盛，肌肉方长，故好趋；三十岁，五藏大定，肌肉坚固，血脉盛满，故好步；四十岁，五脏六腑，十二经脉，皆大盛以平定，腠理始疏，荣华颓落，发颇斑白，平盛不摇，故好坐；五十岁，肝气始衰，肝叶始薄，胆汁始减，目始不明；六十岁，心气始衰，苦忧悲，血气懈惰，故好卧；七十岁，脾气虚，皮肤枯；八十岁，肺气衰，魄离，故言善误；九十岁，肾气焦，四藏经脉空虚；百岁，五藏皆虚，神气皆去，形骸独居而终矣。"

古人以十岁为一个阶段，详细论述了整个生命历程中各个不同年龄段的生理表现和生理特点。我们把这段话简化一下，就是说十岁好走、二十好趋、三十好步、四十好坐、六十好卧。在古代，"走"是"跑"，"趋"是快走，"步"是慢走的意思。从出生到十岁，人的发育生长如芽之初萌，生气勃然，由下而升，气血通达，故活泼爱动。

经二十到三十岁，气血渐充，肌肉益实，五脏发育健全，行动矫健乃至稳重。四十岁，脏腑经脉气血盛极渐衰，就像午后太阳，生机衰退之象已露端倪，"最是人间留不住，朱颜辞镜花辞树"，色衰发落，性情也变得喜静好坐。

五十岁以后，五脏精气进一步衰退，各脏腑生理功能日渐退废，老态毕现，这个时候从本心来说，能坐着就不想站着，能躺着就不愿坐着。所以，从这里你可以发现，对于动静状态的选择和喜恶程度，完全是由身体功能状态及其变化来决定的。这时你就会理解，劝说一个小孩子完全安静下来不容易，原来是和他们天性使然的生长特点有关。

对于运动的选择我们要因人、因时、因地而异，要根据个人的体质特点，选择合适的时间和活动场所，而且要遵循三个原则，即个体化、循序渐进和持之以恒。

运动的个体化原则，就是根据每个人的体质和情况，去设定运动强度和运动时间，不要随意借鉴他人的经验。孙思邈在《备急千金要方》中说得十分精辟："养性之道，常欲小劳，但莫大疲及强所不能堪耳。"华佗也讲过"常欲劳作，但不当使极耳"。运动过度，不仅达不到养生效果，还会造成不同程度的损伤。

循序渐进的原则，指的是在运动时要逐渐增加运动量和运动时长，不建议一开始就进行高强度运动，这样的话，同样不利健康，还可能造成伤害。

持之以恒原则，就是不能三天打鱼、两天晒网。要把运动像吃饭、刷牙一样，变成常态，形成规律，而不是想起来就动一动，想不起来就抛之脑后。

一、步行好处多

步行是最经济、最简单、最安全、最有效的运动方式。研究表明，运动组糖尿病的发病率比不运动组减少 30%~50%。建议上班族留一段路程，不妨以步代车，乘公交改步行，坐电梯改爬楼梯，多创造走路的机会。不仅可以强身健体，保持好身材，还能够提升阳气，提神醒脑，精神焕发。

那么如何步行才是科学的呢？现在有很多计步小程序，有些人觉得日行 1 万步才算达到标准并被大众效仿，这个标准是如何定下来的呢？其实是这样的，人体每天通过饮食的摄取，从食物中获取的总热量为 1 800~2 000 千卡。对于大多数普通人而言，每日正常生活起居所消耗的热量为 1 500~1 700 千卡，这中间存在 300 千卡的差值，这就是多余的热量。如果这些热量没有被消耗掉，就会变成脂肪在身体里储存起来，日积月累，胖是必然的。而我们采取某种锻炼方式，比如快步走，为的就是把这几百千卡的热量消耗掉，而走1万步消耗的热量为240~300千卡，正好可以把这多余的热量消耗掉，基本收支持平，维持不发胖的基本底线。

再进一步讲，如果每步按0.6米来算，走1万步的里程大约6公里。一次性走完6公里，至少花费2小时。专门腾出连续的2小时时间，天天如此很难坚持。有个折中的办法，可以把这6公里分割成几个阶段，比如早、中、晚、下班时间以及午饭、晚饭后。你可以抽取其中几个比较方便的时间段，就很容易坚持。尤其是吃完饭不要马上坐下来或躺下去，饭后百步走是最科学也是行之有效的锻炼方式。

是不是每个人都要日行1万步才能达到锻炼的目的？其实不然。每个人的体质不同，要量力而行，以适度为宜。有个检验标准大家可以参照，只要走后不气喘，不心慌，不头晕，身微热，微汗出，浑身舒坦，心情愉悦，次日不劳累，这就是适度。一般来说，走路后心率+年龄=170左右比较适宜，比如你40岁出头，步行后的心率最好能达到130次左右为佳。如果30岁，心率可以再快些。年纪大的人就不要走得太急，有些老年人运动完之后要躺半天才能缓过来，其实是运动过量的表现。

（一）纠偏，及时矫正无效走路

错误的走路姿势不仅会造成无效的锻炼效果，还可能影响到躯干肌肉，引发腰腿疼痛等不适。让我们检查一下是否存在因错误走路姿势导致的无效走路。

错误一：含胸驼背

常见人群：久坐伏案者，慢性肩部僵硬、腰痛者。

含胸时肺部的舒展空间被“挤压”，呼吸也会变得短促，容易影响心肺功能。长期还可能引发肩颈酸痛、腰痛等问题。

错误二：身体倾斜

常见人群：习惯用同侧手拎重物者，骨骼不正和有过骨折经历的人。

不少人走路时身体站不正，会向前后或左右两侧歪斜。这样的姿势容易引起背痛，也影响走路的速度。平时可以留意哪一侧鞋跟磨损更严重，可以帮助判断是否存在身体倾斜。

错误三：过度挺腰

常见人群：腹肌力量不足、穿高跟鞋的女性。

乍看上去，这种走路姿势下腰板挺得笔直，但仔细观察就能发现，这类人腰部处于过度向前挺起的状态。很多腹肌力量较弱的女性，为了保持优美的身姿，会过度用力，导致腰部向前。

错误四：外八字或罗圈腿走路

常见人群：大腿外侧肌肉拉伸、骨盆松弛者，格斗运动员。

外八字的成因多与走路习惯有关，即移步时左、右移动重心，故而脚尖习惯向左、右外撇。罗圈腿走路的人一般双腿向外弯曲或从大腿根部就开始向外张开，也有人是从膝盖部位开始向外张开。

（二）调整，有效调动躯干力量

躯干，是指身体的中心。如果把人体比喻成一棵树，那么躯干就是树干，手臂、双腿、手指与脚趾就相当于从树干上延伸出来的树枝。

与手臂和腿部相比，躯干的主要特征是聚集了更大块的肌肉，如拉肩胛骨向中线靠拢的斜方肌、支撑椎骨的腹肌与背肌、支撑体重的臀大肌等。这些肌肉能够产生巨大的力量，成为人体活动的动力。

此外，躯干与手臂和腿部相连接，如果能有效运用躯干，可以减轻四肢负担，使身体产生一系列积极变化。

矫正身姿：走路时用到躯干，会自然而然地做出肩胛骨向内夹紧、胸部打开的正确姿势，避免出现驼背、腰腿无力等情况。

燃烧热量：躯干部位的大块肌肉所消耗的热量更大，正确调动躯干有助于增强减肥效果。

缓解疼痛：通过躯干均衡地支撑体重，能够减轻腰部和膝盖的负担。同时，可以缓解颈部紧张状态，预防肩颈僵痛。

(三) 践行，协同躯干整合力量

不论是日常走路，还是通过散步来锻炼身体，合理运用躯干可以缓解疲劳，达到事半功倍的健身效果。

第一步：自然摆臂

走路的起点是活动肩胛骨和摆臂。手臂与其说是向后"摆动"，不如说是"拉动"，让被拉动一侧的肩胛骨得到充分运动。一旦肩胛骨得到运动，走路和跑步时就会感觉身体好像一下子轻松了许多。

第二步：活动骨盆

通过摆臂拉动肘部、肩胛骨活动，联动效应会让骨盆自然前倾，腿部随着骨盆一起向前迈动。

第三步：中正着地

保持身体轴心笔直，脚尖一直朝正前方伸出，避免内八字或外八字，脚着地时要注意上半身落在腿的正上方。

第四步：重心移动

这步的关键在于，着地时脚跟要最先与地面接触，接着经过脚底外侧，最终完全接触地面的是第一跖趾关节。这样可以使整个脚底进行重心移动，大腿内侧和小腿肌肉得到充分拉伸，预防脚趾外翻等问题。

如果对你来说，健身很难长久坚持下去，那么走路就是一项绝佳的选择。只要掌握正确的走路姿势和方法，在日常行走中也可以达到锻炼的目的。

二、轻松跑起来

步行对于有些人来讲，运动量偏少了些，可以选择跑步。说起跑步，似乎没什么技术含量，人人都会，跑步发展史贯穿在整个人类文明进化过程中。几百万年前，跑步是人类必备的生存技能，但是进入工业时代，人类跑步的能力大大退化，各种代步工具的出现，让人们坐着就可以工作、学习、享受生活。但是坐着让人越来越胖，精力和体能越来越差。

恢复并坚持跑步，不是证明自己有多能跑，不是为了竞技，而是养成一种运动习惯，持续给自己充电，让身心保持元气满满，拥有一个健康的体魄和灵魂。

很多人担心跑步会伤害膝盖，其实正确的跑步是不会伤害膝盖的。有些人跑步伤膝盖，主要有三个原因。

一是跑步前不热身，有些人一上来就猛跑，没有热身，这样很容易造成韧带和关节的损伤。

二是跑步姿势不对，常见的跑步动作有前脚掌着地和后脚跟着地两种，初跑者最好选择脚跟先着地，然后将身体重量逐渐滚动到前脚掌的方式，这样着地速度较慢，可以给肌肉、关节留以缓冲时间，冲击力比较小。

三是训练计划不恰当，膝关节在受到强冲击后没有得到足够的休息，就容易造成损伤。

（一）学着放松

可能很多人一想起跑步就是一种痛苦的回忆。中学时期为了长跑能达标，刚开始憋足了劲儿像箭一样飞出去，但接下来就后劲儿不足越来越慢，到最后感觉连呼吸都是困难的，眼睛睁不开，气上不来，胸口像压了块石头，腿脚像灌了铅一样越来越沉，随时都有倒下去的可能。如今再也没有体能测试的高标准、严要求，很多人也就将跑步彻底甩于脑后，甚至还有种脱离苦海的窃喜。

如果跑步从一开始就被贴上了“痛苦 + 忍耐”的标签，自然很难坚持。其实跑步可以变得很轻松，从第一步开始，先学会轻松跑，慢不怕。轻松跑就是不能让心率太快，要保持心率在一定的区间里才能实现轻松跑。

【做法】轻松跑 4 分钟 + 正常走 1 分钟(连续 4 组)，每周 2~3 次。

轻松跑心率区间计算公式：

下限:(220 − 年龄 − 静息心率) × 59% + 静息心率

上限:(220 − 年龄 − 静息心率) × 74% + 静息心率

比如早上的静息心率是 68 次 / 分，如果年龄 45 岁，根据公式就可以计算出跑步的心率下限是 131 次 / 分，上限是 147 次 / 分。只要维持在心率区间 131 次 / 分至 147 次 / 分的强度，就能轻轻松松跑很远，尽管很慢，但身体耐受，精神放松。如果一旦感觉跑得没力气了，那就不是轻松跑了。

如果 1 周锻炼 3 次，可以按照“轻松跑 4 分钟 + 走 1 分钟”的强度坚持 1 周。1 周之后逐渐增量，5 分钟、6 分钟、7 分钟轻松跑，再走 1 分钟这样的模式。掌握一个原则就是让心率维持在轻松跑的心率区间，主观感受就是不会气喘。

当然戴上一个自动监测心率的手环是必要的，可以动态监测心率的变化，超过上限就要慢下来，随时调整跑步的节奏。随着轻松跑的时长增加，重复的组数可以减少，比如轻松跑 15 分钟 + 正常走 1 分钟，重复两组即可，这样总的锻炼跑步时长控制在半小时之内，而且可以交替进行，比如这次 15 分钟轻松跑 2 组，下次可以 13 分钟轻松跑 2 组，给身体一定的恢复时间。这样的强度是比较轻松的，身体很容易接受并习惯。按照这样坚持 1~2 个月，你会发现运动耐力提升了，精力变得更充沛了，关键心情也是愉悦的，不会再有运动完之后浑身酸困乏力再需补觉的痛苦担忧。

（二）学着递进

当轻松跑坚持1~2个月之后，你会发现拿下3~5公里变得很简单了。接下来就可以考虑提速了。说起提速，不要担心，提速跑不会滑向记忆中痛苦的深渊。这时的提速跑采取的是一种短距离、高速度，同时又是间歇式的形式。

具体来讲，200米的距离，田径场的半圈，不是用一个速度来完成，而是分割成三个不同的速度来进行，逐渐递进，用你50%的实力跑前100米，70%的实力跑50米，再用90%的实力跑余下的50米。这个时长可能是30~50秒，当然是个大概估计，刚开始的时候，可以整体再慢15~20秒，这种分割间歇的提速跑重复4~6组，整体感觉上仍然是轻松的，同时又稍微增加点儿难度，略有些挑战的味道，但不是拼了老命似的那种痛苦跑。这种间歇跑对身体的耐力又是一个提升。可以间歇跑和轻松跑交替进行，两个轻松跑中间夹一个间歇跑。持续1~2个月之后，可以从200米逐渐提升到400米。

（三）学着专注

有人喜欢边跑步边听音乐，其实跑步就是跑步，专心跑步，感受一起一落的节奏，会让身心更放松。跑步的过程中，体会呼吸、心跳，感受风滑过脸面时的那种轻柔舒缓。步履是轻盈的，内心是放松的，一切都是自然美好的。

总地来讲，对于我们普通人而言，不搞竞技，只是想通过运动强身健体，在运动项目和运动量的选择上既要科学规范，又要量力而行。下面归结为三个方面，供参考。

1. **运动时间** 运动最佳时长为45~60分钟。对于普通人而言，运动时间少于45分钟达不到效果，运动时间超过60分钟，不会得到更高收益，还有可能产生负效应。

2. **运动项目** 根据自身情况选择适合的项目。要根据自身身体素质选择运动种类和运动时长，有兴趣的运动项目更能坚持，但切勿逞强。当然，如果可以的话，最好选择网球、羽毛球对打或有氧体操等运动。相对而言，这些运动对身体的益处较大。

3. **运动节奏** 运动要有规律，持之以恒，不能三天打鱼两天晒网。但同时也要有一定灵活性，不能超出身体耐受极限。频次太低或太高都容易产生负效应。收益最高的频次是，每周 3~5 天，每天 1 次，如果是散步的话，频次可以稍高，每周最多 6 次。

三、学会深呼吸

我们每个人时时刻刻都在呼吸，从婴儿呱呱坠地那一刻起，生命体就像开启了一扇门，一窍闭、九窍开，启动了呼吸这一功能，开始与天地之间交换信息和能量。掌管呼吸功能的主要是肺。形象地讲，肺就像一个大风箱或鼓风机。以前生火做饭时会用到木质风箱，随着推拉鼓风箱的细长拉杆，空气有节奏地被分批送进炉灶，炉灶里火苗也随之蹿得很旺。

肺就像个大风箱，它是人体与外界进行气体交换的重要场所。随着一呼一吸，吸入清气，吐出浊气，也就是吸入氧气、呼出二氧化碳。有规律的呼吸对维持人体心肺功能健康非常重要，但呼吸的深浅度最容易被忽视。当然随着很多养生课程的推广，深呼吸的重要性逐渐被人们熟知。

先来科普一下，一般情况下人的呼吸分为两种：胸式呼吸和腹式呼吸。胸式呼吸是以胸廓的活动来牵引肺的扩张和回缩而进行呼吸的一种方式，腹式呼吸则是以膈肌的上、下活动来牵引肺的伸缩而进行呼吸的另外一种方式。正常人通常表现为混合式呼吸，其中女性朋友多以胸式呼吸为主，小孩子和男性则多以胸腹式呼吸为主。两者相比而言，自然腹式呼吸优于胸式呼吸。我们提倡的深呼吸就是指腹式呼吸。

胸式呼吸时，呼吸浅、肺活量小，肺组织利用率低，一般只有肺叶上半部约 1/5 的肺泡在工作，中、下段大约 4/5 的肺叶处于“消极怠工”状态。长年累月的胸式呼吸，不能有效锻炼中、下段肺叶，用进废退的结果就是肺叶老化、弹性减退，肺活量下降，呼吸功能变差。年轻时不明显，随着年龄的增长，尤其是老年人，会因未获得充足的氧而影响体内各脏器的功能，心肺功能变差，机体的新陈代谢也会受到影响。所以，老年人特别容易患呼吸道疾病，一旦诱发肺部感染，也多以中、下段肺叶受到侵犯为主。

再看腹式呼吸，呼吸时膈肌上、下活动范围加大，胸部一开一合的同时，小腹也是一起一伏，胸腔容积得到最大范围的扩展和回缩，呼吸一次为 10~15 秒（胸式呼吸一次约 5 秒），能吸入 1 000~1 500 毫升空气（胸式呼吸一次吸入 500 毫升空气）。最大限度地利用了肺组织，使中、下肺叶的肺泡在换气过程中得到锻炼，改善了肺部的血液循环，保持肺部良好的弹性，从而防止了肺纤维化，延缓了肺叶老化，提高了肺活量，机体获得更加充足的氧，随血液运行而布散周身，充分满足大脑对氧的需求，使人的精力更加饱满充沛。

由于肺功能增强，有效地预防了肺部多种疾病的发生。此外，有节律的腹式呼吸还可以起到按摩腹腔脏器的作用，增强消化和吸收功能，加快肠道内粪便和毒素的排出，还可以预防中老年人习惯性便秘，内、外痔等疾病。腹式呼吸还可疏肝利胆，改善肝功能，促使胆汁分泌，对脂肪肝、胆囊炎、胆石症、慢性肝炎等都有很大好处。

坚持做腹式呼吸运动，随着腹部凸出及缩回的节奏，腹肌得到有效锻炼，可以逐渐消除堆积在腹部皮下的脂肪，消除小肚腩的同时，改善体内脂质代谢和血液循环，对于防治血脂异常、心脑血管动脉硬化等起到积极的调节和改善作用。

古代有关腹式呼吸的说法也很多，比如“呼吸到脐，寿与天齐”“呼吸入腰，百病全消”。唐代名医孙思邈对腹式深呼吸尤为推崇，他每天于黎明至正午之间行调气之法，仰卧于床上、舒手展脚，引气从鼻入腹，吸足为止，须臾从口中缓缓吐出，务使气尽，再从鼻孔细细引气入胸腹。他认为，这种腹式深呼吸吐故纳新，使人神清气爽。

明代养生家冷谦在《修龄要旨》中写有养生十六字令：“一吸便提，气气归脐；一提便咽，水火相见。”提到了养生的三大保健练功方法，即提肛、咽津、腹式呼吸,其中腹式呼吸是极其重要的一环。

那么,如何练习腹式呼吸?我们平常在剧烈运动之后会看到胸脯一起一伏,那是胸式呼吸的表现,而腹式呼吸时,胸部一开一合的同时,小腹也是一起一伏。所以,腹部起伏与否是衡量是否为腹式呼吸的关键所在。

腹式呼吸时可以采取仰卧、站立、坐位等各种姿势,但以仰卧呼吸最佳。一般选择在四周安静的环境下循序渐进,慢慢进行。

腹式呼吸的方法

第一步:用鼻吸气,感受小腹慢慢鼓起的过程,直至不能再吸入为止。

第二步:屏住呼吸停顿数秒。

第三步:开始用鼻呼气,让气从鼻中慢慢呼出,双手可置于小腹丹田位置上,感受腹腔一点点回缩变平。把身体里的气全部呼出去,一直到不能再呼出为止。可以一次性慢慢呼出,也可以分 3~4 次,注意在呼出的过程中不能再吸入空气。

第四步:屏息数秒。

第五步:重复第一步至第四步的过程,慢慢将气吸满→腹部鼓起→停顿→慢慢呼气→停顿→再次吸气,如此循环往复。

在练习腹式呼吸的过程中,有个重要的心法,就是“上搭鹊桥,下撮谷道”。这句话在古代的很多养生术以及现代功法练习中提及得比较多。上搭鹊桥,具体来讲就是舌尖轻抵上腭,注意动作要轻,轻轻接触门牙内侧和牙龈交界的地方,相当于内龈交穴的位置。下撮谷道,就是配合吸气做提肛的动作。吸气的时候,气会从督脉升起,渐渐升到巅顶百会,随着呼气,气会顺着任脉一直流回到小腹丹田,如此往复,这个循环实际上就是我们经常说的“小周天”。所以,在练习腹式呼吸的同时,不经意间就在练习打通任督二脉的“小周天”,是不是听起来很奇妙?

练腹式呼吸时,要气定神闲,放空自己,不急不躁,深静匀长,每分钟呼吸以4~5次为宜,刚开始时每天坚持练5~10分钟,逐渐循序渐进延长呼吸的时间。当你的腹式呼吸练习久了,你会感受到身体的微妙变化。健康养生始于一呼一吸!

除了腹式呼吸,这里再给大家推荐一套简单的“移精变气”法,由道教全真龙门派传人王力平普法。面对不正之气,可以实卫气、强五脏,自外而内,加强身体的抵御防护能力。“移精变气”之说源自《黄帝内经素问·移精变气论》,是上古之人发明的诸多内练法之一。上古道家、医家练功之人把古老的“移精变气”之法叫作调整上、下两弦,中医称作调整上焦和下焦。

此法随时可做,最好在睡前与晨起之后,分为调整上焦和调整下焦两个步骤。

调整上焦: 在家中选一静室或其他环境良好之处,站立或端坐皆可,若能盘坐为最佳。先安静下来,让身心放松,调整呼吸。接下来用鼻深深吸气,意念在胸腔和两肺,一边吸气一边收紧胸腔。一直吸气,吸到不能吸,此时闭气停息。在闭气中用意念让肋骨和胸腔用力,想办法使胸腔及两肺扩大,脊柱上挺。再停息,坚持一会儿。慢慢再用鼻或口、鼻呼气,把肺中余气慢慢吐尽。呼气时,胸腔、两肺、脊柱及全身放松。以上重复做3次。

调整下焦: 用鼻深深吸气,提肛、收前阴、收小腹,吸到不能吸,停息闭气,此时用意念让小腹外部和小腹都增大,再停息,坚持一会儿。然后慢慢地用口(或口、鼻一起)呼气,呼气时小腹及小腹外部放松。以上重复做3次。

这里要强调的是,提肛是为了封住食谷之气,收前阴是为了封住水道之气。用意念收小腹,尽量收紧,最好身体前后能贴上,吸到不能吸。上述调整上焦3次为第一组,调整下焦3次为第二组,完成第一组后紧接着继续第二组为一个完整的过程。调整上焦时,眼睛闭目平视,微微往下看,看胸腔;调整下焦时,眼睛闭目往下看,用意念快速将眼睛从胸腔移到腹腔。做完之后,身体微微发热、微微汗出,全身舒畅。

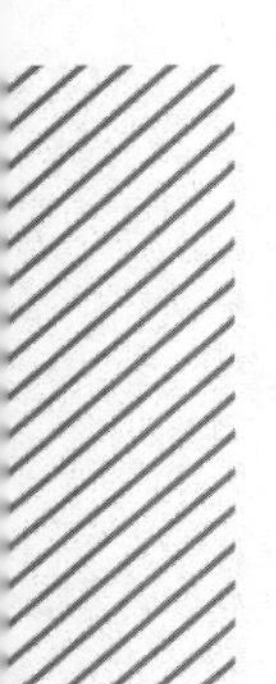

四、一起来站桩

站桩功是拳术的基本功,南方称为蹲盆,北方称为站桩。站桩实际上是通过一定姿势,拉伸经筋,从脚到头、到双臂、再到脚,形成一个力和气的循环。通过站桩,可以达到增强体质、祛病延年的功效。下文内容,我们结合大成拳大家王芗斋先生、胥荣东先生对于站桩的领悟和心得,以飨读者。

(一) 起势

两脚并拢,身体自然直立,随即左脚向左开半步,两脚距离与肩同宽或比肩略宽,脚尖向前,脚掌踏地(踏实)。双手自然下垂,两眼目视前方,也可微闭眼进入凝神状态。

(二) 站桩

首先神态自然,平心静气,双足分开,与肩同宽或略宽,脚尖向前,平行站立或外八字,身体左右重心放于两足之间,前后重心置于脚掌与脚跟之间。

双膝微屈,小腹松圆,尾闾中正。臀部稍向下坐,胸部放松,头顶项竖,颏微内收,立身中正。两眼向前平视,闭目或垂帘均可,呼吸自然,平心静气。

双手抬起,上提到胸前,两手距离约两拳之隔,高不过眉,低不过脐。肘与前臂不在同一直线,前臂稍向上举,与上臂成 V 形。双手外拉而抱圆,掌心对着胸部,五指自然分开成势,若能容球。意想双手各抱一纸球,用力则球破,不抱则球脱。双肘微向外撑,同时又有向下松垂之意。一切要求松静自然,舒适得力。

手略高于肘，肩井要松。内抱外撑，站到一定程度，自可体会深切；还要做到肘横腕挺，这是上肢的要点。

左、右肩膀横向拉开，稍微向后向两侧，两块肩胛骨有相贴之意，而后放松肩膀，也即所谓沉肩，这样可以打开肩关节。肩膀一打开，胸部也就最大程度地自然打开，此即达到含胸拔背的效果。后面中线笔直，前面做到含胸了，即所谓前虚后实，一呼吸自然入丹田，也就做到了下实上虚。

初学者下肢不能做到完全放松，可试试胯往外打开，脚尖向内倾一点儿，在外脚背形成支点。初期，膝盖可向前曲，后期要慢慢把重心放在胯部下面，就像坐在凳子上一样。一开始姿势不容易做到，坚持修炼是能做到的，也就是说，一开始只是矫正骨骼的形态，使骨骼韧度提高，后期使上半身骨骼矫正，使从脚底传上来的能量畅通无阻。

在意念中不可以认为自己是在用功，更不可有任何企求，否则就会精神不放松，违反了松静自然的原则。意念中认为自己是在休息，非常舒适，如果不能入静，亦不可强制入静，久久练习，自可达入静的境地。

初学者站多长时间可由自己来决定。由于体质、性情等基础条件不同，有的人一学会就能站较长时间，有的人站 10 分钟或 5 分钟已感到不能忍耐，在此情况下也不可过分强求延长，可以休息一下或散散步再练。时间久了，自可延长。只要坚持两三个星期甚至 1 个月，就会在身体内部产生感觉，就容易继续坚持下去。最初练习时由于身体不习惯，必然产生两臂酸痛、腿足酸胀等不舒适的感觉。练习稍久，舒适感就会胜过不舒适感，而渐入佳境。

在站桩中要留意，如果觉得某一部分“走形”，用双手去体会身体左右的偏差，用双手和身体的距离去体会前后的偏差，必须慢慢矫正，不可操之过急。此外，在站桩过程中，因个人体质差异，感受和表现也不尽相同，还会出现一些身体反应，常见效应列举如下。

如果练习过程中出现胳膊、腿发疼、发酸或胸部发紧是正常现象，也是初练功者的必经过程，不必介意，可休息一下再练。

如果感到憋气时，大多是胸部和腰胯未能放松，可停一下再练，矫正姿势。

如果在闭目练功时，身体出现轻轻抖动无关大碍，但摇动过甚就容易发生偏差，特别是前后摇动，易使身体发紧。如果发现此情况时可睁开眼睛，并用意念加以制止，前后摇动亦可用意念引导改为左右轻微摇动。

如果身体上感到有如虫爬、蚁行，肌肉跳动、身体颤抖、肠鸣、打嗝，稍一活动骨节作响等，都是正常现象，凡是正常现象不应过多注意，应听其自然。

如果练功时，在身体患处有特殊感觉，例如，腿关节有风湿证者，练功时往往在腿关节处出现酸、麻、胀、痛或发热等感觉，一般都是好现象，不必介意，应继续练功。

如果练功一个阶段后，自觉手足变粗，手变重，指尖跳动，腋下出汗，身体内部有发热感，遍身类似施行针法治疗的感觉，这都是练功有进步的正常现象。

再强调一点，站桩最好有老师指导，自己盲目练功很容易走入偏差。

（三）收式

双腿站直，左脚向右收回，两臂自然下垂于两腿外侧，头颈正直，眼睛平视，似睁微闭。

在练习站桩过程中有几个问题要特别强调一下。

1. 关于放松　松和紧本来是对立的统一体，只是由于人的身体、肌肉、关节在日常生活和劳动中经常处于紧张状态，所以在练功中特别要强调放松。因为放松后经络气血才可以达到自然畅通，各种舒适感才能产生，体质才可以加强。但是初学者往往苦于不能放松，愈想放松则愈感到发紧、发僵。

练习者需要明白一点，身体没有绝对的松和紧，松和紧总是相对而存在。比如，含胸与紧背是相对而存在的。又如练功者讲究上虚下实，具体说来膝盖下如埋在土中，而上身要求放松，所以上虚是以下实为基础而存在的，而且需要注意的是脖颈、手腕、足踝（亦称五个脖子）不能放松，否则就不能保持固定的姿势，也可说其他各部位的松是以这“五个脖子”的紧为基础而存在的。

因此，站桩并不是绝对的松，而是松中有紧，紧中有松，时松时紧，时紧时松，要做到松紧适度，松而不懈，紧而不僵。练功者应在实践中加以体会。初学者往往把下沉当成放松，实则下沉不是放松，放松是使肌肉松弛，但身体还要挺拔，如云端宝树，耸立冲霄。另外，有的初学者觉得既然是练功，就得用劲儿才能得到功夫，则更是大错特错。正如王芗斋先生所云："形体愈松，血液循环愈畅，气力增长愈快。如用力则身必发紧，全身失灵，甚至有血气阻塞之弊。"学者不可不知。练功时还讲形松意紧，所谓意紧是指精神专一，意念连续不断，与精神紧张完全不同，否则精神一紧张则形体亦不能放松了。

2. **关于入静** 练功时的各种意念活动都是在入静的基础上进行的，练功不能入静就不能收到明显的效果。但是初练者又往往感到入静很困难，强制入静，反而造成精神紧张，更加思绪纷繁，心如乱麻。对此王芗斋先生曾经说过："注意致力追求入静。但都不知追求愈急，精神负担愈大，以贼攻贼，贼去贼入，前念未消，后念复起。为此，历来养生家设有许多方法，如外寄内托固定一处等，对初学者有许多帮助。但依本人的经验，唯有采用听其自然——来者不拒、去者不留的方法，才能恢复和稳定神经。在杂念干扰厉害的时候，不但不有意识地排除，而且大量吸收，本身好像大冶烘炉一样，宇宙间的万事万物尽在我的陶冶中，这样往往在不期却而却，不期制而制的情况下达到入静。"这是王老的宝贵经验。

如果一时不能达到王老所说的身如大冶烘炉境地，当杂念纷起的时候确实不可强制排除杂念，可以经常对自身是否符合姿势要求进行检查，如顶上是否似有长绳吊系，臀下是否和坐在凳子上一样，足心是否吸起等，这样不强制排除杂念，而自然起了排除杂念的作用，久而久之，练功时自可不生杂念。诱导入静还有一个办法就是"细听微雨声"，耳中听到绵绵细雨淅淅沥沥，不疾不徐，声音越听越远，雨声越来越小，而始终在耳边。这样对入静很有帮助。又如：在意念中两只脚好似站在两只船上，这两只船随波涛而起伏，此起彼伏，此伏彼起，人无颠覆之虞，而颇感悠然自得，这也是诱导入静的好办法。

3. **关于呼吸** 练习站桩功是用自然呼吸，即呼吸听其自然，因呼吸本是人的生理本能，自然呼吸本来就适合人的生理需要。一有矫揉造作，反而违反了生理的自然，往往有害无益。练功时口虽微张，但用鼻吸、鼻呼。练习者不应注意口、鼻的呼吸,更绝对不应故意长呼吸或憋气,但是这种自然呼吸并不等于平时的呼吸,练功日久,自然会形成腹式呼吸,即每次呼吸均能达到丹田。而且在自然呼吸的基础上逐步达到匀细深长,最好的境界是完全忘记口、鼻呼吸,似乎已经不会呼吸,实际上呼吸是在非常自然地进行,而意念中周身毛孔都已张开放大,所有毛孔都在呼吸。这种境界非常舒适,但不可强求,功夫精纯自可达到。总之呼吸必须自然,不可人为地追求任何情况,这是练站桩功的一条很重要的原则,否则容易练出毛病来,初学者必须牢记。

站桩是实际功夫,从一开始几分钟、十几分钟到最后几个小时,按照计划慢慢来,不需要急功近利。只要站对了,身体里马上就有反应。站一次有一次的收获,练一天有一天的欣喜。站桩有了所得,可以配合打坐、八段锦或太极拳,身体健康算是多重保障加持了。

五、踮脚揉五脏

踮脚可以养生?说的没错!踮脚是一种古老的养生方式,在古代被称作“敦踵法”。西汉初期的《引书》中就有“敦踵以利胸中”和“敦踵,一敦左,一敦右,三百而已”的记载。导引养生术“八段锦”最后一式“背后七颠百病消”,就是通过踮脚跟的方式,刺激人体经络,激发人体五脏气血的流通,从而达到强身健体消百病的养生效果。

按中医经络理论,从脚趾、脚掌沿脚跟到小腿、大腿内侧分布有三条阴经——脾经、肝经和肾经,而沿脚背到小腿前侧、外侧、后侧分布有三条阳经——胃经、胆经、膀胱经。经常踮脚刺激经络的同时,通过拉伸足底肌肉、韧带进一步加强小腿肌群的力量。我们知道,分布于人体四肢的静脉血液要回流到心脏,而静脉回流需要肌肉运动产生的压力来推动。通过踮脚,可以加强双侧小腿肌肉的收缩,双侧小腿肌肉每次收缩时,挤压出的血量大致相当于心脏每搏动一下时一侧心室射出的血量。

所以，踮脚相当于可以通过改善下肢血液回流来增加心肌供血量，可以有效保护心血管。

此外，现代人坐着工作或娱乐的时间长，坐位时关节周围的血液循环减慢，下肢肌肉活动基本关闭，新陈代谢速度会下降50%。树老根先竭，人老腿先衰。如果能时不时变换体位、站起身踮踮脚，有助增强踝关节稳定性，预防下肢静脉曲张，还可防止膝关节的僵硬和酸痛。对患有慢性前列腺炎及前列腺增生的男性，小便时踮脚还有助排尿更顺畅。

接下来我们讲一下正确的操作方法。

抬起脚后跟再落下，如此反复颠足，让脚跟有节奏地轻震地面。

第一步：准备动作，身体自然站立，两臂自然下垂，两脚微微并拢。

第二步：借助十趾做"举重"动作。将两脚跟缓缓提起，感觉提到最大限度后，尽量保持平衡，紧绷小腿，停顿数秒。

第三步：两脚跟缓缓下落，快要接近地面时颠足，使身体产生轻微震动。

第四步：重复第一步至第三步动作，动作熟练后，可配合提肛运动，即抬脚时，缓缓吸气，提肛收腹；落脚时，慢慢呼气，会阴部放松。每次踮脚，频率控制在每2~3秒一次，持续1~5分钟，感觉脚底发热即可。

温馨提示：有些行动不便的老人、较严重的骨质疏松症患者，为避免摔倒，不建议踮脚走路，可以选择平躺练习。平躺，两腿并拢伸直，将脚尖一勾一放，又称踝泵运动，可两脚一起做，也可进行单脚练习。每次20~30下，每日2~4次。躺着勾脚尖，有助于促进血液循环，消除下肢肿胀，预防下肢静脉血栓形成。

踮脚简单易操作，不受时间、空间约束，可以充分利用碎片化时间，等公交、乘地铁的空档可随时随地把这个有氧运动做起来。如果一天能做五六次这样的踮脚尖运动，连续1个月或半年左右的时间，便能达到较好的强筋壮骨作用。

六、拉筋防血栓

血管遍布人体全身，是血液运行的重要管道，一旦血管出现斑块堵塞，或者形成血栓，气血流通受阻，就会产生不良后果。除了饮食上注意清淡之外，身体还要动起来，不给斑块形成的机会，预防血栓可从三个拉筋小动作做起。

（一）转脚踝

学名叫“踝泵练习”。

【做法】①跖屈踝关节；②背伸踝关节；③环绕踝关节。

练习时需注意：坐在椅子上，转脚踝时，脚尖着地，以脚腕为轴转动。一组动作完成，稍休息再进行下一组动作，反复地屈伸踝关节，每天3~4次，每次20~50组。刚开始练习时用较小的力量，逐渐适应后增加强度。

【功效】踝泵练习能促进血液循环、消除下肢肿胀、防止下肢深静脉血栓形成。

（二）抬腿拉伸

【做法】坐在椅子上，将左脚勾起，以膝盖为中心抬起小腿，感觉小腿后侧拉伸和大腿在发力，根据自己身体的情况保持30~60秒，然后换另外一条腿，往复4~8次。

【功效】抬脚可以使脚、腿部血液循环旺盛，下肢血液流回肺和心脏的速度加快，得到充分循环。头部可得到充足而新鲜的血液和氧，同时对脚部穴位、反射区也是一个良性刺激。

（三）按摩小腿

【做法】双腿自然弯曲，以双手手掌紧夹一侧小腿肚，边转动，边搓揉，每侧揉动 20 次左右，然后以同法揉动另一条腿。此法能增强腿力。

【功效】因为人体的大动脉经过这个位置，所以适当按摩能够促进腿部血液循环，避免脂类堆积在血管中。

这三个小方法，简单易操作，每天空闲时可以做一做。

七、跪坐护膝治腰痛

说到跪坐，可能很多人脑海中浮现的是穿着和服的日本人的习惯坐姿，其实，日本人的跪坐习惯，沿袭的是华夏古人的传统坐姿。唐代以前，人们席地跪坐是主流，又称“正坐”。跪坐就是臀部放于脚跟上，上身挺直，双手自然平放于膝上，气质端庄，目不斜视。

古人跪坐着交谈、读书、吃饭、会客。有时为了表达说话的郑重，臀部离开脚跟，叫作“长跪”，也叫“起”。有句成语叫“促膝谈心”，本意就是说两个人席地而坐，以跪坐的姿势谈话交流，相谈甚欢，越靠越近，不知不觉膝盖都碰到一起了。宋之后，中国人的起居方式发生了很大改变，除履席居的习惯也逐渐摈弃。

现代人随意盘腿而坐，古人称胡坐。同样是坐地，“正坐”与“胡坐”相差很大。胡坐以臀部着地，以足部正面示人，有失文雅，无论对自然还是对他人的恭敬都大打折扣。跪坐不仅是古人展示其雍容、端庄、谦恭的身体和文化符号，更是有益于身心的一种锻炼姿势。

有人可能会说，一跪着坐，腿就麻了。那只是没有习惯或者没有矫正好姿势的问题，或者说还没有做好腿脚支撑起全身力量的思想准备。

（一）直身跪坐可以防治膝骨关节炎

膝骨关节炎是最常见的关节疾病之一。据统计，目前全世界大约有1.9亿骨性关节炎患者，40岁以下人群的发病率约为5%，而60~75岁人群的发病率高于50%，75岁以上人群的发病率高达80%。

直身跪坐可以防治膝骨关节炎。做法是，晨起后或晚上临睡前，两膝跪在床上练习跪坐。两膝着地，小腿贴地，上身挺直，臀部坐在小腿及脚跟上，目视前方。跪坐时腰杆要保持直立，臂部尽量向后坐，尽量碰触到脚后部。我们跪坐的时候，可以按摩到犊鼻穴，犊鼻穴可以有效地缓解膝痛、下肢麻痹、屈伸不利等，并且还能通经活络、疏风散寒、理气消肿。跪坐的时候要将脊椎挺直，而且身体要感觉是微微浮起来的，这样不仅可以养成良好的跪坐姿势，而且还不会伤害到自己的膝盖。

（二）直身跪坐可以缓解腰痛

跪坐时臀部坐在脚上，此时的脊椎呈自然状态，腰椎没有特别受力，背肌可正常发挥效力，也可保持稳定性。直身跪坐可以有效缓解腰痛，因为出现腰痛的原因大多数是脊椎不正、血液循环不良等，对于这种情况，我们只要每天早晨跪坐30秒，就可以得到有效改善。跪坐的时候不能将全身的重量用臀部坐落在两脚上，而是用两腿肌肉出力将身体微微撑起，使臀部与两足之间保持一种空虚的状态。

（三）直身跪坐可以安神定志

跪坐还能安神定志，修养身心。在烦躁的时候挺直腰板跪坐，双眼微合，呼吸均匀，气血下行，流向膝盖，上焦浮越的阳气也随之下沉，可以舒缓情绪，也有助睡眠。“人能常清静，天地悉皆归”，一些难以心静的朋友不妨试试跪坐。

每天时间不用太长，坚持 60 秒左右，养身又养心，何乐而不为？

八、强腰背肌防腰痛

加强腰背肌的锻炼是预防慢性腰痛的最好方法之一，强健的腰背肌肉不仅可以减少疲劳的发生，还可以保护脊柱，起到预防甚至治疗腰痛的作用。

那么什么是正确的方法呢？下面介绍几种腰背肌锻炼方法，供大家选择。

推荐运动一：蛇式

步骤：首先，俯卧在瑜伽垫上，下颌点地，双臂自然放于体侧，双手握空拳；其次，屈手肘，双手掌心向下，指尖向前，放于胸的两侧，下巴抵在瑜伽垫上；吸气，慢慢抬高上身，尽量将上半身与地面保持垂直，伸直双臂，视线看向上方，尽量抬高下巴；呼气，屈手肘，上半身慢慢地还原于初始姿势。该过程可重复 5~8 次。

推荐运动二：前探后伸式

起始时双手双膝四点撑地；抬高左臂努力向前探，同时抬高右腿努力向后伸，坚持 10 秒后回到初始位置，换另一侧进行同样的动作。每次重复 10 组。

推荐运动三：抱膝贴胸式

起始时取仰卧位四肢放平；抬高一侧膝盖并用双手用力抱膝贴近胸部，坚持 30 秒后回到起始位置，换另一侧。每次重复 10 组。

推荐运动四：猫式

起始时四点撑地；“猫”腰使腰背部上抬同时低头，坚持 30 秒后回到起始位置。每次重复 10 组。

推荐运动五：狗式

起始时四点撑地；使腰背部向下弓，同时抬头，坚持30秒后回到起始位置。每次重复10组。

推荐运动六：剪刀腿式

起始时取平卧位，上臂张开45°，一条腿从上方交叉至对侧，注意保持肩部放松，坚持30秒后回到起始位置，换另一条腿。每次重复10组。

推荐运动七：立正挺腰式

起始时站立位；双手从后方努力缓慢向前托腰，坚持3秒后回到起始位置。每次重复10组，可以在上班时间练习。

推荐运动八：身体弯曲

双手交叉放于腹部，身体弯曲，从膝盖开始，慢慢地向前倾，让你的身体向前弯曲，让你的头远离地面。坚持30秒，重复几次。

推荐运动九：过伸

起始时俯卧位；手放在背后，然后举起你的胸部和脚离开地面。坚持5秒。

以上方法涉及的肌肉群更广，锻炼强度适中，适合年轻人、中老年人及腰痛患者；锻炼时注意循序渐进，从不费力的锻炼方法开始；锻炼中出现腰痛加重、腿麻、腿痛等情况要及时停止，必要时就医；每日可以在晨起时和晚上睡觉前锻炼，无论选择哪种方法，坚持才是最重要的。

九、六字呼吸养五脏

六字诀是我国道家流传下来的一种吐纳法，药王孙思邈曾奉它为长寿之法，每日练习。它通过嘘（xu）、呵（he）、呼（hu）、呬（si）、吹（chui）、嘻（xi）6个字的不同发音、口型，利用呼吸，充分调动脏腑的潜在能力，以抵抗疾病侵袭，防止衰老。

六字诀功法历史久远，流传广泛，从文献考证的依据看，六字诀最早见于南北朝时期梁代陶弘景所著的《养性延命录》。陶弘景是当时著名的道家修炼人士，同时也是一位著名的中医学家。陶氏夙好养生，收集和整理了南朝以前历代有关养生的论述，辑成《养性延命录》。

《养性延命录》中“服气疗病”部分记载：“纳气一者，谓吸也；吐气六者，谓吹、呼、嘻、呵、嘘、呬，皆出气也……委曲治病，吹以去热，呼以去风，嘻以去烦，呵以下气，嘘以散寒，呬以解极。”书中还指出：“心脏病者，体有冷热，吹、呼二气出之；肺脏病者，胸膈胀满，嘘气出之；脾脏病者，体上游风习习，身痒痛闷，嘻气出之；肝脏病者，眼疼愁忧不乐，呵气出之。”这些记载即后世六字诀或六字气诀的起源。

练“六字诀”讲究腹式呼吸，先呼后吸，呼气时发音。呼气要缓慢、深长、均匀，以加大肺活量。同时，两足开立，与肩同宽，头正颈直，双膝微屈，全身放松。每个字念 6 遍，然后调息一次。

由于六字诀起源于道家和医家，因此其功法带有道家和医家的学术特点。

从六字诀练功的特点看，它是以调息为主的气功功法。气功是调身、调息、调心合为一体的身心锻炼技能。明代以后的六字诀配有动作，但这些动作是配合吐纳调息的，并不占主导地位。了解六字诀功法以调息为核心，有助于在练功中抓住重点。

此外，六字诀在古代也有称“六字气诀”的，这就更强调了调息吐纳的重要性。六字诀的六个字——嘘、呵、呼、呬、吹、嘻在练功中要读出来，但读的目的是调气息，而不是听声音。宋代邹朴庵要求“念时耳不得闻声”就是此意。读不同的字要有不同的口型和发音位置，从而引导不同的气息呼出。“六字气诀”的名称就强调了引导气息的重要性，即强调了发音的目的。理解了六字诀中发音与气息的关系，对练好六字诀有重要意义。

从医家的角度看，六字诀的功理与中医理论和实践结合密切，六个字的发音直接针对脏腑，也与四季保健相关，治病养生的医学色彩浓厚，非常实用。但应注意，由于六字诀功法主要在呼气上下功夫，其作用偏于疏泄，临床主要用于实证。这在陶弘景《养性延命录》的记述中就有体现。因此，作为日常的健身气功习练，要注意呼气读音不可穷尽，要有所控制，留有余地。

十、颤掌功法筋脉壮

生活中很多朋友有这样的苦恼,都知道锻炼身体的重要性,怎奈何一没充裕时间、二没固定场所,锻炼的事儿也就三天打鱼、两天晒网。其实这里还有一个懒人锻炼的方法教给大家,颤掌功法!难度不大,方法简单,一学就会,也不耗时间,每天5分钟轻轻松松搞定!便于坚持!

通过颤掌,能检查你的身体好与坏、强与弱,让隐藏在你身体里的小毛病露出马脚来。例如,如果两手颤动不一致,能反映出你脊椎两边的肌肉不平衡,这虽然不是什么大毛病,但可以肯定的是它会影响你的督脉与膀胱经。督脉是总管全身阳气的一条经脉,膀胱经是人体最大的排毒通道,这两条经脉出现了障碍,人就容易提前衰老,防病抗病能力下降。

(一)操作方法

两脚与肩同宽,平行站立,身体放松,自然呼吸,左脚向前一步,立以弓步,重心置于前脚,两手平抬,同时在身体前颤掌。颤动手掌可由末梢循环带动全身微循环。接着,再慢慢配合下半身微微放低,颤掌从胸部高度向下画圆至身体后方。重复7次后换右脚在前,继续相同的动作7次。

做完后,两手慢慢放下,放松,练习时要避免画圆太快或出现臀部后翘、腿部无力的情况。有心脑血管疾病、高血压的人不要在中午练习,建议改至下午3点以后练习。练完会微微出汗,感觉身体非常放松。

(二)错误颤掌

- 手左右摆动:像跟别人说再见时一样左右摆

动手。

- 上下攒动：用到过多肩膀或者手肘的上、下动作。
- 拨浪鼓摇动：手像拨浪鼓一样摇来摇去。
- 勾动手指：手掌、手腕没有动，只是勾动手指的开张。
- 甩动手腕：手臂没动，只是在甩动手腕。

凡是无法顺利做好颤掌的，其实已经有微循环障碍了，正是因为身体循环不好，末梢动作才不听使唤。

（三）功效解码

十指连心，五脏相连。我们的手指不仅感觉灵敏，还与人体脏腑相通。在中医经络学中，人体最重要的十二条正经，循行的起点或终点都在四肢末梢。例如，手上就有三阴经和三阳经六条经脉在十指指端循行交接，翻开手心，肺经、心包经和心经三条阴经走行拇指、中指和小指，转到手背上，三条阳经（大肠经、三焦经和小肠经）走过示指、环指和小指，手三阳经和手三阴经在手指端彼此建立联系。此外，手上还有非常多的穴位，能与全身脏腑组织沟通，根据同气相求的原理，其他六条通到脚趾的三阴经、三阳经也能在手上和相对应经脉通过表里相应合，建立起关联。

从生物全息论的角度去认识，局部不仅构成整体，局部还可以反映整体。双手几乎是人体全身的缩影，所以当我们颤掌时就会启动身体的经气来调动气血，正所谓牵一发动全身。颤动双掌可以调动全身经络，通过震颤可以将脉波双向传导至全身。

举个例子。手少阴心经与心的功能及血脉运行情况密切相关。如果这条经络不通，心脉就不通，心血便会瘀阻，人就会感到胸闷不适。当高举双手做颤掌时会振动经脉，激发手三阴经、手三阳经的循环，气血可从腋下的心经、心包经灌注到心脏。强有力的心脏跳动所产生的振动，会先带动周围血管振动，然后再扩及稍远的血管振动，这些振动生出一波接一波的能量在身体里由近到远传播，就如同蝴蝶效应一样，我们的身体也存在着不可思议的共振效应。

只要颤掌几分钟就会明显感觉到手心、脚心生出热气，肩颈也开始发热，身体微微出汗，这些都是心经与心包经被调动起来的反应。经常两手上举颤掌，有调节心血管循环与加强心肺功能的功效。

频繁使用手机、电脑的人，会出现颈肩部不适、筋骨僵硬酸痛。平常在家里或办公室都可以轻松练习颤掌，颤掌会将气血调动起来，有效疏通肝气、养护肝血，对解除肩颈酸痛、筋骨僵硬很有帮助。如果每次练习颤掌时，感觉两手及肩膀非常酸痛，表示这里有瘀堵，继续颤掌疏通；如果有人颤掌时感觉指尖凉凉的，表示身体寒气重，也需要颤掌加强排寒；如果出现胸口闷胀，头晕、头痛，建议静躺休息并且及早就医。

刚练习颤掌时，有人会觉得手发热、发胀、发麻，这是末梢循环变好的象征，末梢循环变好，手就会有麻、胀、热的感觉。如果觉得手冷，出手汗，甚至有点儿抽筋，则是末梢循环不好的特征。

颤掌的过程中，有些人会有强烈的反应，一定要坚持撑过去。颤掌一开始先启动经络传导，并不是马上就能感觉到效果。真正达到有效的时机是在手颤到非常酸，酸到很想停下来的那一刻，所以一定要坚持撑过去。否则，经络没有调动起来，身体的垃圾就排不出去，前功尽弃。任何功法、任何修炼都一样，只有经历了最酸、最痛、最苦的时刻才能把最深处的病灶连根挖出，只要一通，以后就会渐入佳境、逐渐轻松。

十一、仙人揉腹保健康

揉腹其实在唐代就已经有了，据记载，孙思邈常以“食后行百步，常以手摩腹”作为自己的养生方法。很多时候，想要身体健康，不一定非要借助一些科技手段或保健品来达到目的，我们可以学学古人最天然的养生方法——彭鑫博士推荐的仙人揉腹法。这套功法可以使内脏元气汇聚，气血运行通畅，而达到“内气强壮”的目的。仙人揉腹法与一般的局部揉腹方法不同，该方法可以全面打通中、下二焦，联通整个腹部的经络，健身效果非凡，故得名“仙人揉腹法”。

中医认为，腹部分布有肝、脾、胃、大肠、小肠、肾、膀胱等脏器，因而腹部被喻为“五脏六腑之宫城，阴阳气血之发源”。揉腹可以促进气血运化、充实脏腑、调节阴阳，达到阴阳调和的状态。

坚持揉腹可以迅速消除积存在腹部的脂肪，有助于防治肥胖症，还对高血压、糖尿病和冠心病等有不同程度的调整和改善作用。仙人揉腹法，具体可分为以下六步。

（一）具体步骤

第一步：按揉心腹

两手缓缓上提，两手示指、中指、环指在胸前对接，并按在心窝部位（即胸骨下缘下柔软的部位，俗称心口窝）。

由右→上→左→下顺时针方向做圆周运动，按摩 21 次，再从右向左逆时针按摩 21 次。

第二步：回环按摩腹中线及腹两侧

用两手中间三指从心窝向下顺揉，一边揉一边走，揉至脐下耻骨处为止，重复，共 21 次。再从耻骨处分别向两边揉，一边揉一边走，揉至心窝部两手汇合处为止，重复，共 21 次。

第三步：推按腹中线部位

以两手中间三指相接，由心窝腹中线部位往下推，直推至耻骨联合处，共 21 次。

第四步：左、右手绕脐腹按摩

左手绕脐腹按摩：以左手由左→上→右→下逆时针方向围绕肚脐按摩 21 次。

右手绕脐腹按摩：以右手由右→上→左→下顺时针方向围绕肚脐按摩21次。

第五步：推按左、右侧胸腹

左手做叉腰状，置左边胁下腰肾处，拇指向前，四指托后，轻轻捏住；右手中间三指按在左乳下方部位，然后以此为起点，直推至左侧大腿根处，连续推按21次。

右手做叉腰状，置右边胁下腰肾处，拇指向前，四指托后，轻轻捏住；左手中间三指按在左乳下方部位，然后以此为起点，直推至右侧大腿根处，连续推按21次。

第六步：盘坐摇转

盘坐势，先自左向前、向右、向后按顺时针方向摇转21次；然后自右向前、向左、向后按逆时针方向摇转21次。

（二）注意事项

1. 练功前保持空腹，松开衣裤，按摩腹部时，以正身仰卧姿势为主。

2. 揉腹时必须凝神静心，动作轻松、柔软、缓慢，不能用拙力；保持呼吸匀畅，切忌闭气着力。摇转上身时不可过快、过急，练功后应自感轻松舒适、无疲劳感。

3. 刚开始练习的时候早、晚各做一次，不可间断，只要持之以恒，必见成效。每次都要认真做，越慢越好，整个过程大约需要30分钟。

4. 练功期间，由于胃肠蠕动增强等生理功能的变化，常会出现腹内有响声、嗳气、腹中温热、易饥饿等现象，这属于正常反应，不必太过担心。

5. 恶性肿瘤、内脏出血、腹壁感染的患者及妇女妊娠期均不宜练此功。

（三）揉腹效果

• 腹部温热舒适。一般情况下，认真练到第二遍或者第三遍时就会感到腹部温热，这是内气汇聚的表现。

• 胃肠蠕动有声。坚持揉腹，动作熟练后，每次都会出现胃肠蠕动的感觉，有时甚至别人也能听到你肚子“咕咕”的声音。这是内气汇聚后运行通畅的表现。

• 头脑轻松愉快。认真做完揉腹保健法，会明显感到头脑轻松，疲劳感一下子消失。因为揉腹可以使中焦健运、清气上升。

• 食欲改善明显。揉腹可以让胃口变好，因为揉腹可以促进肠道蠕动，肠道消化功能好，胃口自然变好。虚胖的人经常揉腹，还可以让腹部更有弹性、身体更紧致。

• 面色光润亮泽。坚持揉腹，面色会变得越来越有光彩。长期揉腹可以增强内脏供血，内脏元气充盛，面色自然越来越好。

十二、谷道常撮元气足

清代医家汪昂在《勿药元诠》中提出养生十六宜，其中特别强调“谷道宜常撮”。什么是撮谷道？通俗地讲，就是提肛运动，是反复上提收紧肛门处肌肉的一种锻炼方法。别小看这个动作，它是乾隆皇帝日常养生保健极其重要的一条。据史料记载，乾隆皇帝上朝时喜欢做这个动作。因其方便至极，又不显山露水，不费吹灰之力就可轻松完成。

提肛运动可以通过间接调节气机升降升提中气、养护精气。气机是中医理论中重要的概念，整个生命活动的过程都可以看作是气的运动变化过程，这就是气机，它的表现形式主要是升、降、出、入。正常的生命过程是升、降、出、入有序，表现为一团“和”气。如果不“和”，升、降、出、入逆乱，就表现为病理状态的失衡。比如清气不升，就会头晕眼花；浊气不降，就会咳喘、呕逆、便秘。高血压就是气不降的一种表现；静脉曲张就是气不升、局部气血凝滞的表现。所以，身体林林总总的疾病，无不与气血升降失调、气机紊乱有关。

提肛运动，具体来讲，伴随着呼吸将肛门一紧一松、一提一放。吸气时肛门收缩上提，呼气时自然放松。通过提肛运动可使中气升提，脏腑强壮。通过活动肛周的肌肉，促进局部血液循环，使肛肠局部问题得到有效缓解，因此，对于预防和治疗痔等肛肠疾病大有好处。这个方法还有助于防治轻度脱肛、痔、肛裂等疾病。另外，肛裂、瘘管等疾病术后患者也可通过提肛法缩短伤口愈合的时间。不仅如此，对于便秘、尿频、尿失禁、小便不畅、下腹胀痛等，都可起到一定治疗作用。

提肛运动不仅限于调理局部，配合呼吸的提肛法可以加强升提中气，达到养肾保精的功效。具体来说，提肛的同时配合舌抵上腭即可连通任督二脉，促进任脉与督脉气血循行，是真正的健身之道。中医认为，元气之所行，与任督二脉关系密切。元气根之于肾而行于任脉、督脉，故李时珍说："任督二脉，人身之子午也，此元气之所由生，真息之所由起。"因此，提肛法既可升提中气，又能促进任督二脉通畅，是很好的延年益寿之道。

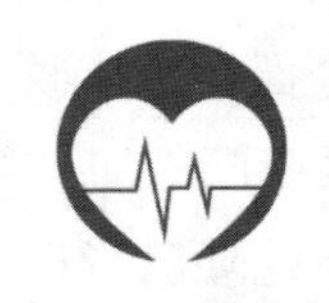

【健康监测站】

测测你的肌肉耐力

日本东京大学研究生院曾经对不同年龄层的 3 000 人进行了肌肉变化情况的调查，发现 20~40 岁，肌肉的变化不大，但一到了 50 岁，肌肉量就开始快速走下坡路，男性大约减少 1/3，女性大约减少 1/2。肌肉数量减少的同时，肌肉的力量和耐力也开始衰退，而此时，也恰恰是糖尿病开始发作的时间。肌肉作为人体内最大的糖原储存库，对于血糖的调节具有重要意义。肌肉越多越强壮，能量代谢就越快，消耗处理"糖"的能力就越强，胰岛素代谢葡萄糖的能力和效率也就越高。接下来不妨通过几个小试验，测测你的肌肉耐力。

1. **爬楼测试法** 利用高度约 20 厘米的台阶，连续上 40 个台阶来进行测试。其速度要比平时走路快些，所用时间一般在 40~50 秒。然后根据自身的感觉来判断，是"轻松"，还是"吃力"？若感觉"轻松"表明肌肉耐力不错，若是"吃力"则表明肌肉耐力较差。

2. **腹肌耐力测试法** 仰卧于床上，请人按住自己的脚，然后将膝盖弯曲成 90°。把手放在头后，两个胳膊肘靠至膝盖处，并使上身坐起。数一数自己能在 30 秒钟内做几次。次数越多说明你的肌肉耐力越强，反之则越弱。

3. **体肌耐力测试法** 将双脚朝前伸直坐在床上，脚尖上钩，要求脚尖与床形成直角。在保持不向后仰的状态下，将身体前倾，双臂向前伸。测试手指尖究竟能比脚尖向前伸长多少，伸长越多，显示你的肌肉耐力越强。

4. **起坐肌力测试法** 将胳膊放在胸前，在保持背部肌肉伸直的状态下站起来，然后再坐下。测试在 30 秒内能够重复做几次这样的动作。次数越少，说明你的肌肉力量越差。

知识链接一：坐出来的毛病

生活中我们最常见的姿势应该是坐着。坐着工作，坐着聊天，坐着休息。感觉上是舒服了，殊不知，久坐却成为了人体健康的隐形杀手！

★久坐伤心脑

知名医学杂志《柳叶刀》发表的一篇论文指出，长期加班会增加脑血管疾病风险。与每周工作 35~40 小时的人相比，每周工作时间 ≥55 小时会让脑卒中风险升高 33%，冠心病风险升高 13%。

上海社会科学院社会学研究所在 2011 年时曾对 92 个过劳死病例进行分析。结论是，近年来过劳死发病率直线上升，性别上，尤以男性人群居多，行业上，IT 从业者过劳死年龄最低，平均只有 37.9 岁。

从这两则报道不难看出，高强度的工作压力会导致过劳死，会增加心脑血管疾患的风险！关于中青年人猝死在工作岗位上的事件，近些年屡见报端，而且这些情况常常发生在看上去年富力强、平时体格健壮的年轻人身上，似乎有点儿匪夷所思！这里面还隐含着一层意思，就是长时间坐着工作，长时间保持一种坐姿，对身体造成的损伤是巨大的！即使你很年轻，体格健壮，都架不住不良的生活、工作方式对健康的蚕食。

为什么久坐会给身体带来这么大的危害？美国彭宁顿生物医学研究中心的汉密尔顿医生发现：久坐时，肌纤维的肌电活动几乎处于停滞状态。长期坐着，心肌缺乏必要刺激，强度降低，在遇到剧烈运动时无法提供充足的血液，就容易发生猝死。心血管领域的顶级学术期刊 *Circulation* 曾发表一项相关研究，调查了近 9 000 名澳大利亚人后发现，每天坐着看 1 小时电视，死亡的风险就升高 11%。另外，人体久坐的情况下，每小时平均消耗热量仅有 20 卡，是步行时的 1/3；同时人体对胰岛素的利用率也会大幅下降，因此 2 型糖尿病和肥胖症的发生概率也会升高。久坐的人心肺功能也差，走得快或跑几下就气喘吁吁，越不能活动就越不想动，越不想动就越想坐着甚至躺着，如此陷入恶性循环。

★久坐伤腰膝

现在有一道选择题：如果需要等 1 小时，你是愿意站着（A）还是愿意坐着（B）。估计大部分人会选择 B——愿意坐着。在我们很多人眼里，坐着比站着更舒服，更放松解乏。但是你知道吗，久坐首先伤腰。现如今，椎间盘突出症的高发人群，并非劳动强度大的农民、工人，而是“躲进小楼成一统”——写字楼里长时间久坐伏案工作的人群。

我们看一组数据，假设站着时腰椎压力为 100%，那仰卧躺着时腰椎受力就是 25%~30%，侧卧位时腰椎压力为 75%，当坐直时腰椎压力是 140%，相当于标准站姿的 1.4 倍。如果你是坐着，同时身体习惯前倾，那么对腰椎的压力达到 185%，是标准站姿的 1.8 倍左右。这个压力比弯腰还大，因为弯腰时的压力是 150%，是标准站姿的 1.5 倍。如果弯腰提重物时腰椎压力将达到 220%。如果坐着，同时弯腰提重物，这个时候，腰椎承受的压力将增加到 275%。想想是不是很可怕，一个不经意的小动作就可能在无形中对身体造成伤害。很多人趴在桌子上睡觉，醒的时候会觉得腰很不舒服，因为这个姿势腰部承担的压力是标准站姿的 2.4 倍。休息的目的没达到，反而加重了腰的负担。久坐伤腰其实就是肌肉放松了，但会让脊柱承受更多的压力，而且坐着的时候脊柱承受的压力比站立时更大。

久坐不仅伤腰而且伤膝盖。这个是不是有点儿不好理解？其实可以从用进废退的角度去理解：长期久坐，肌肉的力量、耐力、柔韧性都没有得到锻炼，不能很好地支撑和负担身体的各项动作，关节就容易出问题。2017 年 6 月，美国《骨科与运动物理治疗杂志》（*Journal of Orthopaedic & Sports Physical Therapy*，

JOSPT)发表过一项跑步和久坐对关节影响的对比研究。结果显示,经常跑步的人,关节炎发生率仅为3.5%,反而是久坐不动的人,关节炎的发生率为经常跑步的人的3倍左右,达到10.2%。当然,跑步竞技运动员,关节炎发生率比久坐的人还要高出3.1个百分点,达到13.3%。运动太过与运动太少看来都是不好的。

久坐更容易骨质疏松。因为人的骨骼细胞能感受到骨头的受力情况,每当你运动、负重、劳作时,骨头都在受力,骨头在受力时就会微微变形,只有感受到这种变形时,身体才会增加骨的建设,建设得多了,骨质自然就不会疏松。也就是说适当的压力会让骨头变得更坚固、更强健!运动员的骨质疏松会比一般人延迟,因为体能上的锻炼会增加骨密度,从肌力到骨骼都变得更强壮。相反天天拼命喝牛奶、补充钙片以及各种营养保健品,却坐着不动,骨头的受力机会直接减少,尤其是更年期后,坐得越久,骨骼就越脆弱!

所以,锻炼对增强身体的耐受力、稳固性、延缓生理退化是非常有帮助的。以腰椎间盘突出症为例,和骨质疏松一样已经趋向年轻化趋势,深受此病困扰的人群,要么特别胖,要么特别瘦。胖人得病是因为体重过高,硬是把椎间盘挤出来了;瘦人得病则是因为肌肉无力,肌肉不能承重,只能把身体承受的重量全部放在脊柱上,椎间盘自然也要冒着被挤出去的危险了。所以,患椎间盘突出症的人,只要是过了急性期,不疼也不麻了,医生都建议要适当锻炼,可以试着慢慢做"燕儿飞",就是躺在床上,让脚和头尽量反向靠近,通过这个动作练习背部肌肉的力量,逐渐去分担集中在脊柱上的压力。

从中医的角度讲,长时间保持坐着的姿势,气血流通就会受影响,"久坐伤肉",肌肉松弛,血液流速减慢,容易气血瘀滞。所以古人讲,要"站如松,坐如钟",不管什么时候都不能让你的身体松垮下来,如果你现在正坐着,检查一下自己的腰背是挺直的还是松塌的?如果是后者,那么重新直起腰板,保持这样一个坐姿,身体后背呈一条直线,让肌肉绷紧保持紧张的状态,这样脊柱的承重也会被肌肉分担一些,身体反而不会太疲劳。

知识链接二:避免腰痛,运动适量

上班族的慢性腰痛,多数与工作和生活中久坐、久站及用腰不当等不良习惯有关。

腰部锻炼可以加强腰背部、腹部甚至下肢肌肉力量(即所谓核心肌群),从而加强脊柱的稳定性,避免腰部损伤,还可以促进局部代谢产物的清除,共同起到缓解疼痛的作用。然而,对于慢性腰痛的朋友,错误的锻炼方法不仅起不到作用,有时还会使病情加重,而且这些错误还很常见！以下是常见的对腰部有损伤的锻炼方式,列出来排查一下。

· 仰卧起坐

损伤提醒:损伤脊椎、压迫腰椎间盘。

仰卧起坐是减掉大肚腩、勾勒马甲线的好方法,锻炼中腰背部肌肉协同运动,给人腹肌和腰背肌同时锻炼的错觉。

事实上,仰卧起坐要求锻炼者弓背,会对脊柱产生很大的压力;坐起过程中产生的杠杆力会压迫腰椎间盘,甚至诱发腰椎间盘突出症。

腰部力量薄弱的慢性腰痛患者要特别注意!

· 双抬腿

损伤提醒:疼痛加重、肌肉拉伤。

仰卧位双抬腿练习是锻炼“核心肌群”尤其是腹部肌肉的常用方法,对于肌肉强健的健康人,双抬腿可以缓解腰肌疲劳,起到镇痛的作用。而与仰卧起坐相似,慢性腰痛的朋友由于稳定腰椎的力量薄弱,锻炼时可能会使疼痛加重甚至出现肌肉拉伤。

· 弯腰探脚趾

损伤提醒:加重腰椎及椎间盘的负担。

直立位探脚趾是常见的热身运动,对于马上进行跑步、游泳、球类等激烈运动的朋友,这个动作可以使肌肉、韧带得到拉伸,避免运动中的意外损伤;此外,频繁的弯腰还会改变回心血量,让心脏尽快进入运动状态。

但是对于慢性腰痛的患者，这个动作会加重腰椎及椎间盘的负担，使腰部原本出现炎症的肌肉、韧带过伸，甚至出现损伤，应尽量避免做这个动作。

· 躯干扭转

损伤提醒：伤腰背。

躯干扭转就是我们常说的扭腰，也是常用的热身运动。慢性腰痛患者背部肌肉力量下降，站着做这个动作，很容易造成腰背损伤，也可能摔倒。如果做这个动作，可以躺着或坐着进行。

· 倒着走路

损伤提醒：摔倒、骨折、腰椎间盘突出症加重。

有些人认为倒走可以锻炼腰椎，其实，这个方式也是不推荐的。腰椎间盘突出症患者，本身腰椎的协调性就不太好，倒走这种方式即使是对于正常人也有些困难，何况是对于腰椎间盘突出症的患者？

在路面不平或有突发情况时，练习倒走会增加腰椎间盘突出症患者摔倒的风险，造成骨折、椎间盘突出加重等问题。

· 小燕飞

损伤提醒：易拉伤肌肉。

小燕飞可能是国内最流行的腰背肌锻炼方法，简单、好记、实用，同时锻炼了颈肩背、腰臀腿的肌肉，是健康人维持后侧身体肌肉力量非常好的选择。

但这个动作做起来其实不是很容易，尤其对于慢性腰痛的患者，本身腰部肌肉力量不足，要努力完成医生所要求的“头和四肢完全抬离床面”时很容易拉伤肌肉，得不偿失。所以，在做训练时，力度、幅度不能太大，要循序渐进，最好在专业医生的指导下完成。

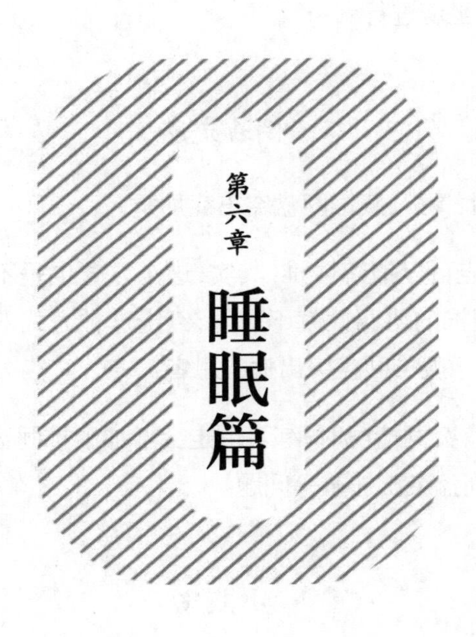

第六章 睡眠篇

曾经看过一篇如何驯服老鹰的文章。我们都知道老鹰桀骜不驯很难驯服，但是聪明的人类却通过熬鹰（剥夺睡眠）的方式令其锐气全脱，最后完全被驯服。想想这种方式略显残忍些，但也从侧面说明睡眠对于生物体维持正常生命状态的重要性。再反观人类，我们没有老鹰搏击长空的强健躯体，却明里暗里、不知不觉做着“熬自己”这般残忍的事。不是一只鹰却慢慢熬，想想接下来会出现什么样的状况！

一、晚上熬夜白天补，昼夜颠倒难起效

现代人普遍睡眠质量不高，有客观的原因，比如加班熬夜身不由己，也有主观的有意为之，比如玩手机、打游戏。所以，就出现很多夜猫子，晚上不睡觉，白天睡懒觉。不是有一句话么，要保证一天7小时的睡眠。但这里其实有很多认识上的错误。大家先提前设问一句，同样是7小时，晚上正常睡眠的7小时和白天补觉的7小时，其睡眠质量真的是一样吗？在中医看来，完全不同。

睡眠的时间很重要，一个原则就是“法于阴阳”。什么意思？以阴阳为法，跟着天地的步调来安排生活节奏。古人早就说得很明白，“日出而作，日落而息”。在白天阳气升发的时候，我们要顺应阳气自然生发之性，工作、学习、劳作。而到了晚上，天地阳气自然收敛之时，人体自身的阳气也随之往内收，自然要减少活动。《黄帝内经》曰：“阳气尽则卧，阴气尽则寤。”一天之中阳气最盛的时间是午时，而阳气最弱、阴气最盛的时间在子时。在阳气最弱的子时（23：00—01：00），人体要逐渐进入深睡眠，待到次日阴尽而阳生之时自然苏醒，继续开始一天的工作、学习。一块蓄电池，只有提前充好电，才能更有效地提供动力和

能量。同理，人只有睡眠充足，长养生息，才能保证次日精力充沛。如果总是晚上熬夜不睡觉，就相当于这块电池始终处于一个放电状态，长此以往，精气日渐亏耗，各种健康问题就会如雨后春笋般冒出来。

中医认为，人的气血流注在不同的时辰会对应不同的经脉，其盛衰程度是不一样的。子时（23：00—01：00）为胆经主时；丑时（01：00—03：00）为肝经主时。这里的肝胆不能具象化，不是解剖器官，它们是功能团的代称。子、丑时人体要逐渐进入深睡眠，胆主生发，肝主藏血。在深睡眠中，人体不仅要休息，更要完成各种功能修复。如果这个时间段没有保证充足睡眠，血气就会进一步耗损，所以说经常熬夜的人最容易伤精血。

有人会说，中午阳气最盛，为什么还有睡午觉的说法。一年之中阳气最盛之时是夏至，一日之中阳气最盛之时为午时（11：00—13：00）。但物极必反，盛极则衰，午时一过，阳气由盛而衰，由阳转阴，阴气开始抬头，所以午时是阴阳交替的重要时间段。一天有两次阴阳交替，分别是子时和午时。人体的气机运行"子时阴极而阳生，午时阳极而阴生"，子午时是阴阳二气交会之际，在子午阴阳交替的时候，人最好在睡眠中度过，以节约能量、防止阳气耗散，完成阴阳的顺利转化。子时入睡可以"合阴"，阴降才能阳升；午时入睡可以"合阳"，阳降才能阴生。民间有睡子午觉的说法，是非常符合阴阳变化规律的。因为"子午觉"可以使心火下降而肾水升腾，使心肾相交，人体的阴阳二气顺利循行、和谐相处，从而最大程度地缓解人的疲劳。

二、辗转反侧难入睡，何种睡姿最助眠

哪种姿势最有助于睡眠？古人给了我们答案："站如松，卧如弓"。卧如弓，是说人要侧身睡，身体微微蜷缩像弓一样。古人讲曲肱而卧，就是将胳膊弯曲放在躺着的身体旁边侧身屈膝而卧。卧如弓的姿势像极了胎儿在母体中的姿势。母体中的胎儿，肌肉是完全松弛的一种自然状态。侧身睡，尤其是右侧卧位，有助于血液回流肝脏，心脏受到的压力也小，对于重要脏器来说均起到养护作用，而且卧位时脊柱的压力也会释放减轻。

如果以人体在直立时脊柱的受力为 100% 的话，

那么躺着时，脊柱承载约相当于体重25%的压力，此时脊柱得到充分减压放松。侧卧时，双腿略弯曲，这样一种放松的状态最有助睡眠，当然最好在两腿间夹个小枕头，让脊柱和头保持在一条直线上，大脑得到充分放松。

仰卧和侧卧相比，仰卧位时骨骼肌仍处于相对紧张的状态，一晚上保持仰卧位的姿势还是比较累人的。另外，仰卧位时，悬雍垂容易下降，堵在咽喉处，造成呼吸不顺畅。尤其体胖痰湿重的人，仰卧位时气道受阻，呼噜声会更响，有的还会出现睡眠呼吸暂停综合征。所以，容易打呼噜的人最好侧卧。

有一种仰卧的姿势有助于睡眠。我们都见过婴儿睡觉，两只小手紧握成小拳头，双手上举作投降状放于小脑袋两侧，这个姿势其实是心神安宁、自然放松的绝佳状态。老子说："专气致柔，能如婴儿乎？"人世间，还有什么比得过婴儿柔软细腻呢？双手一上举，整个腋下虚空，心经就能保持气血通畅。

手少阴心经起始端正好位于腋下极泉穴，平时人体双臂下垂，极泉穴隐藏于腋下。这个地方容易形成瘀堵，造成心气郁闭、心脉瘀阻，引发心脏的诸多不适。如果出现此类情况，可以在腋下抓捏极泉穴进行探查，看看有没有触痛和反应敏感点。这个过程可以自己来完成，右手探查左侧腋下极泉穴，左手探查右侧腋下极泉穴。有的人会有明显的触痛，这表明心脉有瘀阻。像婴儿一样双手上举着睡觉有助于打开瘀堵的经脉。如果在上举睡觉的过程中出现手麻或者肩膀酸痛，也是身体气血不通畅的表现，慢慢适应就会好了。

双手上举摆好姿势后，慢慢数自己的呼吸，让呼吸变得细静匀长，慢慢就会入睡。至于入睡之后身体的姿势如何就无须再理，让身体自己随意去调整就是了。

三、入睡困难容易醒，失眠问题接踵来

看一下"睡"的造字，左边一个"目"表示眼睛，右边一个"垂"，意思就是合上眼睛睡觉。中医认为，"阳入于阴则寐，阳出于阴则寤"。寐指入睡，寤指醒来，睡眠能够帮助人体调节阴阳，只有阴阳调和才能有好的睡眠。睡眠对于一个人体力的恢复非常重要，但现在失眠的人越来越多，有的人表现为入睡难，甚至躺几个小时还没有睡意；有的人表现为睡眠浅，睡

着之后自我感觉没有完全睡着,稍有个动静就醒了;还有的人表现为容易早醒,凌晨三四点就醒来,醒了再入睡比较困难。有些人是几种情况都存在,不仅入睡难,睡不深,还容易醒得早。

怎么判断自己是不是属于失眠一族?进行一项简单的测试。

序号	症状表现
1	入睡时间超过 30 分钟
2	夜间觉醒次数 ≥ 3 次或凌晨早醒
3	睡眠质量下降,睡眠浅、多梦
4	早醒,醒后无法再入睡
5	总睡眠时间通常少于 6 小时
6	起床感到头昏、精神不振、心理异常、嗜睡、乏力

在这一两个月内,如果你出现了其中 1 项,那你的睡眠质量或已亮起了“红灯”。

我们这里讲的失眠是指长期困扰的一种问题。如果偶尔一次睡不着,往往与近期工作紧张、压力大或某些烦心事作扰有关,一旦解决,睡眠很快恢复正常。

正常的睡眠是阳入于阴,那么失眠就是阴阳不调,阳不入阴。任何影响到阳不入阴的因素都可导致失眠。打一个比方大家更容易理解,就像一个琴瑟和鸣的家庭一样,男为阳主外,女为阴主内,白天男的外面打拼事业,晚上就要回家,这就相当于阳入于阴。如果男的不回家,老在外面晃,这就相当于阳不入阴。人体的阳气白天行于体表,支撑人的工作、学习,晚上就要进入体内,若阳气不能正常入内,就会表现出病理性的阳气亢奋而难以入眠。

分开来说,可以是阳气过亢表现出来的邪火盛,亢奋于外;也可以是阴血不足,阴不制阳导致虚阳外越;还可以是痰饮、瘀血这些病理产物阻塞了阳入于阴的通路等。

(一) 心火亢盛

阳气亢盛可表现为心火亢盛。心火旺所致的失眠常常表现为整夜睡不着,辗转反侧，浮想联翩。这一类型的人，舌红如草莓、起芒刺，或者仅表现为舌尖红赤，越睡不着越心烦，舌尖容易起溃疡，但是睡不着并不影响第二天的工作状态。

心火旺的人，可以平时泡点儿莲子心或淡竹叶。莲子心甘、淡，寒，可以清心火、除烦热，心火降则心神安。《本经逢原》记载："莲子得水之精英，补中养神，益气清心，固精止泻，除崩带赤白浊，能使心肾交而成既济之妙。"淡竹叶甘、寒，清香透心，味淡利窍，清心除烦。《本草纲目》曰："去烦热，利小便，清心。"泡水时放2~4粒莲子心，或者淡竹叶3~5克即可。

同时可以配合点揉神门穴。神门穴是手少阴心经的穴位之一，位于腕部，腕掌侧横纹尺侧端，尺侧腕屈肌腱的桡侧凹陷处。该穴名意指心经体内经脉的气血物质由此交于心经体表经脉。神门穴主治各种心系病证，睡前揉按此穴可以安神定志助眠。

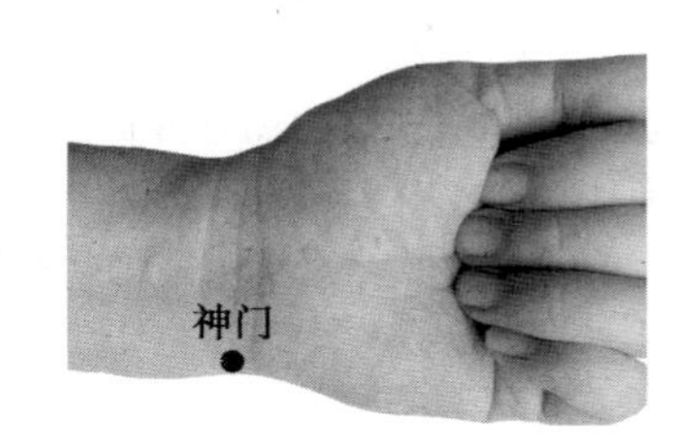

（二）心脾两虚

心脾两虚的人入睡难，睡眠也不深，经常思虑过多，劳心劳神。平素脾胃功能不好，吃得不多，消化差；形体偏瘦，脸色欠红润，气色也不佳；经常头脑晕沉，人容易疲倦，但是躺下睡又睡不着，有个风吹草动容易醒，醒来之后又很难入睡。脾胃功能差的人，消化吸收不好，气血化生不足，血不养心，心神失养，就会睡眠差。

有的人因为失眠选择长期吃安眠药。安眠药本身就是镇静剂，容易形成依赖。对于气血本身不足的人，越吃人越不精神，而且安眠药有松弛肌肉的作用，越吃身上越无力，精、气、神不足，生活情趣都会降低。睡不好，吃不好，整个生活状态就不佳，想问题容易消极悲观。这一类型的失眠单纯抑制是不行的，要涵养气血。比如选用人参归脾丸，通过益气健脾，把不足的气血补起来，气血足，神有所养，睡眠质量就会改善，当然这是一个慢功夫，需要假以时日。

如果符合气血两虚的表现，吃了人参归脾丸却口干、大便干，出现上火的症状，同时舌红少苔，脉细数，说明就不单纯是心脾两虚的问题了，已经存在阴血亏虚、虚火内扰的证候了。这个时候不能单纯地去下火,因为此时的火是虚火,不是实火,不能直接泻火,而是要在滋阴清热的基础上养血安神。这个时候的大便干,也不是实火,就像船行水中,是水太浅船走不动了,所以,要用大量的滋阴药增水行舟。

同样是表现出来的热,可以是因实火导致,也可以是因为阴不足导致的虚火内扰所致,处理方法是不同的。如果选择用中成药,可以试一下天王补心丹。方中人参补气以生血,安神益智,重用甘寒之生地黄,滋阴养血,壮水以制虚火。天冬、麦冬、玄参滋阴清热,酸枣仁、柏子仁、茯苓、远志养心安神,当归补血润燥,共助生地黄滋阴补血,养心安神。

如果睡觉一惊一乍容易受惊,有点儿响动就会心跳加快、精神紧张,可以服用柏子养心丸。

(三)肾精亏虚

肾精不足所致的失眠最容易出现早醒。生活中我们会发现,大部分老年人醒得早,四五点起床是常有的事。这种醒得早和老年人生理功能的衰退有关。从出生开始,人的睡眠时间是逐渐减少的。在婴幼儿时期,睡眠时间可以达到17~18小时,到儿童时期为10~12小时,成年以后为7~8小时,到了老年,一天只能睡4~5小时。

是不是说人一上了年纪睡得少是正常的,老年人只睡4~5小时就够了?这种认知并不正确。国外的一项最新研究推荐:65岁以上的老年人一天最好睡足7~8小时,而18~64岁这个年龄段的人群,一天睡眠最好达到7~9小时。睡眠充足的人与睡得太少的同龄人相比,更容易保持身心健康。

在中医看来,中年人睡眠减少并且早醒其实是肾精不足的表现。肾精是"先天之精"和"后天之精"的总称。先天之精禀受于父母,主生育繁衍,后天之精源于水谷精微的化生,主生长发育。肾精是促进机体生长发育和完成生殖功能的重要基础物质,平素藏而不露,秘而不泄,更多是以肾中之精华贮存于机体深处。就像一家银行一样,资本贮备得越多,底子越丰盈,实力越雄厚。肾精充足之人,气血充沛、精力旺盛、头发浓密、记忆力强。而肾精亏虚之人,生长发育迟缓、容易早衰、生育能力低下，归根到底就是一个字——虚。早醒发生在老年人身上很正常，因为是一种生理功能的自然减退，日薄西山，是生理性的减少，而中青年正是年富力强的时候，如果经常早醒，说明你贮存在肾中的精气已经开始提前透支了。

肾精不足的人容易早醒，除此之外，有的还会出现耳鸣、听力下降，晚上起夜次数增多，尿后余沥不净，嘴巴里总是咸咸的感觉，尺脉按上去明显沉取无力。肾主生殖，肾精亏虚的人，经常感到疲劳，懒于说话，总想闭目养神，精力不集中，记忆力减退，工作没激情或者力不从心；另外，在个人生活方面，性生活质量也会下降，甚至男子不育，女子不孕、卵巢功能早衰。

肾精不足可以通过中药进行调理，除此之外，生活中还有什么好办法呢？

第一件事：坚决不熬夜。熬夜最伤人体，是消耗透支肾精的“隐形杀手”。

第二件事：食补为主，多食豆类。

所有豆类中，大豆补肾效果最佳，常食可以补肾健脑、填精补髓。

所有肉类中，猪肉补肾效果最佳，营养全面且不容易上火。

五果中，毛栗子入肾，补肾效果最佳。

第三件事：药物为辅，切勿过补。

补肾要补精，阴阳要平衡。肾精不足推荐中成药龟鹿二仙胶和五子衍宗丸。人有三奇，精、气、神，生生之本也。精生气，气化神，精伤无以生气，气伤无以化神。精不足者，补之以味。龟鹿二仙胶中用到鹿角、龟甲血肉有情之品，《冯氏锦囊秘录》曰：“鹿得天地之阳气最全，善通督脉，足于精者，故能多淫而寿。龟得天地之阴气最厚，善通任脉，足于气者，故能伏息而寿。二物气血之属，皆得造化之玄微，异类有情，竹破竹补之法也。人参为阳，补气中之怯，枸杞为阴，清神中之火，故以为佐，是方也。一阴一阳无偏胜之忧，入气入血，有和平之美，由是精生而气旺，气旺而神昌，庶几可享龟鹿之年矣，故曰二仙。”龟鹿二仙胶药性平和，可以久服，尤其适合肾脉空虚无力之人。

五子衍宗丸的主要功效是补肾填精，其中菟丝子、枸杞子、五味子、覆盆子、车前子皆是植物的种子。这也是一种取象比类的用药方法，种子本身就包含了生命的全部能量信息，生发之力强，方中的枸杞子能够平补阴阳、益肾填精，为君药；菟丝子既可以益阴，又能够扶阳，温而不燥，补而不滞；覆盆子、五味子滋阴固肾、涩精止遗；车前子利水、泄肾中虚火。诸药配合，共同起到补肾益精的功效。这一类中成药服用时间要相对久一些，服药周期为3个月左右，服药时间过短则见效不明显。

对于肾精不足者不能补之过急，有些人一开始就用大量鹿茸、海马、紫河车，用力过猛反而效果不好，中医讲究的是“少火生气”，就像老火靓汤要小火慢炖，如果操之过急，阀门拧大了，大火就会把汤烧干，补得太猛烈反而伤人精血，这叫“壮火食气”。

（四）痰热内扰

痰热内扰型的失眠临床非常常见。这一类型的人体形偏胖，大腹便便，平时应酬多，运动少，在饮食上喜肥腻，喝冷饮，拉着三五好友喝啤酒、吃夜宵是常有的事！所以身体底子就这样一点一点被不良的生活习惯折腾坏了。一来二去血脂高了，尿酸高了，血压高了，睡眠质量也变差了，整个身体代谢出问题了。一般都是年轻时图快活，“以酒为浆，以妄为常”“务快其心，逆于生乐，起居无节”，到了四十岁左右，各种不适纷至沓来。

痰热内扰可以表现为头脑昏沉，总是不够清醒，容易犯糊涂；喉咙经常有痰，有人晨起刷牙时会恶心、干呕；身体总是困乏，赖床不想动，一动就出汗多，口里黏腻不清爽，容易口气重；小便色黄，大便黏滞不好排；舌质红，苔黄腻，脉滑数。睡眠差往往表现为入睡难，坐着犯困打瞌睡，可是躺在床上却睡不着。

对于这类情况，可用黄连温胆汤加减，清化痰热，和中安神。温胆汤是《备急千金要方》中的一个名方，主要用来治疗“大病后虚烦不得眠”。原方由竹茹、枳实、半夏、生姜、陈皮、甘草六味药组成，再加黄连便成黄连温胆汤。本方属于化痰热、和肝胆、除虚烦、定惊悸的方剂，作用在于清而不在于温，适合素有心胆气虚、内有胆火痰扰的人群。简单讲就是素有眩晕、胸闷、身沉重，容易受惊，做梦易惊醒，舌尖偏红、舌苔厚腻之人。

四、神游物外离奇事，天马行空做梦多

有些人并没有睡眠障碍，躺下很快入睡，能睡得着，但总是做梦，醒来后觉得很累，没有休息好。我们根据常见梦境的不同稍作分析。

第一种情况是梦见日常琐事。做的梦和平时的工作、生活有很大关系。有的人说，白天没停歇地工作，夜晚做梦继续干活，做的梦都能完整地回忆起来。这种情况说明做梦的人没有进入深度睡眠，大脑皮层还在继续工作。有的人做梦多的同时还伴有食欲不振、胃胀或流清口水这些症状，甚至半夜会因为胃不舒服而醒来。如果胃肠功能不好，就会转而将这种不适传导播散，并且会以做梦的形式反映出来。有的人还会梦到自己住的房子塌了或脚下的路裂开了，自己陷进去或被埋住。对待这一类型的多梦就可以直接调理脾胃，加强脾胃的运化功能，服用人参归脾丸等。

第二种情况是常梦见离奇古怪的事。有的人做的梦天马行空、稀奇古怪，完全和生活不搭界，感觉自己生活在另外一个时空。这种叫“神游物外，魂不附体”，中医认为和肝的关系比较密切。我们知道人卧则血归于肝，肝藏血，血摄魂。《黄帝内经素问》曰：“随神往来者谓之魂，并精而出入者谓之魄”。魂为阳，白天主事。到了晚上，魂入血，血舍魂，魂开始休息。如果血不摄魂，魂不守舍，就会做一些稀奇古怪的梦。甚至有些人还会梦游，睡眠中起来走动做事，完事后又睡回去，早上醒来根本不自知。这些情况都和肝有关。那么如何调理呢？中医有个非常有名的方子叫酸枣仁汤。现在市面上有制成中成药的酸枣仁合剂。调理时可以在这个方子的基础上再做加减。

第三种情况是梦见惊悚事件。有人会梦到自己从高楼上坠下或从山上跌落，甚至被凶猛野兽在后面追赶，最后从梦中惊醒。如果经常出现类似的梦境，往往是肾气虚或肾精不足的表现，中医认为肾主惊、主恐。如果小孩子梦见自己从高处落下一般不要紧，老人讲是在长个儿，其实是肾中之精气收藏并生化的一种表现。有的人还会在梦里飞来飞去，一般飞得不高。《黄帝内经》曰："气在上，上实梦飞，下实梦坠。"梦到飞的情境和心的关系比较密切，这一类人平时心思细腻，想问题比较多。如果不仅梦到飞，还梦到建筑物着火，一片通红，说明心火旺，可以泡 3~5 粒莲子心清一下心火。

有的人经常梦见自己上厕所，里面环境又脏又邋遢，这种情况往往提示身体里有沉寒积冷或有痰浊瘀滞，精神上易发焦虑、抑郁。有的人会梦到一些逝去的故人，醒来心有余悸或一身虚汗，这种情况多是心阳不足的表现。阳气不足怎么办？最简单易行的方法就是艾灸。医家窦材《扁鹊心书》里说过："保命之法，灼艾第一，丹药第二，附子第三。"艾草的温通能力强，艾灸时所发出的与人体完全同频的红外光热辐射，引发机体的同频共振、粒子交换，引起体内气的共振、共鸣，还有烟雾化学的辅助作用，刺激穴位的感受器，进一步通过经络传导，引发机体神经、内分泌、免疫系统的蝶变反应。

心阳不足的人可以灸神阙穴。什么是阙？天安门城楼中的五个门洞，中间最大的供皇帝出入的那个叫阙，臣子们只能走旁边的侧门。神阙穴是神气驻扎出入的地方，此外，凡是含有神的穴位都可以用来调节精神情志方面的问题，比如神门、神封、神藏。《红楼梦》中贾宝玉胸前佩戴的通灵宝玉正好就是围绕着神封、神藏这些穴位，玉器本身晶莹剔透，可以通神护神。此外，心气不足、心阳不振可以适量服用些血肉有情之品，比如胎盘，药名紫河车，烘干焙干后制成胶囊吞服。心阳足了，梦境中周围的环境也会变干净。

第四种情况是梦见生离死别。有的人经常梦到生离死别，伤心难捱，悲悲戚戚，甚至几度从梦里哭醒，泪湿衣襟，或者在梦中过得很辛苦，出现这些梦境往往和肺气虚或肺阴不足有关。这一类人平时就语音低微，声低气怯，饮食上可以吃些山药，蒸着吃或者熬山药燕麦粥喝，对补益肺气有帮助。也可以同时放入适量百合、银耳，增强养阴润肺的功效。如果有煲汤的习惯，可以炖一盅西洋参玉竹老鸭汤来益肺气、补肺阴，也是不错的选择。

【外治法】

推荐一个治疗失眠的泡脚方——柴胡加龙骨牡蛎汤加味，此方源于《伤寒论》，经过了改良。

配方组成：柴胡6克、黄芩6克、法半夏6克、党参6克、炙甘草6克、茯苓30克、煅龙骨30克、煅牡蛎30克、珍珠母30克、桂枝6克、郁金6克、远志6克、香附6克、生地黄6克、制首乌6克。

煎煮方法：煮开后，放至微热不烫时用作泡浴，时间15分钟左右，不宜太长。

适用人群：易烦躁焦虑，容易生闷气，喜欢叹气，口微苦，恶心欲呕，胁肋胀闷，失眠多梦。

【食疗法】

推荐一个治疗失眠的食疗方——糯米大枣粥。

配方组成：糯米60克、大枣20克、龙眼肉（桂圆肉）15克、百合15克。

煎煮方法：糯米淘洗干净，大枣和龙眼肉（桂圆肉）、百合洗净，锅置火上，倒入食材和适量清水大火煮沸，转小火煮成米粒熟烂的稀粥，睡前食用。

功能主治：养血安神。

【中成药】

· 天王补心丹

适应证：阴虚血少所致的失眠。心血暗耗，阴亏血少，失眠健忘，心中烦热，手脚心热，舌红少苔，舌尖易生疮。

· 朱砂安神丸

适应证：心火上炎所致的失眠。失眠的同时伴有心烦意乱，甚至心神不宁，坐立不安。黄连入心经，可以清心除烦，朱砂色红入心，质重可重镇安神，收敛浮越的心神。

· 柏子养心丸

适应证：失眠健忘的同时伴有气虚。容易心慌、受惊吓，小的响动便会出现心慌，大便偏干。

· 人参归脾丸

适应证：气血两虚所致的失眠。平素体质偏弱，容易疲劳，唇甲色淡，脸色萎黄或黄暗，容易头晕眼花，饮食量少，舌淡脉弱。失眠的同时可伴有健忘、记忆力减退。

· 安神补心丸

适应证：心血不足、虚火内扰所致的失眠。入睡困难或多梦、易醒，伴有心悸、心烦、咽干口燥、盗汗、耳鸣、头晕。

· 牛黄清心丸

适应证：内热盛所致的失眠。心烦、口渴、口臭，大便干，小便黄，容易生口疮，可伴有头痛、高血压、高脂血症等。

· 加味逍遥丸

适应证：肝郁脾虚所致的失眠。平素容易情绪低落、紧张、焦虑，生气后可伴有两胁肋胀痛不适，月经期前乳房胀痛，或伴有甲状腺结节、乳腺增生、子宫肌瘤等。

· 越鞠保和丸

适应证：胃肠有积滞所致的失眠。饱食过量后容易失眠，舌苔厚腻，伴有腹胀、大便干或黏滞。

· 解郁安神颗粒

适应证：肝郁气滞引起的入睡困难，伴有情志不畅、心烦、健忘、胸闷等症。

· 泻肝安神丸

适应证：肝郁化火所致的失眠。口干口苦、心烦、舌尖红、多梦的人可以选择服用。

· 七叶安神片或血府逐瘀汤

适应证：心血瘀滞所致的失眠。时常胸闷不适或胸痛，伴有冠心病等基础疾病。

【按摩法】

· 头部安眠穴

触摸耳垂后方，有一突出的小骨，即乳突，乳突后下方凹陷处就是完骨穴。用两手拇指按揉左右两侧完骨穴（安眠穴），不知不觉间，就会睡意来袭。

· 脚底安眠穴

脚底安眠穴在脚后跟的中央，可以用拳头捶击刺激。此穴又称为百敲穴，意为平卧时只要敲100次此穴就可以安然入睡，故而得此名。在足部上1/3与下2/3交界凹陷处为涌泉穴，具有引火归原的作用，也可用来治疗失眠。涌泉穴因为比较敏感，作为保健一般可用按揉或艾灸的方式。

· 手部安眠穴

腕横纹尺侧端，尺侧腕屈肌腱的桡侧凹陷处，是失眠的效穴——神门穴，对于阴虚火旺、心脾两虚的失眠效果佳。

· 耳部安眠穴

用探针或棉签等在耳部所选穴区点按探寻耳穴敏感点。常规耳部消毒后用胶布粘王不留行子压于耳穴神门、心、脑点、交感、皮质下。每次选取3~5个穴位点，两耳交替。每天按摩2~3次，每次3~5分钟，睡前加强按压，隔1~2天换贴1次，7次为1个疗程。

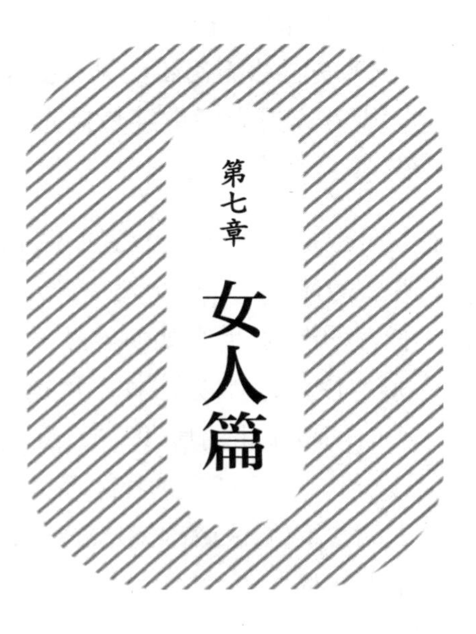

第七章 女人篇

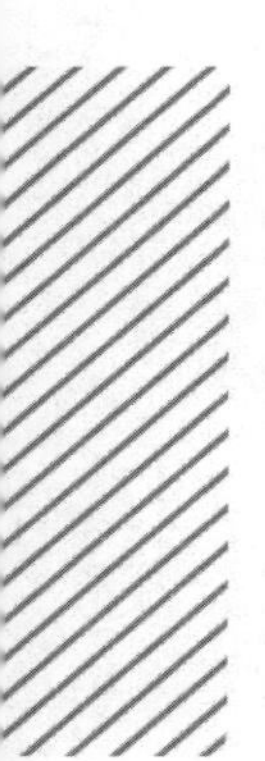

一、35岁青春分水岭

据报道，在全球各地的百岁老人中，有一个共同点：95%以上都是女性，女性较男性更长寿。女性与男性相比，除了生理结构特征和精神心理方面的不同，还有一点不容忽视的是，女性对于身体的细微变化更敏感，在身体出现异样时，较男性更容易捕捉到生病的苗头，这样也就更容易寻求医学的帮助。而男性相对粗犷隐忍、自信果断的特点容易令其忽视身体微小的异样变化，一些小问题常常不会太放在心上，相对女性来说同等情况下患病风险指数更高。我是一名内科医生，接诊患者中大约70%是女性。有统计表明，男性去看医生的频率要比女性低28%。而且，女患者比男患者更容易接受医生的意见，严格执行医嘱。

但是对于一个女性来说，需要的不仅是长寿，更是青春靓丽。和一个女性聊天，十之八九关心的不是长寿的问题，而是如何容颜美丽、青春长驻。其实在35岁以前，女性是根本不用担心容颜问题的，因为这个时间段天生丽质，即使素面朝天仍然娉婷婀娜、纤腰玉肤。但是35岁之后，逐渐出现衰老迹象，"最是人间留不住，朱颜辞镜花辞树"，整个人体的气血开始走下坡路。

为什么说是35岁呢？《黄帝内经》中这样讲："女子七岁，肾气盛，齿更发长；二七而天癸至，任脉通，太冲脉盛，月事以时下，故有子；三七，肾气平均，故真牙生而长极；四七，筋骨坚，发长极，身体盛壮；五七，阳明脉衰，面始焦，发始堕；六七，三阳脉衰于上，面皆焦，发始白；七七，任脉虚，太冲脉衰少，天癸竭，地道不通，故形坏而无子也。"

女子以七年为一个变化周期，比男子周期要少一年。女子七岁左右，随着肾中精气的充盛，换牙齿，头发变浓密，二七（十四岁左右），主管月事的太冲脉充盈，开始来月经，具备了基本的生育能力。三七、四七的时候，身体功能进一步稳固成熟，达到最佳状态，明眸皓齿，手如柔荑，肤如凝脂，所以这个阶段，不施粉黛依然娇艳如花。五七（三十五岁）上下，阳明脉衰，面始焦，发始堕。阳明脉指手、足阳明经，足阳明胃经起于鼻翼旁迎香穴，挟鼻上行，左右交会于鼻根部，旁行入目内眦，向下沿鼻柱外侧，入上齿中，出而挟口两旁，环绕口唇……手阳明大肠经的分支经颈部至面颊，入下齿中，回出挟口两旁，左右交叉于人中，至对侧鼻翼旁……从手、足阳明经的循行路线不难看出，头面部是手、足阳明经重点分布的区域，阳明脉衰意味着阳气逐渐衰弱，头面部的气血供应不足，所以“面始焦，发始堕”，三十五岁左右就会掉头发，面色开始憔悴，失去往日的光彩靓丽。所以，三十五岁上下是一个分水岭。

35 岁左右还是乳腺癌的高发年龄段。说到癌细胞，其实每个人体内都存在。人不是神，在细胞进行分裂过程中难免会出错，受各种因素影响出现几个癌细胞也不是稀奇的事。在人体阳气足的时候，个别癌细胞活跃起来的可能性比较小，就像治安较好的社会偶尔冒出几个小毛贼也很难翻起大的风浪，而一旦阳气衰弱，正气不足时，癌细胞就会像乱世里的混混，因为管控失灵，一下子变得肆无忌惮，蔓延开来。

二、女人就要好脾气

“一吃凉的东西就胃不舒服。”

“总觉得肚子饱饱胀胀的，不吃也不饿。”

“大便一直不太好，很多年了都这样。”

“一想问题头就发昏，晕晕乎乎。”

“肚子里边总感觉有一股气，放屁比较多。”

……

生活中经常会遇到一些这样的患者，表现症状多种多样，其实有一个共性就是脾气不足了。这里的“脾气”指的是中医的脾胃之气。中医说的脾和西医的脾脏不是一个概念。在中医学中,脾胃被称为“仓廪之官”,就相当于一个源源不断供给人体其他脏腑的能量库,所以又被称为“后天之本”,气血生化之源。脾胃功能正常,吃进去的食物、喝进去的水才能转化为人体需要而且能够被利用的气血精微物质,最后表现出来的就是极佳的胃口、紧致的肌肤、清醒的头脑。脾气足,脾胃功能好,人体的消化吸收功能就正常。

如果脾气虚了,会有哪些表现呢?

一是面色黄。正常面色是红黄隐隐,明润亮泽。尽管有些人肤色偏黑或偏白些,但整体气色佳。脾气虚的人面色会偏萎黄,黄得没有生机、没有光泽,就是我们俗称的“气色不好”。

二是胃口差。中医认为,脾主运化功能,可以把摄入的饮食物进行消化吸收并转运到全身各处。如果脾气虚了,就像生锈的机器一样,一不能正常消化,二不能正常转输。吃饭就会觉得没有胃口,吃不下,因为食物不能很好地消化,有些人一直会有饱胀感,吃不吃都无所谓的感觉,不能消化的食物在胃肠中停滞,产气增多,就会觉得胃肠中总有排不完的气。

三是精神差。脾有升清的作用,包括气血在内的水谷精微可以通过脾的升清作用向上输送到头面脑窍。人脑重量只占全身的2%,而其需要的血液却占全身的20%左右,作为人体的司令部,其对于气血等精微物质的消耗量可见一斑。如果脾气不足,升清乏力,供应脑的能量就会不足,出现头晕目眩,注意力不集中,就像有些人讲:一用脑就觉着头昏。

四是肌肉松。中医认为,脾主肌肉,“脾胃健,气血盛,则肌肉丰腴,肢体强劲”。换句话说,肌肉紧不紧实由脾说了算。年轻人一般捏上去肌肉紧实、弹性好,这和脾气足是有关的。脾气虚的人,肌肉往往会松塌塌的,脸上会出现眼袋,胳膊上会出现“蝴蝶袖”,肚子上会出现“游泳圈”。

五是身体倦。脾气虚的人还容易出现疲乏劳累,能坐着就不想站着,能躺着就不想坐着。

脾气虚家庭小药箱

方名	相同症状	不同症状
香砂六君丸	脘腹胀闷，嗳气，或恶心呕吐，大便不成形	不想吃饭，疲乏无力，面色少华，大便软烂
香砂养胃丸		胸脘痞闷，腹胀明显，口咽黏腻，身体沉重，大便黏滞

三、乳腺增生增烦恼

乳腺增生现已成为女性非常常见的乳房疾病，有些人症状不明显，多数是在单位做体检时查出乳腺增生。现代医学认为，乳腺增生与女性体内的激素水平及内分泌失调密切相关，乳腺增生属于中医学“乳癖”范畴，其成因多与肝气郁结、痰凝血瘀有关。

从发病率来说，女性较男性更容易得乳腺增生，这和女性的生理基础有关系。中医认为，女子以肝为本。肝主疏泄，它就像个开关，调控着全身多项功能，对于情志畅达也起到重要的调节作用。众所周知，女性情绪容易起伏变化，尤其在月经期，情绪波动会较以往更明显。

我们会发现，有些乳腺增生的女性没有任何症状，但有一些会在经前或经期出现乳房胀痛。有一些女性可以摸到乳房肿块，大小会随着经期发生变化，与周围组织界线清晰，表面光滑，推之可移。由于当今社会生活、工作压力激增，乳腺癌的发病趋势越来越年轻化，所以了解一些预防知识可以做到早发现、早诊断、早治疗。

这里教给大家一个自查乳房、判断是否有乳腺增生的方法，比较简单，容易操作。将四指并拢，微微弯曲，从外下方开始，按照外下方、内下方、内上方、外上方的顺序，沿着顺时针方向轻柔触按，可以循环多次。

通过乳房自查主要了解是否有乳房疼痛、乳房肿块或乳头溢液。如果摸到乳房肿块也不要太过担心，一般乳房肿块以良性增生为多，只有极少数为恶性肿瘤引起。乳头溢液出现在生理期、哺乳期的多属正常，其他时间出现乳头溢液多属病理情况。如果出现血性溢液，伴或不伴有乳房的胀痛、肿块，要特别警惕。

对于轻度的乳腺增生，除了看医生之外，生活中也有调理的好方法，比如乳房胀痛，生气后出现或加剧者，可以适量服用逍遥丸，如果烦躁易上火者，可以服用丹栀逍遥丸。

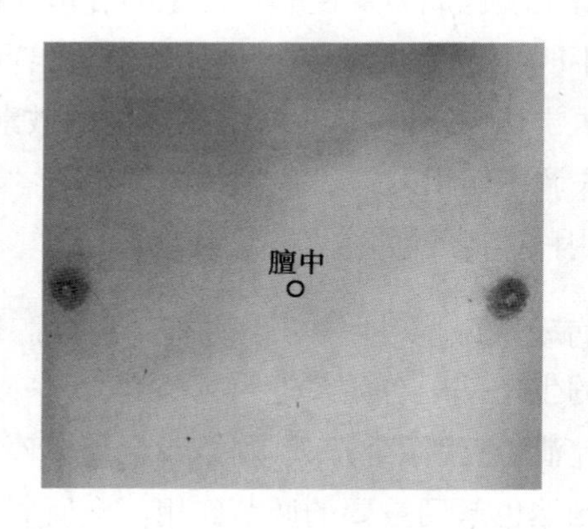

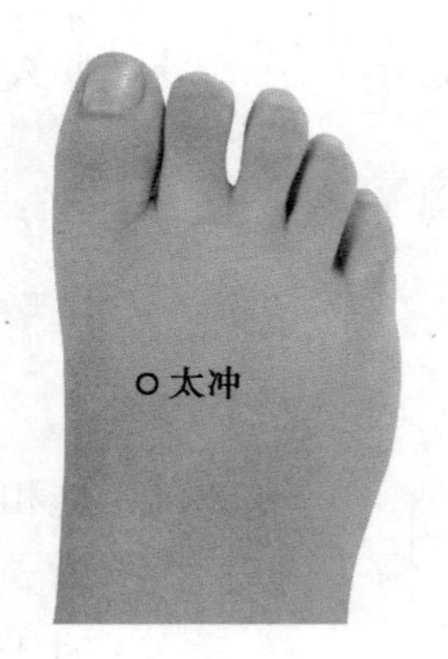

此外，还有两个“消气穴”推荐给大家：膻中穴和太冲穴。膻中穴为八脉交会穴之一，正所谓“气会膻中”，它是心包经的募穴，所有和气机不畅相关的问题都可以按揉膻中穴。太冲穴是肝经的穴位，心情不好的时候在太冲穴上会有压痛点，揉按太冲穴会起到疏肝理气的作用，太冲穴就如同逍遥丸一样，可以达到舒畅情志的效果。

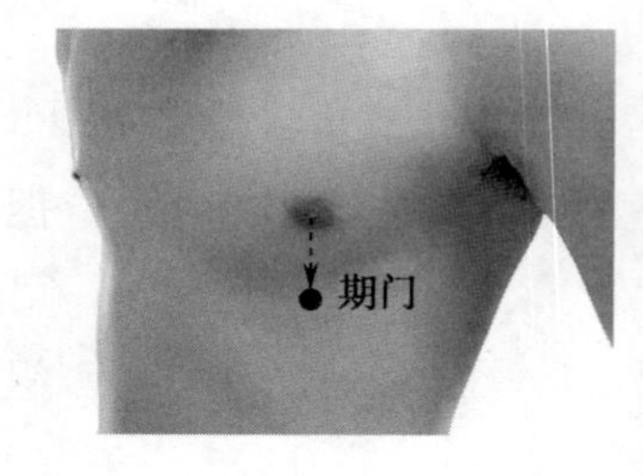

此外，还可以揉按期门穴。期门穴是肝经的第 14 个穴位，对于女性而言，位置在乳房下缘的肋骨中间。女性乳头一般在第 4、5 肋之间，期门穴在乳头正下方第 6、7 肋之间。“期门”顾名思义就是“定期开关门”，主管女性的月经。有些女孩子来月经前乳房会胀痛，这时只要按揉或者来回推搓期门穴，把这个门打开，乳房的疼痛就会缓解。

有的人一碰期门穴就疼，说明体内气机阻滞，按揉后一部分会以嗝气的形式化解掉。乳腺增生一般好发部位就是期门穴处，而乳腺癌则好发于乳头外上方。容易生闷气的女孩子，气机更容易阻滞在期门穴，如果没有排解掉，阳化气，阴成形，久而久之就会形成硬块。所以，定期自查加揉按就显得非常重要。

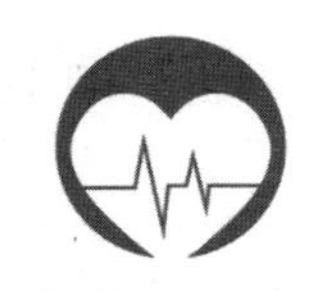

【健康监测站】

如何看乳腺的检查结果？

根据乳腺的影像学评估，乳腺的 BI-RADS 分级有六级。

第 1 级→表示阴性，指没有发现乳腺病变。

第 2 级→乳腺良性病变。

第 3 级→良性可能性大，病变恶性度在 2% 以下。

第 4 级→怀疑恶性病变。

第 5 级→高度怀疑恶性病变。

第 6 级→确定为恶性病变。

临床指导意义：1~3 级，建议定期复查；4~6 级，建议手术或穿刺活检。

四、经常痛经怎么办

说起痛经，很多女孩子都有类似经历。一般痛经伴随月经周期，有的会提前至月经前一两天。痛经发生时，有些人脸色苍白，四肢冰凉，甚至出现眩晕、呕吐；有些人因为疼痛剧烈，必须吃镇痛药甚至打镇痛针才能缓解，影响到正常的工作和生活。

为什么会出现痛经？青春期发生的痛经，多因子宫发育不良、宫颈口狭窄、子宫过度屈曲，使经血流出不畅造成瘀阻，刺激子宫收缩引起疼痛。通俗些讲，就是器官还未发育好，这种属于“原发性痛经”，一般生育后可以缓解。如果结婚前好好的，中年之后的某个时间段开始出现痛经，往往和生育后身体的一些改变有关，属于继发性痛经。中医认为，痛经主要由寒、瘀、虚所致。

（一）由寒所致痛经及调理方法

很多出现痛经的女孩子有一个共同点，就是喜欢吃冷食,甚至在经期也毫无顾忌地吃。吃冷食在很多年轻人中形成了一种潮流,用她们的话说:平时都这样吃,也没有不舒服呀,都习惯了。其实这样的习惯非常不健康。有些小姑娘不仅手脚冰凉,再一摸小肚子,也是冰冰凉。这个时候叮嘱她们要忌生冷,但有时却会碰到一些歪理:"不是说热食会破坏食物中的维生素吗?生吃应该更容易保持食物本身的营养元素吧。"真是让人哭笑不得。除了饮食生冷之外,衣着单薄也是受寒的重要因素之一,很多来就诊的小姑娘穿着低腰裤,露着小蛮腰,腰部、脚踝暴露无遗。

对待这些情况,都要苦口婆心劝很久,因为一个人的生活习惯一旦养成,即使是坏习惯,改变起来也很难,即使身体已经深受其扰,但习惯的力量还是使其潜意识中拒绝改变。有的女孩会问:"调理到什么时候才可以吃冰的东西呀?""少吃点儿冰的,应该没关系吧!"坏习惯就是一种心魔,走出这个怪圈需要毅力和决心!

体内有寒的痛经,可以尝试在月经前一周开始服用生姜红糖水。生姜、红糖适量,煮水饮用,或者直接服用现成配方的黑糖姜母汤也行。生姜红糖水可以温经散寒止痛,大大缓解因受寒引起的痛经。

汉代名医张仲景在《金匮要略》中记载有一个药食同源的方子:当归生姜羊肉汤,非常适合腹中受寒,寒凝血滞导致的腹痛。羊肉性温大补,《名医别录》记载羊肉可治"虚劳寒冷",孙思邈《备急千金要方·食治》中认为羊肉"主暖中止痛,利产妇"。当归性温,补血和血,散寒止痛。此方以血肉有情之品峻补气血,加当归补血养血,配生姜温中散寒止痛。三药合用,温煦气血,温中缓急止痛。如果寒邪偏重,可多加生姜,增强温经散寒的功效。如果有呕吐者,可加橘皮、白术,和胃温中,以止呕逆。张仲景的这个方子对于宫寒的女性来说有效又美味,只要符合体内有寒便可定期服用,阴虚火旺或痰热内盛者不宜。

具体做法:羊肉 100 克,当归 10 克,生姜 15 克。先把羊肉洗净切碎,焯水后与当归、生姜同炖。熟烂后去当归、生姜,食肉饮汤。

(二)由瘀所致痛经及调理方法

有的女孩子痛经没有明显的受寒病史,自己平时也比较忌口,生冷的东西不吃，也注意防寒保暖，但仍然出现痛经，常常伴随以下几种情况。

- 莫名其妙心情差，经期情绪低落或急躁。
- 经期乳房胀痛，会随着情绪起伏加剧。
- 经期出现小腹胀痛或刺痛，痛有定处。
- 月经有明显血块，色黑。
- 舌暗有瘀点或瘀斑。

如果伴随两种或两种以上症状出现，基本可以定性为气滞血瘀型痛经。

针对这一类型的痛经，推荐以下三款茶。

· 玫瑰山楂茶

配方：玫瑰花 3 克、山楂 15 克、大枣 3 枚(掰)，可适情况加入月季花 3 克、代代花 3 克。玫瑰花芳香沁脾，理气活血，宣通郁滞而无辛温刚燥之弊。

· 益母草当归茶

配方：益母草 5 克、当归 3 克。益母草活血利水，入诸阴之经，行血而不伤新血，养血而不滞血，辛甘发散又能消除疮肿。与养血和血之当归一起泡茶饮用，具有养血调经的功效。

· 红花茶

配方：红花 3 克、茶叶 3 克。

用 150 毫升沸水冲泡后饮用，冲饮至茶味淡为止。红花具有活血通经、祛瘀止痛的功效，适宜于瘀血疼痛，以及跌打损伤致皮下充血肿胀、产后恶露、闭经等人群饮用。

另有一种红花之精品为藏红花，味辛、凉润，微苦，置水中有红丝下垂，原产于中东和地中海沿岸，明朝经西藏传入我国，故名藏红花。藏红花不仅活血养血，还可解郁安神，《本草纲目》记载其久服令人心喜。藏红花可以单独服用，因其活血化瘀的功效更强，泡水时只需取 3~4 根即可，量少效宏，开水冲泡，多次续杯后花丝可一并吞下。

（三）由虚所致痛经及调理方法

有的痛经表现为小腹绵绵作痛，喜揉喜按，用手揉按后缓解，在月经结束后一至两天还会隐隐不适。月经量少，色淡，质稀薄，同时会有头晕、乏力、面色无华，或者出现腰部酸软无力，舌淡苔薄，脉弱。这一类痛经以虚为主，我们可以选用艾灸来缓解痛经。

用温和灸的方法在穴位上熏灸，艾条距离穴位皮肤 2~3 厘米，此距离可根据穴位皮肤的温度做适当调整。时间 15~30 分钟，或者以患者小腹部有明显的温热感为度。注意，在艾灸过程中要及时将灰掸落，并且不要用嘴吹艾条，要让其自然燃烧。

通过艾灸来缓解痛经，可选用的穴位有很多，下面推荐几个常用穴位。

【肾俞穴】隶属于足太阳膀胱经，位于第 2 腰椎棘突下，后正中线旁开 1.5 寸处。临证选穴时，首先要触到髂嵴的最高点，髂嵴所对应的为第 4 腰椎，其向上两节和前面的肚脐眼平齐正好是第 2 腰椎。

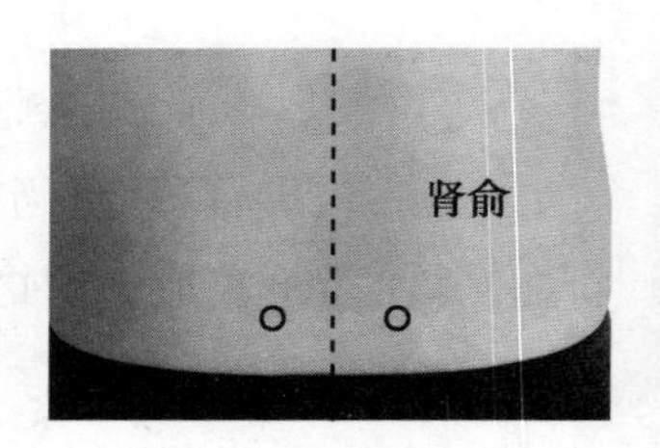

除了艾灸之外，双掌摩擦至热后，将掌心贴于肾俞穴，如此反复 3~5 分钟；或者直接用手指按揉肾俞穴，至出现酸胀感，且腰部微微发热。每日散步时，双手握空拳，边走边轻轻叩击双侧肾俞穴，每次叩击 30~50 次。

【关元穴】“元”，本也，原也，端也，至大也，至始也；“关”，门也，又出入之孔道也。唐容川谓：“‘关元’谓元阴元阳交关之处。即先天之气海也。”关元穴隶属

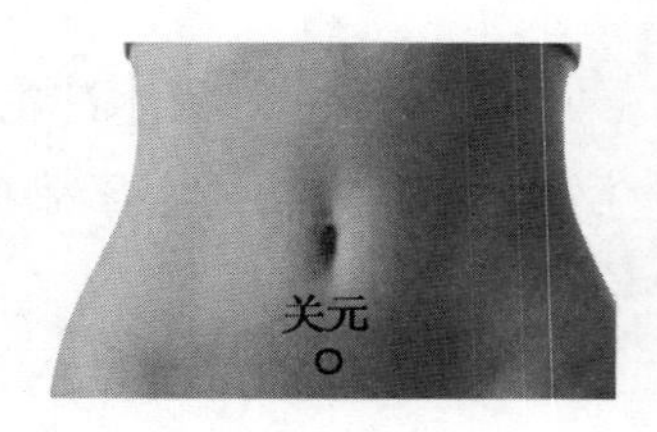

于任脉，位于脐下3寸处，有培元固本、补益下焦之功。关元穴为先天之气海，是养生吐纳、吸气凝神的地方，凡元气亏损、大虚之人均可使用。

除了艾灸之外，可以采用按揉法或震颤法。震颤法：双手交叉重叠置于关元穴上，稍加压力，然后交叉之手快速地、小幅度上下推动。操作不分时间、地点，随时可做。注意不可以过度用力，按揉时只要局部有酸胀感即可。

【三阴交穴】在小腿内侧，当足内踝尖上3寸，胫骨内侧缘后方，正坐屈膝成直角取穴。

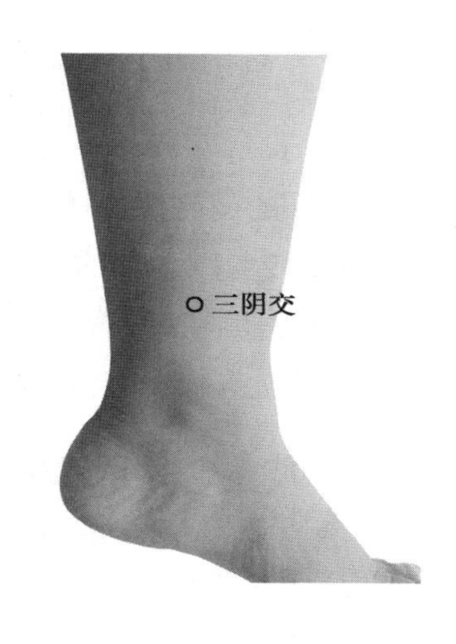

三阴交穴，十总穴之一。所谓“妇科三阴交”，顾名思义此穴对于妇科病症甚有疗效，但凡痛经、月经不调、白带多、更年期综合征等，皆可应用；又此穴为足太阴脾经、足少阴肾经、足厥阴肝经交会之处，因此应用广泛，除可健脾益血外，也可调肝补肾，亦有安神之效，可帮助调理睡眠。

对于三阴交穴的刺激，要长期坚持才能有效，想一两天速效是不可能的事。每天坚持按揉三阴交穴15分钟以上，可以缓解岁月留痕带来的健康侵蚀。

此外，再推荐一个小妙招，痛经突然发作时，试一下将酒精棉球塞入两耳，可以有效缓解疼痛。肾开窍于耳，酒精温热，可以温通经络而达到止痛目的。

五、少长皱纹少长斑

过了一定年龄，皮肤开始下垂、失去弹性而变得松弛，真是“红颜弹指老，刹那芳华”。虽说是自然衰老的现象，但女性朋友们还是希望自然老去的步伐慢一点，再慢一点。很显然，皮肤的问题主要出在包含胶原蛋白、弹性蛋白的真皮层。随着年龄的增长，岁月的打磨，真皮层会逐渐变薄，功能也随之减退，皮肤因为失去支撑变得松弛下垂。

(一) 如何应对脸颊肌肉下垂

应对脸颊肌肉下垂最有效的方法就是按摩,除此之外,任何护肤品都无法做到让日渐下垂的皮肤恢复原位!双手摩面早在元朝就被宫廷作为养生方法使用。《饮膳正要》中记载:"凡夜卧,两手摩令热,摩面,不生疮。一呵十搓,一搓十摩,久而行之,皱少颜多。"摩面的方法简单容易操作,两手掌心相对,相互摩擦至有热感后,按照脸部肌肉纹理走行的方向轻轻温柔推摩。整个手掌覆盖脸颊持续向上,重复整个动作,直到脸颊变红、变热为止。

摩面的同时,可以配合手指精准地提拉。双手示指和中指沿着鼻翼,斜向上提拉,接着以画圈的方式从嘴角两边按摩至耳朵,再从耳朵按摩至太阳穴。最后,双手握拳放于颧骨下方,从法令纹开始,由中央向两侧按摩脸颊肌肉,保持由下向上提拉的按压手法。

摩面的同时,可以将耳部一起提拉揉捏。耳部是人体的缩影,对于耳部的摩挲就如同给全身做了一个按摩,有利于气血的循行。按摩完脸部,最好再次将掌心摩热,扣在双眼上,一方面可以缓解视疲劳,另一方面使局部血液循环加速,有效防止黑眼圈的形成。在手掌轻按双眼后,最后指压瞳子髎穴(目外眦外侧 0.5 寸凹陷中),伴随舒缓的呼吸,放松 2~3 秒。

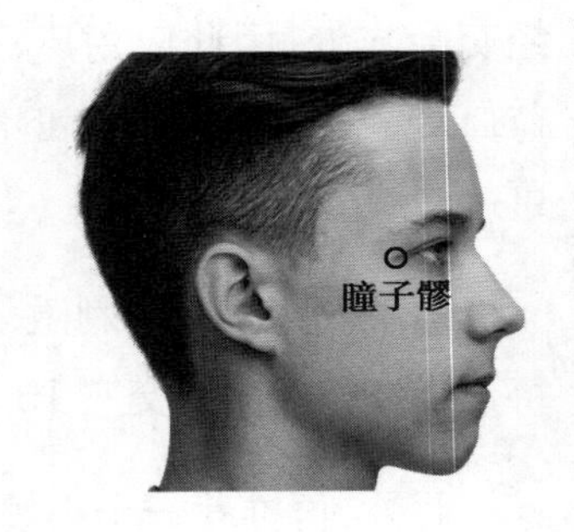

提醒一下,摩面的过程中,重点是脸颊变红变热,如果你感觉不到发热,那么按摩基本没有效果!最有效的穴位,除了鼻翼两侧的迎香穴之外,还有位于脸颊两侧最下方的颊车穴。按摩这些穴位能够促进脸部的气血循环,会让皮肤变得更加紧致,减缓松弛下垂的趋势。

除了按摩,还可以通过面部刮痧减轻皮肤下垂,刮痧可以促进血液循环,使真皮层血液供应充足,从而延缓皮肤松弛下垂的速度。据说慈禧就每天用一块玉石来按摩面部。红颜常驻确实需要有充足的耐心和持久的坚持。

（二）如何应对脸上长斑

长斑的原因说白了就是黑色素生成增多，有些人长期暴露在日光下，日晒过度是长斑的第一原因。如果保护得很好但还是长斑，那么多半和体质有关，常见的原因是体内气血瘀滞、循环差。

有人做过相关研究，先通过应激等刺激将一群实验用小白鼠激怒，使它们像人一样处于“肝郁”状态中。结果发现，这些小白鼠皮肤中的黑色素明显增加。另外一项研究发现，服用补气、补血、解郁中药治疗的患者，他们体内黑色素形成的关键物质——酪氨酸酶的活性降低了。酪氨酸酶是黑色素形成中最重要的酶，其数量的增加或者活性的增强可以加速斑点的形成。

我们需要明白，斑的形成是个结果，祛斑一定要“擒贼先擒王”。如果你只是看到了这个斑，采用一些光子嫩肤等祛斑的方法，暂时可以获得光洁的皮肤，但如果形成斑点的原因没有去除，斑点迟早会卷土重来。所以，只有从根本上降低黑色素形成的因素，同时防晒，才能避免斑点的此起彼伏、层出不穷，降低酪氨酸酶活性的中药才是祛斑的根本方法。

对付这些斑点，中医往往会从气血的角度去调理，对于平时性子急、脾气躁的患者，多从肝郁气滞、气郁化火等方面入手，比如“逍遥丸”“丹栀逍遥丸”等，都是常用的基础方。如果肾气不足还会加上补肾的药，气血不足的还会酌情加上益气养血的药。

※ 自制爽肤水做起来

面部保养需要用到很多护肤品，我们要明白一点，涂抹到脸上的各种富含胶原蛋白、精华素的营养液，并不会被皮肤完全吸收。皮肤首先是防护和屏障功能，吸收功能是有选择的，对于小分子、高浓度、脂溶性的物质吸收效果好，而胶原蛋白是实实在在的大分子，即使叠罗汉一样全部铺在脸上也根本吸收不了。自制的黄瓜等果蔬面膜最多起到局部保湿补水的作用，想将果蔬中的维生素 C 等营养素通过皮肤吸收，也只是一个美好的愿望。皮肤吸收的营养物质必须是脂溶性的，含在水中的营养素是不可能被吸收的。化妆品一般都采用水包油或油包水的形式，目的就是通过脂溶的形式加强皮肤的吸收。

如果你的生活追求自然简单，完全可以舍弃那些价格惊人的面膜，最好用又最有效的面膜其实就是牛奶。牛奶中含有丰富的乳酸，可以分解老死的细胞，促进肌肤新陈代谢，缓解皮肤晒伤。牛奶中富含的蛋白质、维生素及钙、钾、镁等矿物质可通过脂溶性的方式轻轻松松渗透皮肤。追溯到古埃及，就有公主用牛奶浴保持肌肤的光滑白皙，英国皇室也用牛奶维持完美的肌肤，史书中经常有皇后用牛奶洗澡美容的描述，当然用牛奶泡澡似乎奢侈了些，但爱美的你完全可以用鲜牛奶做面膜。不要仅局限于牛奶，山羊奶也非常好。事实上，山羊奶的 pH 值更接近人体皮肤，皮肤吸收更好。

另外，各种精华素、营养液对于皮肤而言，补充的都是有形的物质，其实还有一个重要的因素被忽略了，那就是气。我们说一个人气色好，除了皮肤外显的颜色，还有一个关键因素就是气。气可以看作是一种能量，光靠一些营养液在皮肤表面抹抹是补不进去的。就像养花一样，除了浇水还要沐浴阳光，如果只是浇水却没有阳光的眷顾，花也养不好。皮肤的保养也是如此，营养液就是“浇水”的过程，但“阳光”是缺失的环节。“阳光”是什么，是提供能量的过程，而气就是能量，想通了这点就好办了，这个过程中医可以帮助实现。

这里给大家推荐一款天然的补气的爽肤水，可以自己在家里制备。说起来也很简单，就是把西洋参 30 克熬水，装在喷雾空瓶中，置于冰箱冷藏，用时拿出来一喷，用手拍打面部加强吸收。中医讲，气能生血，也能行血；气能生津，也能行津。西洋参本身具有益气养阴、气阴双补的功效，优于一般的滋养性质的爽肤水，不仅补充物质基础，还给皮肤细胞提供能量，让皮肤细胞个个保持元气满满的样子。大家可以试着用用，看看效果。

※ 玫瑰花茶喝起来

中医讲未病先防，既病防变。有人说，我已经长斑了，有没有好的方法让斑变淡或者消失。你首先要明白为什么脸上会长斑，再来说用什么方法。只有知道了问题的症结，才能对症治疗、因证施治。大道理不讲太多，脸上长斑，其实就是血里的垃圾多了，没有及时清除，堆积在局部。

有什么简单有效的方法呢？这里推荐玫瑰花茶。玫瑰花，气味芳香，清而不浊，和而不峻，柔肝醒脾，和血散瘀。每日选上好的玫瑰花7朵，可加3粒冰糖，用开水泡，当茶饮。如果月经延期或伴有痛经者，可加入3片生山楂，伴有食欲差、舌苔厚者，可加入3克陈皮理气化痰。

※ 穴位调理揉起来

推荐一个穴位：血海穴。血海穴是妇科最常用穴位之一，能治疗各种与血有关的疾病，不管是出血、瘀血，还是贫血，以及一些皮肤病，都可选用此穴。取穴时屈膝，血海穴位于髌底内侧端上2寸，股内侧肌隆起处。

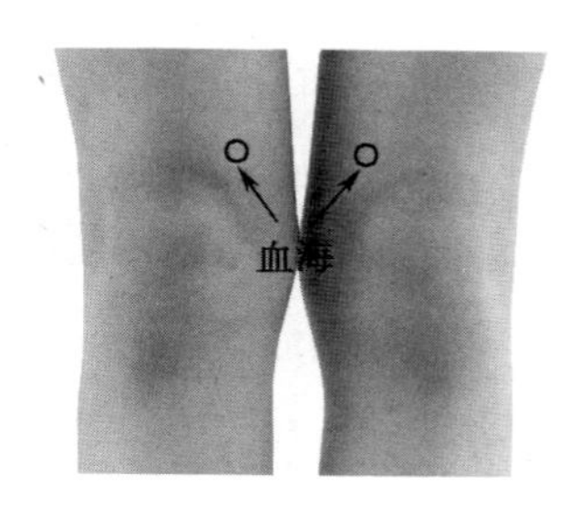

要祛除脸上的斑，不能太心急，要掌握两个要领，先疏通，后揉按。这就像路障导致交通拥堵一样，路障就像血里的垃圾，要想清除的话只在局部折腾收效甚微，先要警察把整个交通有序疏导开，再来处理局部的路障。所以，针对脸上的色斑，在揉按血海穴之前，先拿按摩棒或其他工具对脾经从大腿根部由上而下进行疏通，在这个基础上再来局部按揉血海穴，就能收到不错的效果。记住，先疏通再揉按，如果配合艾灸，效果更佳。

※ 中药面膜敷起来

除了前面的方法，这里再推荐两款中药面膜。

配方一：藁本30克、白芷30克、天冬30克、石决明30克。

做法：药物打粉，用蜂蜜或牛奶调和后外敷，每次30分钟，每周1~2次。

方解：藁本和白芷均属于伞形科植物，因其含有挥发精油，会把沉淀在皮下的垃圾从毛孔代谢出去。天冬属于百合科，可以淡化色斑，相当于中药里的“漂白剂”，而石决明本身含有磷、钙，对肌肤有润滑作用，会使皮肤细嫩光滑，石决明也可换成珍珠粉，效更佳。

配方二：西洋参粉1克、茯苓粉10克。

做法：药粉中加鲜柠檬汁2~3滴，用牛奶调匀，涂抹在脸上，隔日1次，每次15~20分钟，敷后洗净。

方解：西洋参益气生津、润肺清热，兼具养颜功效，茯苓补益脾胃、渗湿利水，牛奶补虚损，柠檬美白护肤，四者合一，养颜效果杠杠的。

除了中药外敷，还有一个小方法，就是用自然熟透的香蕉皮，切记是自然熟透上面有梅花点的香蕉皮。香蕉剥开之后，用香蕉皮内面白色絮状的白脉纤维，反复涂擦出现斑点的皮肤，那个有碍观瞻的斑点就会慢慢变淡、变浅，直至完全消失。

六、消除烦人小痘痘

"医生，我脸上总是起痘痘，此起彼伏，没完没了，烦死人了！"

很多年轻人因为脸上永不磨灭的痘痘费神伤脑。谁不愿意有一张"腮凝新荔、鼻腻鹅脂"的面庞。可是痘痘不听话，总是时不时冒出来，怎么办？要想消灭痘痘，就要"伏其所主，先其所因"，找出背后的根本原因，才能对症下药。

（一）远离煎炸少油腻

有的人脸上痘痘不断与喜食辛辣、煎炸、油腻的食物关系密切。曾经给一个女性朋友调理痤疮，问到饮食习惯时，自己就招了。对于辛辣的食物，太爱了！用她的话说，让我长期吃药，我能坚持，但不让吃辣就好比要了命呦！也难怪，出生于四川的美女从小就养成了嗜辣的饮食习惯，辣味不仅塑造了性格，更成了一种精神依赖。但从四川到广州，地域环境发生了改变，在湿热的环境下不忌口，依然辣妹子辣，脸上怎么可能不冒痘？我告诉她，服药只是辅助作用，关键是要忌口。正所谓三分治七分养。如果依然我行我素，不仅药物控制不了冒痘，还会起口疮、便秘！所以，饮食习惯首先要改变，煎炸的、油腻的、辛辣的要远离，如果有不良嗜好要及时纠正，再配合吃药，痘痘慢慢就会消退。

（二）按时睡觉痘就少

睡眠作息很重要，越晚睡、越熬夜的人越容易长痘。道理都懂，做起来很难。尤其是一边熬夜一边吃着高热量的食物，整个身体代谢怎么能正常？在广州专门有一条经营宵夜的美食街，白天不营业，晚上开始营业到凌晨，热闹非凡，年轻人趋之若鹜。熬夜加暴饮暴食，都占全了，长痘是迟早的事。

一般来说，超过 23：00 就是晚睡。按照子午流注的顺序，23：00—01：00 是胆经当令，01：00—03：00 是肝经当令。中医认为，肝具有藏血的功能，人动则血运于诸经，人静则血归于肝脏。肝具有贮藏血液和调节血量的作用，同时还有代谢、解毒的功能。如果不睡觉、错过睡眠时间，就会影响到肝胆的自主节律，生物节律紊乱，肝胆的代谢和解毒功能也会受到影响。毒物不能很好地代谢，长期积聚，就可能以痘痘的形式，在皮肤表面“星罗棋布”。

（三）大便不通痘就凶

个人的排便习惯对于痘痘也有影响，越是便秘的人越容易长青春痘。大肠以通为顺，它的功能就是排泄糟粕。粪便中大部分是代谢废物，如果不能从肛门排出，就会找其他孔道代谢。肺与大肠相表里，大肠通下的功能不正常，浊物浊气就会向上发展，因肺与大肠关系密切，受影响最大。而肺主皮毛，影响到肺的功能，反映在皮肤上就可能出现痘痘。

因为排便不畅引起的青春痘，治疗上最简单的方法可以单用一味柏子仁。果仁皆具有润滑的作用，就像给管道上了润滑油一样，起到润肠通便的效果。用时一般捣碎更利于油脂的溶出，同时柏子仁还具有安神的作用，能促进睡眠。“诸痛痒疮皆属于心”，好的睡眠可安神定志，对于皮肤的改善也有帮助。

对于冒痘严重的人还可以服用防风通圣散，适用于脸上冒痘而大便秘结属表里俱热者。方中用大黄、芒硝通腑泄热，起到釜底抽薪的效果。荆芥、麻黄、防风宣肺，当归、川芎养血和血，连翘清热散结为疮家圣药，桔梗、芍药清热排脓，诸药合用具有宣肺透发、清热散结、泄热通腑之效，对于表里俱热所致的痘痘有良效。

此外，有些人因服用了某些药物，引起皮肤上的皮疹等，一般停用之后症状就会改善。还有一些女性每至经期痘痘如约而至，和她本身的内分泌失调有关，可以配合一些养血调经的中药慢慢调理，也是可以改善的。

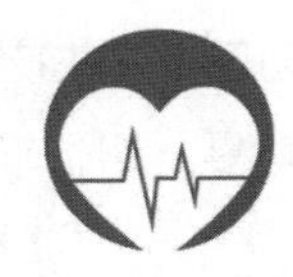

【温馨提示】

脸上痘痘不要挤

分布在“危险三角区”的痘痘要特别注意，不能随意去挤去抠。“危险三角区”说的是鼻根部和两侧嘴角组成的一个三角形的区域。我们知道面部的血液非常丰富，但面部的静脉没有“静脉瓣”。静脉瓣就像一个扇叶一样，保证血液只能从静脉系统回心，而不会在静脉系统里反流。不过这样的静脉瓣并没有出现在面部的血管中。由于面部的肌肉十分丰富，静脉经过肌肉的推挤，其中的血液就很有可能发生反流。

一般的血液反流并不是什么大问题，但如果你恰好用并不干净的手抠破了痘痘，外界的细菌就可能随着痘痘的破口跑到静脉里面去。“危险三角区”这个区域的神经和血管尤其丰富，鼻腔及鼻窦的静脉也直接、间接地与颅内静脉相联系，如果受到挤压，也更容易引发炎症和感染。因此，这个区域的痘痘一旦去挤，感染的风险会高出很多。从痘痘的创口中“入侵”的细菌，随着血液的反流，可能会被带到更大的静脉中，会在血液营养丰富的环境中繁殖成一支庞大的细菌部队，进入海绵窦并引起海绵窦炎。它们还会继续散播到大脑中的每个角落，顺着血液进入颅内生长繁殖，引起脑膜炎，如果细菌的侵袭力比较强，治疗又不及时，甚至会危及患者生命。

当然在三角区挤痘痘感染的概率并不是100%，貌似身边有些人挤了也没见出什么问题，这里说的是后果，一旦发生后果就很严重，谁也不能保证自己下次会不会中招。此外，不仅是三角区，面部其他部位挤痘痘也会发生感染。挤痘痘还可能导致痘坑、痘印。所以，最好还是不要挤。

七、带脉拍打除肚腩

这个时代以瘦为美，女孩子们都怕胖。但有时小赘肉偏偏找上门来，而且最容易堆积在小肚子上。为什么肚子上容易长肥肉？中医有一句话叫“阳化气，阴成形”。能量如果得不到释放和消耗，就会聚集起来，身上的肥肉就是没有释放掉的能量，这就是阴成形，而且按照同气相求的原理，这些肥肉容易堆积在阴位，比如小腹部属于人体的前部、下部，属于阴中之阴的位置，更容易堆积赘肉。

中医将肥胖更多归于脾虚痰湿。脾虚是本，痰湿是标。我们看到的肥胖，不管是“蝴蝶袖”还是“游泳圈”，都是因为脾运化水液的功能下降，没有变成人体能够利用的精微物质，而是以病理产物——痰湿水饮的方式沉积在身体某处，表现出来的就是肥胖。有些人小肚子松松垮垮，就像挂了个水泥袋子。

有什么好办法祛除身上的小肚腩？掌握一个原则就是“阳化气”！也就是把这部分多余的能量消耗、分解、释放掉。市面上的一些减肥产品(比如抖抖机、甩脂机)其实都是无形中利用了这个原理，通过高频抖动加速能量的消耗和转化！

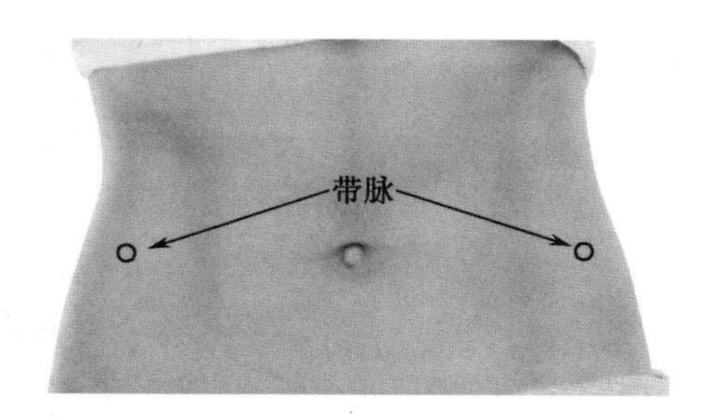

这里给大家推荐一个简单实用的方法，就是抓捏拍打带脉！带脉环绕腰部一圈，《针灸大成》上说“正名带脉者，起于季胁，回身一周。其为病也，腹满，腰溶溶如坐水中。”带脉属于奇经八脉之一，约束诸经，位置正好是在系裤腰带的地方。带脉和足少阳胆经有一个交会穴，即带脉穴。第 11 肋骨游离端垂线与脐水平线的交点处，即为此穴。可以抓捏带脉穴 200 次以上，具体操作：顺着带脉的走向，向前捏提到腹部，向后抓捏到腰部，来回抓捏。抓捏要有一定力度，抓捏结束后，可以再用空心拳顺着带脉敲打。只要能够坚持，与肚腩的肉肉说再见的日子并不遥远。

另外，推荐一个能瘦肚子的“坐姿”：双腿并拢坐。都说要运动，但工作起来必须要久坐，对于没办法起来活动的久坐人群，也有应对的招儿。当我们随意坐着时，两腿膝盖通常是向外张开的，重心压在脊椎上，腹部、背部放松，身体和骨盆也会倾斜。若把腿并起来，腹部稍微施力，就可以锻炼无力的腹部、背部肌肉群。并腿坐，变被动为主动，能改善凸出的小腹，让人看起来更精神。如果担心忘记并拢双腿，那也好办，在两腿中间夹本杂志提醒自己保持这个动作。

除了肚子上的赘肉，如果身体其他部位也相对肥胖，就要沿着脾经循行的部位进行推拿或敲打以疏通脾经，尤其是遇到一些压痛点要重点揉按。这样通过疏理脾经，达到健运脾气的作用。脾气足，阳气旺，湿气就会逃遁于无形。另外，可以多食一些吸油的食物，比如豆腐、芥菜、竹笋、萝卜、茄子等，再加上一些利尿的饮食，比如鲫鱼、冬瓜、白菜、白茅根等，多一些加强代谢和促进排泄的途径和通道，就会在消除小肥肉的路上又前进一步。

八、怎样应对更年期

“最近一年多感觉自己脾气越来越大，压不住火，容易生气。”

“本来好好的，突然轰一下汗就出来了，脸有时胀得发红。”

“现在特别容易掉眼泪，和十几年前的自己判若两人。”

《黄帝内经》曰：“年四十，而阴气自半，起居衰矣”。40 岁开始，身体上的不适突然间如雨后春笋般一个个冒了出来：性子急，睡不好，出汗多，眼睛干，月经紊乱……更年期缓缓逼近。

女性在40~50岁这段时期，很多人会出现情绪上的波动。年轻时"其静若何，松生空谷"，脾气温文尔雅，但是一到40岁以后，就容易变得焦虑或急躁，容易钻牛角尖，有的人为了件鸡毛蒜皮的事儿都能整出惊天动地的动静来。女性过了40岁，"阴气自半"，不管你接不接受，"四十岁……腠理始疏，荣华颓落，发颇斑白"，身体开始走下坡路了。女子以血为本，以肝为本，肝是负责藏血及血液调度分配的。肝喜条达而恶抑郁，在五脏里也是最有个性、最难约束的。若阴血不足不能涵养肝木，就会表现出肝气郁结所致的闷闷不乐，看不惯这个也看不惯那个，进一步郁而化火、气逆于上，就会表现出易动肝火，对芝麻大点儿的小事都无法容忍，脾气失控！有的人情绪释放之后，脾气没了，却又变得泪眼婆娑、爱流眼泪。

精神状态的改变是更年期的生理变化所导致的，明白了这一点，那就要学会调整。

（一）多晒太阳多爬山

边爬山边欣赏周边的风景，就是一个调肝养肝的过程。我们平时多在鳞次栉比的高楼大厦中工作，楼层越来越高，楼距越来越近，空间越来越狭窄，无形中造成了一种"金克木"的象。城市化的过程就是把人困在钢筋水泥丛林中的过程，有的人抬眼望见高入云霄的大楼就会有压抑及胸闷不适感。人的肝气被困在四周"金"气十足的氛围中得不到舒展，尤其是肝血不足者，肝气不畅的症状会表现得更突出。所以，闲时多去大自然中走走，沙滩、草原、森林，甚至田园巷陌，闻花香识草绿，吸收天地之精气来养肝柔肝。面对花香鸟语、青藤翠竹、山川云烟，"一点浩然气，千里快哉风"，胸中的郁结自然会遁然无形。

（二）不对药物太依赖

出现更年期的一些症状，重在调，不在治。尤其是以前身体正常，突然在更年期出现血压、血糖异常，面对指标的异常改变，尽可能先进行调理，不要一下子就用上西药。西药对症性治疗作用快，高了就给你降下来，但一旦用上，再撤掉很难。有些人月经稀发,变得不规律,就尝试服用雌激素,确实雌激素一用上,各种不适都统统消失,但是人为过度干预生理变化过程是非常不可取的,雌激素疗法会诱发乳腺癌。从中医的角度讲,用激素其实是提前透支人体肾精的过程,让它提前释放、燃烧并转化成人的精血,看似各方面不适改善,但有违自然之道反而会早衰,即使用量小也不可取。

(三)护肝防癌好食材

进入更年期之后,有些人口味都会不知不觉地变化,比如想吃点儿酸的,说明肝阴不足。调理先从养肝食材开始,哪些食材养肝护肝呢? 2021 年,美国癌症研究院公布了最新的 26 种抗癌食物。其中,有 5 种食物突破重围,成为“明星”食材。

· 西蓝花

西蓝花性凉味甘,可补肾调肝,健脑壮骨,健脾和胃。西蓝花是十字花科蔬菜中最有名的,此外还有油菜花、卷心菜、花椰菜、白萝卜等。

十字花科蔬菜完全不含淀粉,几乎每种十字花科蔬菜都含有丰富的维生素 C、锰,像西蓝花这种深绿色的蔬菜还富含维生素 K。此外,十字花科蔬菜还富含叶酸、B 族维生素、膳食纤维、镁元素、硒元素、胡萝卜素等,减少肝脏脂肪的同时,还能帮助肝脏排毒。

· 胡萝卜

胡萝卜味甘性平,清肝明目,下气宽肠,可治疗夜盲症。胡萝卜含有抗氧化剂和其他植物化学物质,包括 β- 胡萝卜素和 α- 胡萝卜素,这些类胡萝卜素会转换成维生素 A,能够协助肝脏排除体内毒素,减少肝脏中的脂肪,而且对提升免疫功能也十分重要。同时,它还能维护健康的肝细胞,激活致癌物质的代谢酶。胡萝卜中含有木犀草素,这是一种类黄酮植物化学物质,在实验室研究中显示有抗氧化、抗炎和抗癌的作用。

· 大蒜

《滇南本草》记载:“大蒜,味辛,性温,有小毒,祛寒痰。久吃生痰动火,兴阳道,泄精。少用健脾胃,消谷食,化肉食,解水毒。”大蒜的保护作用与使用剂量有关系。换句话说,摄入量越大,降低患癌风险越显著。大蒜中的蒜素可以增强肝脏中解毒酶的活性。因其性温,温能助火,故肺胃有火、五心烦热者不可多用。辛能耗散气血,故气血亏虚者少用。

· 洋葱

洋葱辛、甘,温,归肺经,具有健胃理气、解毒杀虫、降血脂的功效。洋葱中所含纤维丰富,能促进肠胃蠕动,排毒效果显著,可增强消化功能,它含有丰富的硫,与蛋白质结合后对肝脏非常有益,有助于肝脏排毒。有内热或皮肤疾患者忌食。

· 西红柿

《陆川本草》记载西红柿:甘酸,微寒,具有生津止渴、健胃消食的功效。西红柿中富含的番茄红素是一种强大的抗氧化剂,因此它还是一种天然的防癌食品。其中所含的果糖、维生素等,对肝脏、心脏等器官都具有营养保健功效。另外,西红柿因为营养高、热量低,也是渴望身材苗条女性的最爱。

(四)调神甘麦大枣汤

如果肝气太旺,我们需要养肝平肝,肝气一顺,脾气就不大了。养肝平肝可以服用逍遥丸或加味逍遥丸,后者在逍遥丸的基础上加了牡丹皮、栀子,平肝火的作用更强一些。如果容易掉眼泪怎么办?有的人进入 45 岁左右变得容易感伤,容易触景生情,“泪湿阑干花著露,愁到眉峰碧聚”,说着话就泪如雨下。门诊上经常遇到这样的女性,一边陈述病情,一边拿着纸巾揩眼泪。这种情况称为“脏躁”,也是阴血不足的一种表现。有一个两千多年前就存在的经典方子,专治这种情不自已地潸然泪下。

《金匮要略》甘麦大枣汤，妇人脏躁喜悲伤，精神恍惚常欲哭，养心安神效力彰。

配方：小麦 30 克、大枣 6 枚(去核)、炙甘草 6 克。三味放在一起煮水喝。

这个小配方喝起来甜丝丝，口感极佳。

甘麦大枣汤这个小方子，不仅适用于悲伤易哭的妇人脏躁，还可用于精神或肉体上的紧张状态。只要表现出来做事很急、很焦躁的精神紧张或高度敏感，或惊、悸、怯、烦、失眠，都可以尝试。甘麦大枣汤看上去不起眼，都是生活中普普通通的食材，但是不能小瞧它，古人运用它的经验已经有两千多年，小中药大功效，具备非常好的调神镇静作用，凡是过敏的、紧张的、过于兴奋的精神状态都可以慢慢恢复平静。但是要注意一点，舌苔厚腻、内有湿浊的人是不适合服用的。

(五) 肝肾同源好搭档

俗话说：人老腿先老。50 岁以后，随着年龄增长，渐渐会有一种感觉，腿脚变得不像以前那样有力了，有时走着路或者睡眠中就小腿抽筋了。有人觉得是缺钙，其实不仅是缺钙的问题，是肝的阴血不足了。《黄帝内经灵枢·天年》曰："五十岁，肝气始衰，肝叶始薄……"肝主筋，主藏血，筋脉受肝血的濡养，血不足则筋软无力。除此之外还与肾的关系密切。肾主骨生髓，肾气充盛，腰骨强健，动作健硕。所以，动作灵不灵活，腿脚有没有力，和肝肾的关系非常密切。

肝与肾还是一对好搭档，中医讲肝肾同源、精血同源、乙癸同源，说的就是二者之间在生理病理上的密切关系。中医五行中肝属木，肾属水，水能生木，肾是肝的能量储备库，也就是说肾中精气足，精足则血旺，肝血充盈，筋脉就能得到濡养；如果水不涵木，肾精不足，精不化血就会影响到肝主筋的功能，筋骨就会萎软无力，容易抽筋、腿脚无力、不耐疲劳，站得久就会腰酸痛。

肾阴不足还会导致肝阳上亢，表现出的急躁易怒看似是肝的表现，其实从根源上讲是肾阴不足、水不涵木的结果。有些人没有明显的肾阴虚或肾阳虚表现，只是觉着兴趣索然，没有上进心，人蔫蔫的干什么都提不起精神，喜欢独处，这是肾气不足的表现。肾主志，肾气虚就会畏畏缩缩，失去斗志。所以更年期补肝调肝的同时还要注意养肾精、固肾气。

吃点儿什么呢？既要补充不足的精血，又能化解郁滞的气机，扶正又能祛邪，推荐一个成方：定坤丹。看看这个名，坤，地也，属阴，指向女性。定坤丹就是让女性定下来，定什么？让气血定下来，让浮越的阳气定下来，让不安的心情定下来；不再出汗，不再失眠，不再性格急躁。定坤丹中有当归、白芍、川芎、熟地黄组成的四物汤，配上阿胶、鸡血藤养血和血，红参、鹿茸、鹿角霜、杜仲、牛膝、枸杞子益气强筋固肾，再加上乌药、砂仁、香附、柴胡行气健脾、疏肝解郁，五灵脂、红花、益母草活血，干姜、肉桂温阳，茯苓利湿。方药虽多，理不杂乱，精血同补，行气活血，温阳利湿，攻补兼施，对于女性更年期来说，可以作为一个平和的调理方和过渡方。丸药力缓，需要久服才能显效。

九、手脚冰冷是病吗

经常会遇到一些女孩询问：为什么一年四季手都是凉的。确实，临床号脉时发现很多女孩子手凉，一细问，不仅手凉，脚也容易凉。如果只是冬天手脚凉，多是因为随着温度降低，体表皮肤受到寒冷的刺激，血管收缩，让更多的血液流向内脏，从而保证内脏充足的供血，这是人体自我保护机制的正常反应。

为什么女孩子容易手脚凉呢？因为女性对温度的变化更敏感。国际医学刊物《柳叶刀》杂志曾刊登一项研究结果，女性的体表温度低于男性。虽然女性的体核温度比男性高 0.4℃，但是女性的体表温度比男性低 2.8℃。而且，女性经历月经生理期，体内激素水平经期前后会有变化，导致基础体温随月经周期而变动。在月经周期中，体温在卵泡期较低，排卵日最低，排卵后升高 0.3~0.6℃。所以，在某些时间段会感觉手脚发凉比较明显。

除了气候因素和生理期的影响，长期精神紧张、压力山大以及过度减肥营养能量摄入太少也会出现手脚冰凉的现象。手脚冰冷还与心脏血管有很大关系。心脏是热量和能量的发源地,血液由心脏泵出,携带着氧气周流全身。手脚末梢是身体的最末端,如果心脏功能障碍,心阳不足,或者血液量不够,无法有效输送血液到达身体末梢,就会产生手脚冰冷的现象。

人体内脏和四肢的关系就像树干和树枝的关系,在气血能量不是特别充足的情况下,先要保证树干的营养,枝枝叶叶退而求其次。所以,当体内气血能量相对亏虚时,只能优先保证脏腑本身的气血供给,四肢因为能量供给不足而出现冰冷。这种情况其实也是身体舍车保帅进行气血调配的一种反应。此外,血脉瘀阻,血液循环不通畅,也会对远端四肢末梢造成影响。

明白了形成原理,我们就要从以下几个方面入手,想办法补充阳气,增加动力和能量,补充不足的血液,改善血液循环,调节基础疾病。女性朋友要适量加强运动,中医讲动则生阳,动起来就会激发身体的阳气。不管是哪种运动,选择一种适合自己的,持之以恒坚持下去。平时多晒晒后背,后背为一身之藩篱,分布着主管"阳经之海"的督脉和膀胱经,可以通过推拿、艾灸的方法激发后背的阳气。血虚明显的可以配合养血补血的食物和药物。如果有瘀血则一定要活血化瘀。

女性以血为主,当归补血和血,与女性非常合拍。叶天士《本草经解》中这样记载:"当归气温,禀天春升之木气,入足厥肝经;味苦无毒,得地南方之火味,入手少阴心经;气升味厚,阳也。"黄元御《长沙药解》中谈到当归:"养血滋肝,清风润木,起经脉之细微,回肢节之逆冷。"可见当归用于女性朋友手足逆冷是不可或缺的药材之一。这里推荐两个方子。

【内服方】

方药:当归 6 克、大枣 10 克、桂枝 6 克、赤芍 6 克、细辛 3 克、炙甘草 6 克、通草 5 克。

方法:煎煮后服用,可以煎 3 次,前两次分 2 次服用,第 3 次煎好后泡脚 10 分钟,以身体微微发热即可。

【外用方】

方药:桂枝 20 克、当归 20 克、艾叶 20 克、威灵仙 20 克、细辛 20 克。

方法：浸泡 30 分钟后，煎煮 40 分钟，用药水温泡四肢。注意水温勿过高，时间 30 分钟以内即可。

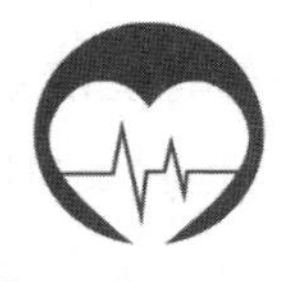

【健康监测站】

测测你的手冷不冷

手冷程度分级

分级	症状表现	严重程度
1 级	手指末梢凉	★☆☆☆☆
2 级	掌指关节以下凉	★★☆☆☆
3 级	手腕以下凉	★★★☆☆
4 级	内关、外关以下凉	★★★★☆
5 级	肘关节以下凉	★★★★★

十、经常掉发怎么办

说到掉头发，想起不久前的一个朋友，突然打来电话说，最近一周头发掉得很严重，早上起床后，枕头上总是横七竖八躺着不幸掉落的头发，真是人在哪里，头发就会落在哪里，洗澡时下水口都被头发丝堵死了，担心自己这样过不了多久会变成秃子。

这种短时间内引起的脱发一定是有原因的。细问了解到，最近公司中了一个大项目，她是主要负责人，因为时间紧、任务重，一下子压力倍增。很明显这种脱发是和压力大有直接关系的。压力解除之后，掉头发的情况就会明显缓解。我对朋友耐心开导了一番，又配合了一些外用药物，朋友那颗紧悬着的心终于放下了。

其实导致脱发的原因有很多，我们正常人每天都会掉头发，如果脱发量不多，一般均可认为是生理性脱发，属于正常的新陈代谢。如果过度脱发，就属于病理性脱发，说明身体出现了问题。比如有些人平时进食偏肥甘厚腻，脂肪代谢障碍，消化分解油脂的功能减退，造成皮脂分泌过多，头发总是油腻腻的。想想沼泽地里的绿植，长时间地浸泡使根部变松软，很容易连根拔起。一样的道理,头发根部冒油,因为皮脂过多,根部松软,头发就容易掉落,现代医学归之为脂溢性脱发。

有的人患有缺铁性贫血,或产后大出血造成贫血时,也会引起脱发。因为贫血导致红细胞携氧能力下降,人体毛囊细胞因为缺氧而影响毛发的正常生长,结果出现脱发。有些药物的不良反应损伤人体造血功能也会引起脱发,比如肿瘤患者在化学疗法(简称化疗)治疗期间会出现严重的脱发。总之,头发的生长环境可以理解为一片庄稼地,水太多、营养太多或者水太少、营养不足,都不利于庄稼的生长,水太多淹死,水太少旱死。

除此之外,过度透支身体的不良行为也会引起脱发,比如熬夜。熬夜是最伤人体精血的,中医称发为"血之余",就是说发由精血中富余的部分充养而成,头发的状态直接反映了人体精血的盈亏状态。

(一) 多梳头,促进血脉流通

据说宋代大文学家苏东坡一度头发脱落严重,经名医劝告,早晚坚持梳头,不久即愈。自述:"梳头百余梳,散头卧,熟寝至明。"可见梳头疗法历史久远,借此养生者大有人在。以前有些长寿老人怀里经常有一个梳齿细密的篦梳,每天有空就经常梳头,也是长寿秘诀之一。传统医学认为,头为"精明之府""诸阳之会,百脉之宗"。在人体 14 条主要经脉中,有 8 条汇聚于头部,头部有穴位 40 多个。肾主骨生髓,通于脑,"其华在发""发为脑之华",梳头有畅达血脉、疏通气血、健脑聪耳、润发固发、促进睡眠等作用。梳头就像犁地松土一样,可以促进头皮的气血流通,使毛囊的气血供应充足,同时把皮肤毛囊分泌的油脂均匀涂抹到每根发梢。

现代科学研究认为,梳头时由于梳齿和头发频繁接触,产生电感应,能对相应反射区的器官起作用。梳头刺激头发末梢神经和头皮毛细血管,可以改善头部的供氧及营养条件,提高头发黑色素细胞的活性,增进脑部血液循环,从而增强记忆力;梳头有利于增强中枢神经系统的平衡协调能力,缓解精神紧张,促进睡眠;梳头有助于降低血压、软化血管,减轻头痛。

看着梳头动作很简单,其实背后还有一些小讲究,这里强调几个具体问题。

应选适当的梳子，以牛角梳、木梳等不会产生静电者为佳；尼龙、塑料梳子容易产生静电，对头发、头皮有损伤，不宜使用。梳齿要疏密适中，齿端不能太尖锐。

要全头梳，不论头中间还是两侧部位，都应该从额头的发际一直梳到颈后的发根处。早、晚各梳头5分钟。午睡后可加一次，其余闲暇时间也可适当梳头。

除了梳子之外，可以指梳按摩，就是直接用手指代替梳子“梳头”。“指梳”之前，先用十指的指腹叩击头顶各处，并在头皮上来回揉搓30~50次。按摩头皮是一种传统的头发保健法，通过反复揉擦、按摩头皮，可以促进头皮的血液循环，改善毛囊营养，有利于头发的生长，使头发亮泽、质地柔韧，并可防止头发变白和脱落。另外，头皮上分布着许多经络、穴位和神经末梢，按摩头皮能够疏经活络、松弛神经、醒脑提神。

按摩头皮一般先从前额开始，从足阳明胃经到足少阳胆经，然后再到足太阳膀胱经。我们可以采取五指梳的方法，就是用五根手指沿头皮上的经络梳头，梳的时候手法要稍微重一点，通过指尖来按摩头皮，这对头发的养护非常有好处。“指梳”时，以中等力度由前发际慢慢梳向后发际，边梳边揉擦头皮，一直梳到头皮微热为好；再用双手十指作梳，从前额至后脑勺儿梳头30~50次；然后用左、右手的拇指与示指分别捏对侧手小指的各个关节10~20次，捏至有痛感为宜；紧接着取自然站立的姿势，十指并拢，双手掌心放在腰部的肾俞穴上用力上、下搓擦30~50次；最后取坐姿，用左、右手的掌心用力拍打对侧足底的涌泉穴各50次。

（二）少染发，警惕病从发入

当今社会是个彰显个性的时代，很多年轻人为了追随潮流、张扬个性，喜欢将头发染成奇奇怪怪的颜色。前不久，一个朋友感慨做家长实在太难，因为朋友的孩子初中刚毕业，在假期里突然心血来潮，要追随潮流，将一头乌黑的头发染成奶奶灰！

经常染发是造成掉头发的重要因素之一，因为在染发的过程中，为了使颜色更加均匀，光泽感更好，会将染发剂直接涂抹在头皮上然后不断加热。在加热的过程中就会导致这些化学物质进入人的身体当中，造成对身体的伤害。很多人在染发后会出现头皮痒、发红，脱发，严重的会导致头部肿胀。一些不合格的染发剂甚至含有致癌物质,通过头皮吸收后,不仅对头发有损害,甚至对全身都会造成不可逆转的伤害。无论是多么贵的染发剂,对人体都有伤害,记住这一点很重要,使用染发剂不要太频繁。

· 致癌性

曾有报道,对169种染发剂进行检验,发现其中150种含有致癌成分,占总数的88%。譬如,在常用的氧化型染发剂中,有一种叫氨基苯甲醚的物质,就有很强的致遗传基因突变能力,很容易在人体内累积,成为产生癌细胞的温床。又如染发剂中都含有一种叫"偶氮染料"的化学成分,如果不添加这种成分,染发剂很难在毛发上着色,即使能够着色也不牢固,一两天就会脱落,但这种"偶氮染料"容易诱发膀胱癌。据研究,使用染发剂一年以上的人,其皮肤只需吸收1%的致癌化学物质,就有致癌的危险。染发的危害就像吸烟,虽然不是一吸烟就会得肺癌,也并非每位吸烟的人士都会得肺癌,但不可否认,肺癌与香烟有着密不可分的关系,所以在此告诫染发人士,要警惕"病从发入"。

· 致敏性

染发剂的关键原料对苯二胺(PPD)是引起变态反应的主要变应原。对苯二胺是一种致敏剂,正确使用也可能导致某些人过敏。染发者发生过敏反应时,接触染发剂的部位会有发痒、红斑、丘疹等表现,甚至出现水疱、肿胀、渗液,严重者导致死亡。染发剂过敏在正常人群中的发生率达4%,也就是说100个人中就有4个人过敏。

那有没有不含"对苯二胺"化学物质的染发剂呢?现有市面上还真不多。可以查看一下市面上某些知名品牌的染发剂成分表,市面上90%的染发剂都含对苯二胺等有毒有害成分。

(三)洗头也要"温柔以待"

除了染发剂对头发的伤害之外,还有一个容易忽略的问题是水温过高。洗头发时如果水温太高也容易造成脱发。应该很多人都有目睹菜市场现宰活鸡的经历，宰鸡时会用滚烫的水褪毛，水温越高，褪得越快越干净。就是这个道理，洗浴时如果温度高，会损伤头皮毛囊而导致脱发。另外，过于碱性的洗发水也会造成头发的损伤。在过去经济条件差的年代，有些人因条件所限，洗发时用肥皂甚至洗衣粉，只是想着洗干净，并没有意识到对于头发表层油脂和保护膜的破坏是极其严重的。偏碱性的洗涤用品会使头发变得干燥、开裂、分叉，就像枯草一样，头发会变得越来越糟糕。当然现在这种极端的例子基本没有了。

总而言之，彰显个性也好，追求时尚也罢，一切的时髦不能以牺牲健康为代价！

(四) 外洗方，洗洗搓搓更健康

外洗方一：取竹沥适量，青盐少许。先将青盐研为细末，然后调入竹沥，拌匀。每隔一天取竹沥盐液在头发上涂抹一次，静置片刻再用清水冲洗。

适应证：脱发，发质偏油腻，头发成绺粘头皮。

解析：竹沥青盐外洗方是载于《东医宝鉴》中的一个古人美发验方。竹沥，又名竹汁、竹油，是新鲜的竹茎经过火烤所沥出的汁液，入心、肝、肺三经，性味甘、大寒，无毒，是一种消痰力极好的中药上品。《本草衍义》中对之有着全面的记载："竹沥行痰，通达上下百骸毛窍诸处，如痰在巅顶可降，痰在胸膈可开，痰在四肢可散，痰在脏腑经络可利，痰在膜外可行。又如癫痫狂乱，风热发痉者可定；痰厥失音，人事昏迷者可醒。为痰家之圣剂也。"

青盐，也叫"水晶盐"，是生产于青海的湖盐，西北地区广大民众日常食用的多是青盐。这种盐无色透明，淡而咸香，没有涩味。如果没有青盐，用普通的食用盐代替也可以。

外洗方二：藁本、白芷、蕲艾、藿香、荆芥、防风、川芎各9克，将上述药材用冷水浸泡30分钟，煎煮30分钟左右滤出药液，放至常温，用来浴发5~10分钟。中药浴发之后再用清水冲洗干净。

适应证：脱发，同时伴有头皮痒，发质略干，恶风头痛。

解析：藁本、白芷、藿香、荆芥、防风等药材皆属风药范畴。清代徐大椿《神农本草经百种录》曰："凡药之质轻而气盛者，皆属风药"。风药轻浮可上至头面巅顶，其中荆芥、防风具有疏风止痒之功效，白芷、藁本可散风止痛，藿香芳香化表湿，蕲艾温通散油风，川芎可增强活血祛风功效。

（五）食疗方，防止脱发有门道

除了一些外用的方法，还可以配合一些调理内在的食疗方法，内外结合，相得益彰。食材的选择和烹调方法都比较简单，坚持起来也没有难度。

食疗方一：取干黑豆500克、清水1 000毫升（夏季各用1/4量），将黑豆洗净，放入砂锅中，加入清水，以文火煮至黑豆粒饱胀，然后取出黑豆，略拌入少许食盐，装入玻璃瓶内，盖严瓶口，每日早饭和晚饭后取6克黑豆粒嚼食。

食疗方二：取黑芝麻30克，大米100克，枸杞子10克，分别洗净后放入锅中煮成粥食用。

食疗方三：大枣5枚，核桃仁、桑椹各10克，水发黑豆30克，大米50克，分别洗净后放入锅中煮成粥食用，每天1剂，可连续食用1~2周。

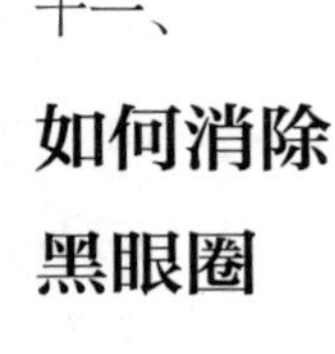

十一、如何消除黑眼圈

完美双眸，最怕碰上恼人的黑眼圈。睡眠不足、经常熬夜，这是常见的原因。睡眠不足导致的黑眼圈很好判断，因为睡眠是否充足，自己心里有数。睡眠不足会导致眼部血管持续充血，无法充分休息，最终就会形成黑眼圈。乍一看，类似烟熏妆，若隐若现。睡眠不足导致的黑眼圈很好调理，不需服用药物，只要增加睡眠时间，好好睡上几觉就恢复了。但有时睡足了还是有熊猫眼，这是怎么回事？常见的有以下几种原因。

肌肉型黑眼圈：这类黑眼圈是因为眼袋过大或松弛而形成的，多发生于40岁以上，可以通过日常保养加以预防。

鼻过敏型黑眼圈：患有过敏性鼻炎的人，容易因为鼻窦长期充血、下眼睑静脉回流受阻而造成下眼睑皮肤变深。

血管性黑眼圈：多数东方女性的黑眼圈为血管性黑眼圈，因为下眼睑的皮肤本来就比较薄，加上太瘦或是年纪变大，造成皮肤保水度下降，让底层的血管颜色透出来，所以不管怎么保养，黑眼圈还是存在。

对于黑眼圈的形成，中医的认识更到位。

（一）中医对于黑眼圈的认识

1. **肾精不足** 肝肾同源，肾精不足，则水不涵木，肝开窍于目，肝血亏虚不能濡养双目，就会双目无神，眼圈发黑。

精藏于肾中，肾为先天之本，一个健康的人，一定是肾中精气充盈之人。精足则神旺，精神足，才能踌踌满志、矢志不渝干大事。肾精不足者，身材一般偏清瘦，黑眼圈长期不消退，颜色暗黑，神情疲惫，双目无神，精神萎靡，人总是蔫蔫的想睡觉。

有些年轻人有手淫的习惯，如果没有及时戒掉，就会伤肾，再加上熬夜的不良习惯，就算有再多的精气也会慢慢被掏空，伤肾以肾精不足或肾阳虚较为多见。古人讲“精足不思淫，气足不思食，神足不思眠”，就是这个道理。

曾有一位年轻患者，因数年咳嗽不愈就诊，体型高瘦，说话语声细微，缺乏男孩子固有的阳刚之气。一个大小伙子，本应该是身体最强壮的时候，但言语之间却透着一股林黛玉的柔弱之气，眼窝较周围皮肤黯淡，说两三句话就咳咳两声，他说这种情况已经持续几年了。追问病史时，男孩子不经意间透露出以前有手淫的经历，经常会遗精。

年轻人明显是因为不良的习惯过度透支了体内精气，造成精气大亏。咳嗽数年不愈，看上去与肺相关，但日久必累及肾，已经不单纯是肺的问题了。“五脏六腑皆令人咳，非独肺也”，这个咳，明显是伤肾，肾中精气不固则遗精，肾不纳气则喘咳。此外，精足才能养神，精不足神失所养就会萎靡不振，治疗起来就要固肾精、养肾气，这种偏虚损性的疾病往往需要较长时间调理，正所谓“冰冻三尺非一日寒”。

如果进一步损伤到肾阳，往往会出现怕冷，四肢发凉，腰部冷痛，小便清长，浮肿、咳喘等肾阳虚的表现，舌质淡白，舌苔白厚。

2. ***瘀血停滞*** 瘀血会导致黑眼圈，因为眼周的毛细血管非常丰富，长期血液循环不好就会造成眼周肤色黯沉而形成黑眼圈。

判断体内是否有瘀血，要多观察。有瘀血的人，眼眶黧黑干涩，口唇色黯或青紫，手背、小腿或腘窝等皮肤下会出现若隐若现的静脉及毛细血管，下腹部时有隐痛，痛有定处，痛如针刺。

体内有瘀血的人，还会出现肌肤甲错，撩起裤管露出小腿会有皮肤粗糙、干燥、角化过度的情况，通俗地讲就是有很多爆皮现象，也是体内有瘀血的一种外候反映。

女性最容易产生瘀血，有句话叫“十女九瘀”，十个女人九个有瘀血。因为腹腔、盆腔的血液占人体血流的70%左右，相当于一个大的流动血库。盆腔内的血管管壁薄、弹性小，流到盆腔里的血液流速缓慢。如果腹部再受凉，血液遇寒则凝，就会像河里的水一样"遇冷结冰"形成瘀血。女性体内瘀血的形成多是因为受凉所致，经期冷水浴、吃冷饮等人造病邪使然。

瘀血是个结果，除了受寒，因为气虚推动无力或因外伤（反复流产）都可以导致。而一旦形成瘀血，它又会以"病因"的新身份出现，在体内进一步影响气血的运行。

体内有瘀血的女性，月经量少，常伴有黑色血块，因为血脉不通畅，不通则痛，痛经是常有的事。月经周期经常会推迟，甚至出现闭经。

有经验的医生在腹诊时，往往会发现患者左侧少腹部有压痛，这也是体内有瘀的重要诊断依据。舌质偏紫暗，瘀血严重者，舌下的静脉血管可较正常粗大甚至怒张如蚯蚓。

3. **水饮内生** 黑眼圈常见的第三个原因是体内有水饮。水饮是人体水液代谢失常后的病理产物。《黄帝内经素问·经脉别论》曰："饮入于胃，游溢精气，上输于脾；脾气散精，上归于肺；通调水道，下输膀胱。水精四布，五经并行，合于四时五脏阴阳，《揆度》以为常也。"说的是什么意思呢？简单地讲，我们喝入的水最终被人体利用，必须转化为水津，这中间需要经历一个漫长的过程。水进入胃后，经过胃的消化和脾的运化，转化成水津，通过脾气布散作用，上腾下达，一部分布散全身，一部分上输于肺。肺主行水，一方面通过宣发作用，将津液布散于身体上部和周身皮毛，熏肤充身泽毛；另一方面通过肃降作用，把津液通过三焦如雾如露般灌输于脏腑。

水液生成、输布、代谢的系统工程，需要五脏六腑共同参与来完成，脾主运化，肺主行水，肾主气化，小肠主液，大肠主津，肝主疏泄等，这样就使水精（津）布散于周身，流注于五脏经脉，并随着四时气候、五脏阴阳的变化，人体再作出相应的调节。我们反复强调，中医提到肺、脾、肾等脏腑名称是个系统概念，以象为用，和解剖结构的脏器——肺脏、脾脏、肝脏完全不是一个概念，不能等同。如果从解剖学的角度来看，肺脏就是一个呼吸器官，从解剖结构来理解肺主行水、肺主通调水道的功能完全是不可思议的。说到底，根本不是一个语言表述体系的概念范畴,字同而意不同,所以先要厘清概念。很多人对于中医的误解一开始在概念上就“踩了坑”,接下来的事,就是在质疑、误解、否定的道路上越走越远,无法同日而语了。

如果人体脏腑功能发生障碍,气化输布功能失司,水液进入人体之后并没有如期转化为津液,就可能变成“半成品”——比如“水饮”,就是其中一种病理产物。体内产生的水饮,不属于人体的津液,并不能被人体利用,相反,还会作为一种致病因素影响体内气、血、津液的运行。有人说,不都是水吗?水有生理、病理之分,在人体中能被利用的是津液,不能利用的就是“废水”。因为是不能利用的“废水”,所以一方面可以停聚肌肤,出现肢体浮肿,另一方面废水也可以作为病理因素影响津液的上承敷布,津不上承,失去濡润,就会表现出口干。这就是有水但不能解渴,因为水和水是不一样的,邪水非正水。就像在大海里游泳,身边的海水并不能发挥淡水的解渴功效。

体内有水饮,可以表现出黑眼圈,出现口渴、肌肤浮肿,除此之外还可能表现出其他症状。比如水饮上泛清窍,会出现眩晕。有一个体型虚胖、眼窝稍黯的患者,胆石症术后因为眩晕就诊。眩晕严重时自觉天旋地转,只能闭眼平躺,体位发生变换时症状明显加重。刚开始就诊时,考虑刚做完手术,术后气血大伤,给予服用益气养血的汤药,结果无效。重新追问病史,了解到患者术后因为感觉口渴,一次性喝入大量清稀的米汤,饮后半日出现眩晕。再来分析,患者虚胖,本身属于痰湿体质,加上术后伤正,脾胃运化水液功能变弱,外来大量的水液气化不利,引动体内水饮,共同上泛清窍,最终引发眩晕。虽有正虚的一面,但以邪实为主,急则治其标,眼下当以温化痰饮为先,贸然进补,不利于湿去饮消。所以,一开始用了扶正补虚之法并未见效。最后通过大剂量的苓桂术甘汤加泽泻汤温阳化饮,很快平息症状。

此外,饮邪上冲胸肺则会喘咳、心悸,饮停中焦则会胸闷、呕吐,饮停肠胃则会大便稀烂,饮停四肢则会沉重、浮肿等。

说回来,对于黑眼圈,怎么去除呢?这里给大家支几招。

（二）消除黑眼圈有妙招

1. **眼部做按摩** 有一种改善黑眼圈的方法适合所有人，那就是给眼部做穴位按摩。通过按摩眼部穴位，可以有效锻炼眼部肌肉群，使眼部及周围皮肤变得更加紧致和富有弹性，改善肌肤血液循环进而去除黑眼圈。

推荐两组按摩穴位。第一组：睛明穴、四白穴、承泣穴。第二组：攒竹穴、丝竹空穴、太阳穴。眼部按摩的时间灵活安排，坐车的路上，休息的空档，或者晚上睡觉前，都可以进行，依据个人习惯而定，一般穴位按摩 5~10 分钟即可。两组穴位可隔日交替进行，简单又有效，在保护你眼睛和视力的同时，达到消除黑眼圈的目的。

2. **热毛巾敷眼** 如果早上起来观察到你的眼睛黑眼圈特别重，可以用热毛巾进行敷眼，3~5 分钟就可以了，通过热气可以促进局部血液循环，消除局部肿胀，黑眼圈就会相应得到缓解。如果条件允许，可以准备一些中药洗液，比如白芷、藁本、菟丝子、红花熬汁后再热敷，效果更佳。

3. **熟鸡蛋敷眼** 取 1 个刚煮好的鸡蛋剥皮，用有温度的白色蛋白来回轻轻熨贴眼部，直至其温度完全变凉。再换另一个鸡蛋，同样的方法重复操作。一般一次 1~2 个鸡蛋。注意温度不宜太高，以免灼伤眼部皮肤。

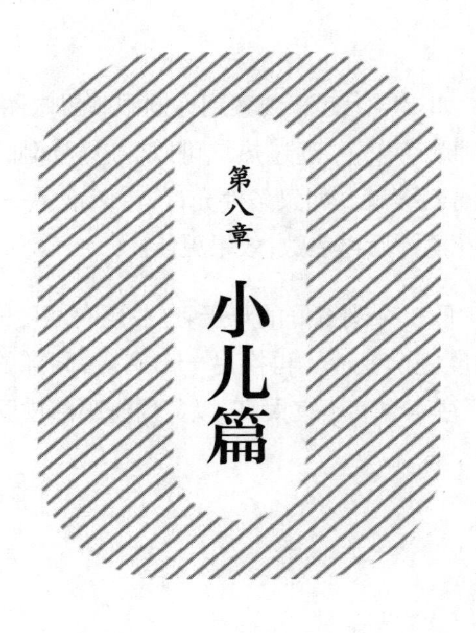

第八章 小儿篇

古人说："为人父母者，不知医不为慈，为人儿女者，不知医为不孝。"小孩子在成长过程中总是会生病，实属难免。如果家长在养护孩子的过程中，掌握一些基本的医学常识，可能会少走一些弯路，让孩子少受几分罪。一般来讲，小孩子在3岁前生病比较少，因为家里面照顾得比较周到。一般从上了幼儿园开始，大大小小的疾病就像商量好了似的找上门来。

一、宝宝胃口差

（一）为什么孩子瘦小、胃口差

有的家长带孩子来调脾胃，和医生诉苦：看到别人家的孩子长得敦敦实实好生羡慕，而自家宝宝长得像小豆芽一样，瘦瘦小小，不长个子、不长肉，吃一餐饭要花1小时甚至更长时间，有时吃饭还要追着喂，比登天还难。

胃口差、不长个儿，这样的孩子还真不在少数。细数来，逃不出以下几个因素。

第一，喂养方式不当。

孩子不想吃饭首先大人要反省，看看喂养孩子的过程中是不是出现了问题。换句话说，有些孩子吃饭习惯不好是家长惯出来的。比如平时给孩子买太多零食、没有较早培养孩子独立吃饭的习惯。我经常告诉家长，要尽早让小朋友自己动手吃饭，不要怕孩子把饭粒食物撒得到处都是。家长要做的是把孩子的小手洗干净，围上一个饭兜，接下来吃饭的事儿交给孩子自己来完成。刚开始可能吃得很狼狈，家长可以在旁边慢慢鼓励、慢慢引导，逐渐孩子就会步入正轨！

和有些家长聊天时发现，妈妈们大多爱干净、又勤快,不厌其烦一口一口喂宝宝,关键是有些孩子长到3岁了,吃饭还要家长喂,一吃饭孩子前面跑,家长后面追!不仅吃饭效率低,而且养成了饭来张口的坏习惯。所以,这里特别强调一下,吃饭的事让孩子自己来,父母不是拐杖,更不是饭勺,家长越早放开手越好,尽早让孩子掌握自己吃饭的主动权!

第二,吃饭不规律。

我们会发现这样一个现象,越是胃口差、不长个儿的孩子,吃饭越不规律。其实这也和家长有很大关系。要尽可能给孩子养成一日三餐的习惯。有些妈妈说:我的孩子做好饭不吃,等他饿了又过了吃饭的时间点,只好再做给他吃。妈妈们记住这样一件事,就是不要去迁就孩子,要让孩子去适应大人。因为迁就孩子的结果就是在给孩子一个暗示:我想怎么样就怎么样?!要反过来,正餐时做好饭就要好好吃,如果热饭上桌不好好吃,中间是不会再加餐的。到点就要吃饭,这个是不可撼动的原则!孩子越小越容易形成规矩!妈妈们那颗溺爱的心可以理解,但有些时候真的要"狠下心来"!其实最开始吃饭的习惯就是大人、小孩内心"博弈"的过程,过了这一关,孩子就会形成一个条件反射:有饭好好吃,过了点不给吃,哭也没有用!如果大人狠不下心、过不了这一关,就会让自己在以后的喂养过程中越来越有挫败感。

第三,多病体质差。

相当一部分小孩子出生后体质变弱是和使用太多抗生素或者苦寒药物有关的。小孩子出生后感冒发热是常有的事,很多家长初为父母,一看到孩子感冒发热就心急火燎,第一时间选择去输液。其实很多感冒发热最初以寒性为多,如果不加分辨地去输液(输液的药物偏寒凉),热退了,但苦寒药物直接伤及孩子脾胃,继而出现食欲不振、胃口不佳。下次发热再输液,如此反复多次,小孩子的体质就会逐渐变弱,脾胃功能变差。这样的孩子看上去体格瘦小、小脸青青,容易生病,稍微有个风吹草动,孩子就容易中招。

(二)胃口差的孩子是什么体质

对于一个体质差不想吃饭的小朋友,怎么办?我们先来对照下面表格做个比对,看看你家宝宝属于哪种情况。

证型	诊断依据	健康指数
脾气足	面色红润，精神好；食欲好，消化佳；二便调，睡眠好；舌淡红，苔薄白	★★★★★
脾气虚	脸白鼻青，精神差；少气懒言，四肢乏力；怕冷出汗，易感冒；舌质淡，苔润或伴齿痕	★★★☆☆
脾阴虚	嘴唇红，口唇易干，手脚心热，易汗出；脾气大，易烦躁；舌红，苔少或无苔	★★★☆☆

胃口差的孩子多是脾虚，但脾虚又分为脾气虚和脾阴虚。脾气虚的孩子体质容易偏寒，脾阴虚的孩子体质易热。脾气虚的孩子性格偏文静，脾阴虚的孩子性格偏躁动。脾气虚的孩子除了胃口差，还可能出现饭后肚子发胀、不好消化的情况，如果气虚到一定程度，大便开始不成形，那就是脾阳也虚了。脾阴虚的孩子因为阴不足，就会生内热，所以大便容易干结、不好排。

脾胃在五行中属土，肺属金，中医认为，土能生金，如果脾胃不足，土不生金，肺金也会受累。换句话说，脾胃不好的小孩子呼吸系统功能往往也不好。所以，脾胃弱的小朋友，除了脾胃的症状，还会累及肺，相比较其他脾胃功能正常的孩子，更容易出现感冒、咳嗽、鼻炎、哮喘等呼吸道问题。

（三）推一推，让脾胃功能强起来

遇到这种脾胃虚弱胃口差的孩子怎么办？父母除了要纠正不当的喂养方式之外，也可以采取以下一些方法来帮助孩子提升脾胃功能。

小孩子吃药确实有难度，尤其是特别小的宝宝，治疗方法上可以优先选择外治法。这里给家长推荐几组容易操作的按摩方法。

· 补脾经

部位：拇指桡侧端赤白肉际处。

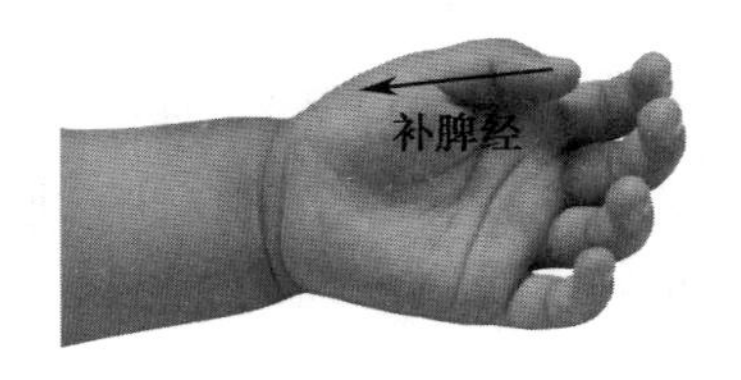

操作：沿着拇指桡侧边缘，力度适中，频率稍快，从指尖一直推到指根，此为“补脾经”。因为孩子的皮肤比较娇嫩，可以在推

之前涂少量婴儿油，增加润滑作用，防止皮肤的摩擦损伤，皮肤以局部微微发红为宜。

· 摩脐腹

部位：脐周及整个腹部。

操作：将示指、中指、环指并拢，从肚脐上 4 寸（中脘穴）的地方，顺时针螺旋状揉按至肚脐，然后以肚脐为中心，将掌心摩擦生热，紧贴肚脐，先逆时针按摩，再顺时针按摩。逆时针按摩圈数与顺时针按摩圈数相同为宜。

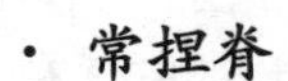

· 常捏脊

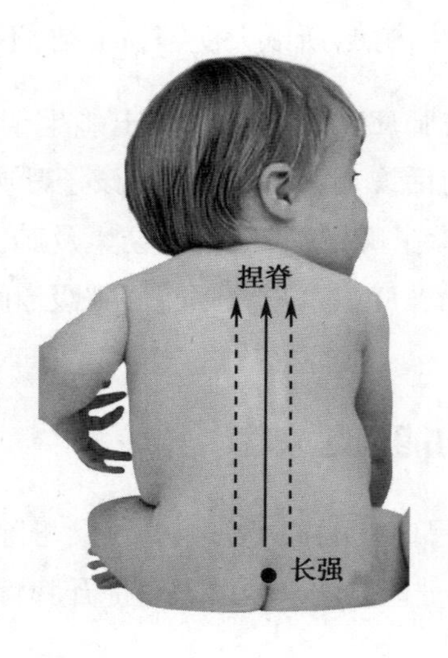

部位：背部正中及紧贴脊柱两侧皮肤。

操作：孩子采取俯卧位，露出背部，从尾骨下方的长强穴开始，顺着脊柱方向一直向上捏到颈后大椎穴附近。操作时，可左、右手交替或同时进行，要把皮肉捏起、放下交替进行。一般小朋友过了 3 个月以后，趴着抬头都没问题了，就可以开始捏脊。刚开始孩子不会好好配合，要不断安抚，孩子很快就会享受这个过程了。脾气虚的孩子多从下往上提捏，这样可以起到振奋阳气的作用；脾阴虚或者心肝火旺的孩子可以从上往下进行，这样可以在疏通经络的同时清泄邪火。

· 掐四缝

部位：除拇指外的其余四指掌侧第 2、3、4、5 指关节第二节横纹中点处。

操作：四缝穴有很好的消食开胃作用。如果宝宝有食积、舌苔白厚，掐四缝非常有效。在四缝穴处找出颜色深的小血管来掐，力度适中，可以每天用指甲掐四缝穴 20~30 次。大一点的小朋友，可以用采血针在四缝穴放血，挤出几滴淡黄色液体。

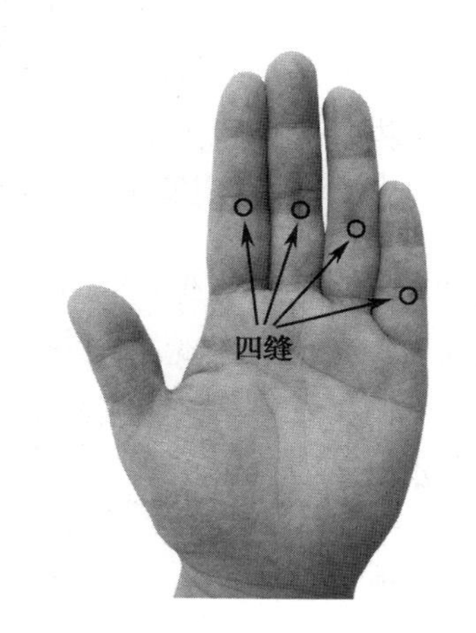

（四）常饮护胃“代参汤”

小孩子长期胃口不好，配合药食两用的内治法效果更持久。这里强烈推荐养胃护胃的小米粥。小米性平，色黄入脾胃，以山西晋北出产的小米最好。小米经过熬制后上面会漂浮一层米油，俗称“代参汤”，最擅养胃。如果不是原产地的新鲜小米或放置太久，质量就差很多，效果自然大打折扣。一位患者反馈：都说小米养胃，为什么喝了小米粥，胃反而不舒服，会出现反酸。这种情况按理说不应该出现，再一细问才知道，小米是从超市买的散装米，已经放置太长时间，受潮变质，失去了养胃的作用。

单纯脾胃虚弱（尤其是大便不太成形）的孩子，平时可以多吃些山药，以河南焦作产的铁棍山药最地道。山药性平微温，可以补益脾胃，《神农本草经》记载其：“主伤中，补虚，除寒热邪气，补中益气力，长肌肉，久服耳目聪明。”山药可以蒸着吃、煮着吃、切块熬粥或打成糊糊，怎么变着花样吃都没问题。注意在清洗的时候，如果接触到山药外皮的黏液，会刺激皮肤表面发痒，涂抹生姜汁可以缓解。

（五）健脾药物有门道

对于一般的脾胃虚弱，推荐参苓白术散，方中药物基本上都是药食两用之品，其中党参、白术、白扁豆、莲子、山药健脾益气，砂仁、陈皮行气化滞，茯苓、薏苡仁健脾化湿。对于体质偏虚偏寒且大便不成形的孩子较为适用。

脾胃虚弱的孩子本身脾胃运化能力就差，在饮食上要以易消化的食物为主，切忌盲目进补，添加太多高营养、高能量的食物。因为在脾胃虚弱的基础上盲目进补可能会出现食积，而食积的形成进一步影响脾胃的运化功能，继而渐成脾虚夹食积，虚实夹杂的局面。

脾胃不好的小孩子，从外形上看，体瘦，面黄，但伸出舌头却舌苔厚腻，这就是虚实夹杂的表现。这个时候健脾的同时要兼顾消食，或者攻补兼施。最常用的药物是焦三仙（焦山楂、焦神曲、焦麦芽），加一味炒鸡内金就变成焦四仙。这几味药都比较平和。

最后强调一句，凡是涉及药物的使用，必须要有专业医生指导。

二、便便添烦恼

（一）为什么大便总难排

一位老奶奶领着孙子来看病。

"医生，我的孙子大便总是3~4天一次，干干的，就像羊粪一样。"

"一直就是这样呢，还是最近才开始的？"

"一直就这样，可他妈妈并不当回事。我觉着还是有问题。孩子每次上厕所，小脸都憋红了，需要很长时间。"

"出现问题越早调理越好。大便总是不通，每天只进不出，食物消化后的代谢产物以及各种废物毒素，就不能及时排泄出去，会堆积在体内，影响孩子的健康。打个比方，就像一根管道，下口堵住不通，上口不断进东西，沉积在里面的东西就会发酵腐烂变质，人体也是一样的道理。小朋友的大便干结主要是肠道积热所引起的，吃一段时间消食导滞、通腑泻热的中药就会好转。"

小孩子大便难的问题不在少数。小孩子属于稚阳之体，脏腑娇嫩，就像明代医家万全描述的“有如水面之泡，草头之露”。因为处在生长发育阶段，各个系统尚不成熟，正所谓“气血未定，易寒易热，肠胃软脆，易饥易饱。”饮食稍不注意，就会出现各种问题。前面小朋友的大便难就是因饮食不节导致胃肠积热、腑气不通，这种情况在临床上并不少见。

（二）勿让洋快餐吞噬孩子的健康

有些家长总是担心孩子缺营养，各种保健食品、滋补药材一哄而上，不知不觉孩子就摄入过量。尤其现在各种洋快餐盛行，洋快餐一般以煎炸为主，属于肥甘厚腻之品，口味重、热量高、偏油腻，小孩子一吃就上瘾。但是孩子脾胃娇嫩，运化能力有限，如果长时间偏嗜这种饮食，就会加重脾胃运化的负担，多余的能量就会以脂肪的形式沉积下来，渐渐吃成小胖子。

煎炸的食物偏燥热，经常吃的话，孩子容易出现大便干，有时 2~3 天大便一次，甚至时间更长。孩子因为排便费力，有时就忍着不去。应该每天排出的粪渣在肠道里待得越久，水分被吸收得越多，大便会变得越干燥。这样一来，越难排，越不愿意排，排便的时间逐渐拖长。久而久之，形成恶性循环。就像船行水中，水深船行，水浅甚至河道干涸无水，船就完全搁浅不动了。

（三）便便不好排，发热找上门

如果孩子排便难，同时口干、唇红、喜冷饮，这都是内热盛的表现。因为内热盛，热迫津液外出就会出汗多。有的妈妈反映说孩子出的汗很臭，这也属于内热。热盛进一步会伤津，孩子会表现为口渴，而且渴喜冷饮。这样的孩子舌质偏红，舌苔偏厚，口气也偏重。舌红代表有热，舌苔厚多半夹有食积。

内热盛的小朋友，平时出汗多，出汗时全身的毛孔都是打开的，再加上小孩子一般好动，四处跑来跑去，很容易吹风受凉而感冒发热。也就是说内热盛大便偏干的小朋友更容易感冒发热。如果只是一个单纯的感冒发热相对还好办，因为中医认为这只是一个表证，病邪在表，借助一些药物发发汗，热就可以退了。但如果平时大便就干,几天一次,一旦感受外邪,感冒发热就不是一个单纯的表证,这个时候属于表里合病,单纯的解表药效果不佳。

中医认为,肺与大肠相表里。有人说了,肺在上面,大肠在下面,两者离得那么远,怎么能建立起联系?其实在中医学的体系里,脏或腑不是基于解剖结构上的功能单位,不能简单理解成一个器官,这和西医在认识上有明显的差异。另外,脏与腑独立却不孤立,脏与脏、脏与腑、腑与腑之间,可以通过纵横交错、四通八达的经络系统建立起沟通联系。肺与大肠就是关联度非常高的脏腑,二者在功能上互相影响。大肠不通,会影响到肺的功能。所以,当出现大便秘结不通的时候,可能会影响到肺系功能的正常发挥。

当孩子感冒发热后,一定要问问大便通不通,如果不通,就一定要通便。食疗方面可以选取皮薄多汁的柚子,去除外皮后里面果肉不要剥得太光滑,最好连着柚肉外白色部分一起吃,有助于大便通畅。李时珍《本草纲目》中记载:柚子能“去肠中恶气”,能“下气,消食快膈,散愤懑之气,化痰。”所以,柚子不仅能润肠通便,而且还可以增强胃肠蠕动,行气通便。比蜂蜜、香蕉、无花果这些水果更胜一筹,润肠的同时还可以行气。不仅加油,还加强动力,取效也更好。当然柚子一定要选熟透了的,如果是未成熟的柚子,则酸味重,酸性收敛,食后反而会使便秘加重。对于实热型便秘,中成药有很多选择,比如麻仁丸或保和丸,可以在医生的指导下选择运用。

(四)宝宝拉肚子怎么办

小孩子在幼年时期,基本上以外感和脾胃疾病居多。不是感冒发热、咳嗽,就是胃口差、排便不好。前面讲了大便难,接下来再聊聊拉肚子的问题。拉肚子是通俗的说法,医学上称为腹泻,是以大便次数增多、便下稀薄,甚至如水样为主证的病症,是儿童常见病、多发病,年龄愈小,发病率愈高。腹泻一年四季均可发生,但以夏、秋季节较多。尤其是到了夏、秋交接的时候,很容易发生小儿腹泻。

发生腹泻的原因有很多,宝宝年龄小,对温度的感知不像大人那样敏感。感受风、寒、湿之后,进一步伤及脏腑,或者乳食不慎加重胃肠负担,这都是常见因素。如果治疗不及时、失治误治，还会由实证转为虚证。不管什么原因，最先损伤的是脾胃功能。婴幼儿脏腑娇嫩，生理功能尚未完善，冷暖不能自调，乳食不能自节，风寒外袭，脾失健运，水湿泛滥，下注大肠，易发泄泻。长期慢性腹泻的患儿，气阴两伤，体瘦面青，容易营养不良，影响正常生长发育。

对于一般的腹泻，家长们也不用太紧张，有些简便的方法可以辅助治疗。

1. **寒湿泻** 表现为突发的水样泻，多因低温或饮食生冷，宝宝腹部受凉后出现。大便粪渣少、水分多，排便次数多，甚至一天多达 10 次以上，但是大便气味轻，肛门不红不热，不伴有发热。

【艾灸法】

小孩子服药不太配合，这种情况下首先推荐艾灸。

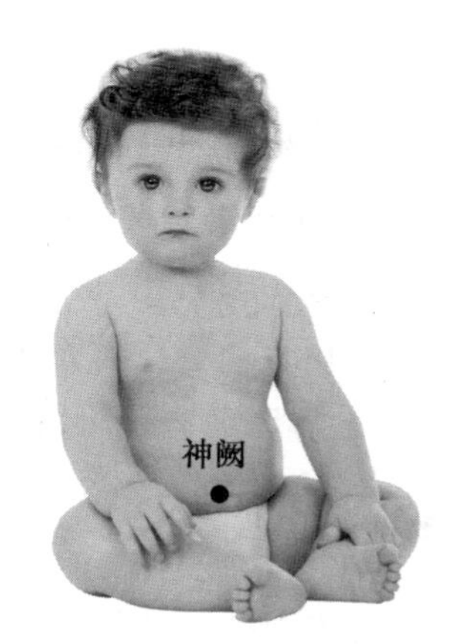

• **方法**：第一步，将艾条点燃后，右手持艾条，距离神阙穴 3 厘米左右施灸，另一手示指和中指分开，放在神阙穴（肚脐）两侧，来感知艾灸的温度，及时调整艾条的高度，以手指感觉不烫为宜，艾灸 5~10 分钟。

第二步，艾灸头顶正中百会穴。方法同前，艾灸 5~10 分钟。

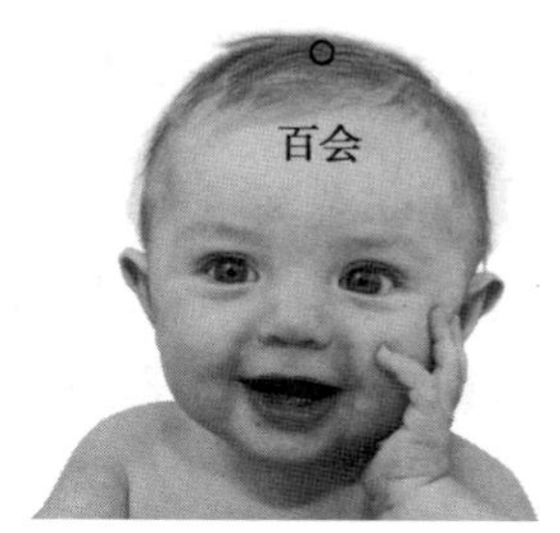

两个穴位可以交替进行，每日 1~2 次，5 日为一个疗程。

• **功效**：温阳散寒，升阳止泻。对于突发的水样泻有良效。

【敷脐法】

除了艾灸，还可以用药物外敷。

• **方法**：将五倍子 50 克炒黄，研成粉末，取适量，用蜂蜜或醋调匀，将调好的药糊温敷于脐部，外加塑料薄膜隔湿，用纱布覆盖，防过敏胶布固定。每 24

小时换药 1 次，连用 3 天。每日更换 1 次。如果为了增强疗效，可在外敷的基础上再用艾条灸肚脐 5~10 分钟，连续 1~3 天。

- **功效**：温阳散寒，收涩止泻。适合脾胃虚寒证的腹泻，小儿久泻不止，肛门不红；或暴泻不止，泄泻无度者。

2. 风寒泻 小孩子爱跑动，运动量大，出汗多，如果不注意换衣服，或冷热交替，就容易受风寒。尤其是夏天开空调后室内、外温差加大，再加上喜冷饮，更容易受风寒。一部分孩子会表现为上吐下泻，大便不成形，甚则如稀水样，一日数次，可伴有流清涕、头痛、腹痛、痛后泄，大便不臭或略酸臭，舌苔薄白或白厚。

【内服方】

- **方法**：优先选择藿香正气水，口服效果最佳，饮用时要尽量温服，但因药液气味刺鼻，很多小孩子不耐受，有的喝入即吐。如果抗拒气味可以选择用酒精棉球蘸上藿香正气水，放在肚脐处，再用纱布和胶布固定。连续贴敷 2 小时，或者也可将 2~3 支藿香正气水倒入浴缸中泡浴或泡脚。
- **功效**：芳香化湿，止泻止呕，温中止痛。

【敷脐法】

- **方法**：将丁桂儿脐贴置于肚脐上（神阙穴）。
- **功效**：温中散寒止泻。

3. 伤食泻 刚添加辅食的小儿最容易出现食积泄泻。一些婴幼儿，添加辅食过早，或者吃的食物较多、较杂，或者饮食不慎，都会出现腹泻。腹泻时常常夹杂奶瓣、菜叶、玉米粒儿等不消化食物。这个时候就可以用传统配方焦三仙来进行治疗。

【内服方】

- **配方**：焦神曲 10 克，焦山楂 10 克，焦麦芽 10 克。
- **用法**：水煎 30 分钟后，滤出药液，少量多次服用。可以加适量白糖或冰糖调节口味。一两个月的宝宝，每次服用 3~5 毫升药液；三四个月的宝宝，每次服用 5 毫升药液；6 个月至 1 岁的宝宝，每次服用 10~15 毫升药液；1~2 岁的宝宝，每次服用20~30毫升药液。

• **功效**：消食化积，和胃止泻。主要针对食积或母乳性腹泻。

4. **湿热泻** 小儿如果喂养太过温补，同时又不忌生冷，或者久居湿地，就容易出现湿热内蕴。湿热泻的表现是肛门偏红或有灼热感，大便黏滞不爽，气味重，舌质偏红，舌苔偏厚腻。在给小儿擦拭肛门时，总是费纸巾，总有擦不干净的感觉。

【外用方】

• **配方**：苦参30克，木香10克。

• **用法**：将两者混合，共研细末，贮密闭瓶中备用。用时取药末5~6克，温开水调如糊状，敷于肚脐上，外盖以纱布，用胶布固定。每日换药1次。

• **功效**：清热利湿，燥湿止泻。

• **主治**：腹泻属于湿热证者，症见大便黄褐色、臭秽，肛门灼热、发红等，可伴有腹痛时作。

5. **脾虚泻** 脾虚的小儿往往体形偏瘦，平时就食欲不佳，食量偏小，对食物比较挑剔。稍微喂养不当，就可能出现腹泻，一般粪质稀薄，含水分较多，气味不重，多夹有不消化食物。

【食疗方】

• **材料**：山药40克，小米50克。

• **做法**：将山药洗净捣碎或切片。将山药、小米放入锅中，加适量清水，先用大火煮沸，再转小火煮约半小时，至粥软烂即可食用。

• **功效**：健脾养胃和中。

小米又称粟米，性平，春种秋收得天地之气最全，得土气最厚，为脾之果，最养脾胃，可以称得上是“食物黄金”。《本草纲目》记载：小米“治反胃热痢，煮粥食，益丹田，补虚损，开肠胃”。

山药味甘，性温，补而不滞，不热不燥，能健脾益胃，助消化。《神农本草经》记载山药“主伤中，补虚羸，除寒热邪气，补中益气力，长肌肉”。山药中含有淀粉酶、多酚氧化酶等物质，有利于脾胃消化、吸收，是一味平补脾胃的药食两用佳品，尤其适用于大便不成形者。

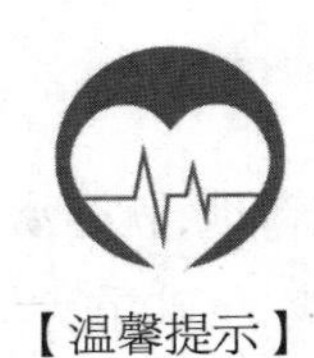

【温馨提示】

• 防寒保暖护好肚脐。夏天要避免空调温度太低，或风口对着直吹。睡觉时穿长衣、长裤，尤其要护好肚脐。

• 多吃健脾和胃食物。如小米、冬瓜、薏米、莲子、山药等。

• 避免油腻生冷食物。如海鲜、肥肉、冷饮、水果等。

• 补充盐糖水防脱水。腹泻容易造成脱水，可适量饮用温热的淡盐糖水。

• 保持臀部干燥。每次便后要清洗患儿臀部，保持臀部清洁干燥，以防被粪便、尿液浸渍而出现尿布皮炎。

• 不乱吃止泻药。慎重使用止泻药。如果腹泻十余次，有精神差、眼窝凹陷、皮肤松弛等脱水表现，或高热不退等严重病症，应及时前往医院就诊。

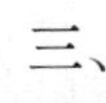

三、感冒与发热

小孩子在生长发育阶段，最常见的就是消化系统和呼吸系统方面的问题。消化系统方面，不是不想吃就是吃多了，不是拉肚子就是拉不出。除了肠胃方面的问题，还有感冒发热、咳嗽等呼吸系统的问题。

（一）寒邪伤人，首当其冲

中医认为，导致人体生病的原因有内、外之别，一般外感多是感受了外在的邪气。中医将外在的邪气统称为六淫，具体来说就是风、寒、暑、湿、燥、火六种致病因素。人体若感受六种致病因素之一，就可能出现身体不适。

对于小孩子来讲，绝大多数的外感都和寒邪有关，寒邪致病最普遍。像英语里讲的感冒为“catch a cold”，寒邪是首当其冲的重要因素。寒邪伤人后，表现出来的第一个症状就是流清涕，可伴有鼻塞、喷嚏、怕冷、咳嗽。古人讲:“诸病水液,澄澈清冷,皆属于寒。”受凉之后,鼻涕清稀如水,有时就像坏了的水龙头一样,不停往下流,这都属于寒。

有的妈妈问:天气凉容易受寒感冒,那夏天岂不都是热感冒?实际情况并非如此。夏天很多感冒也会因受凉引起,比如外面很热,小孩子跑来跑去全身出汗,一旦被风吹到或进入温度较低的空调房,被汗水浸湿的衣服来不及更换,贴着后背就容易受凉,一热一凉来回交替是最容易受凉感冒的,一受凉小朋友马上就开始打喷嚏、流清鼻涕。

(二) 感冒分阶段,应对有妙招

刚开始出现打喷嚏、流鼻涕的症状,是感冒的第一阶段,也是最佳的处理时机,可以煮些生姜红糖水喝,或者用紫苏叶 10 克,加水煮开 10 分钟后频服,把感冒扼杀在初始阶段。另外,家里可以常备些荆防颗粒或者感冒清热颗粒。荆防颗粒是荆防败毒散的成方,里面以解表药居多,主要的功效是疏风散寒解表,对于感冒初起鼻塞、流清涕效果不错。

说到感冒清热颗粒,虽然药名里有“清热”二字,但其实并不能清热,方中以散寒解表的温性药物为主,对于受凉引起的感冒初起比较适合。藿香正气水也是非常好用的一个中成药,传统的剂型因其气味特殊、口感不好且含酒精,小孩子不容易服用。但可以换种方式变通一下,比如服用改良后的藿香正气口服液,或者用加了藿香正气水的热水泡脚,促进全身气血循环,将在表的寒邪驱逐出去。总之,在感冒初起阶段,越早干预越好,如果干预得慢了,可能也就一两天的工夫,感冒很快会进入第二个阶段——寒热错杂型。

在寒热错杂型这个阶段,你会发现宝宝刚开始是清鼻涕,渐渐地出现黄稠鼻涕,或者时清时黄。也就是说,感冒由最初的受寒已经开始化热了。这种情况最多见。如果小朋友平素体质偏热,比如容易咽喉痛,或者大便干,即使刚开始受的是寒,但很快就会化热。就像热锅里放凉水,很快水会变热一样。这个时候,单纯地祛寒或者清热都不理想,要两者结合起来,一方面散表寒,比如感冒清热颗粒,一方面清里热,比如抗病毒口服液。至于药量方面,那要看寒和热的比重,如果寒重热轻,以感冒清热颗粒为主,抗病毒口服液为辅。如果热重寒轻，清热药为主，散寒药少用些。

说到抗病毒口服液，看似西药的名称，但里面全部是清热的中药，可以说是白虎汤、银翘散的变方，从中医的机理来说，只要有内热的表现，就可以对症用药。

另外，还要补充一点，市面上治疗感冒的药物，不论中成药还是西药，寒凉药居多，而温热药偏少。前人有云："热药误用，变化迅速；寒药错投，阴损不露。"因为热药一吃错身体就会很快出现不适感，不会一直服下去，而寒药伤人常常"阴损不露"，即使吃坏了，伤人于无形之间，一时半会儿也不易察觉，要引起注意。

（三）物理降温，都做对了吗

如果仅仅是鼻塞、流鼻涕，估计家长们还不会太担心。最让人揪心的就是孩子高热不退。这里我们要对发热有一个正确的认知。中医学认为，普通感冒引起的发热其实是人体正邪抗衡交争的表现，人体就好比战场，邪气入侵，人体正气奋起抗争，欲驱敌于外，于是在正盛邪实的情况下，"敌我"双方在肌肤表面形成了一个如火如荼的交争场面。温度越高，说明这场"战疫"越激烈，热势也就越高。所以，对于发热来说，不能完全认为是件坏事情，它是人体正气得到锻炼的一次机会。如果退热了，有两种情况：一是正胜邪退，机体康复；二是邪胜正衰，邪气并没有被赶出体外，而是潜伏得更深了，暂时的退热只是正气无力抗衡节节溃败而邪气长驱直入获得的暂时安宁。

我们希望是第一种情况，通过药物和各种治疗手段提升正气，驱邪外出而痊愈。但如果治不得法，或失治误治，就可能出现第二种情况，暂时的退热只是表面现象，闭门留寇的结果是邪气伺机而动，退热维持不久，发热就会卷土重来。临床上这种情况非常多见。

正常人腋下体温为 36.5~37℃，发热按体温分为四类，分别是低热（体温在 37.3~38℃）、中等热（体温在 38.1~39℃）、高热（体温在 39.1~41℃）、超高热（体温在 41℃以上）。出现高热和超高热极易发生并发症。一般来讲，低于 38.5℃可以先不服退热药，配合物理降温的方法来解决。

说到物理降温的方法，很多家长会选择酒精擦拭的物理退热方法，但是这个方法值得商榷，因为常见的感冒发热有风寒和风热之别。换句话说寒和热均可引起感冒发热，体温计的温度并不能区分寒与热，但是一般家长不明白，看到孩子发热，体温计读数不断上升，就直接采取酒精或凉水擦拭的方法，对于热性感冒是适合的，但如果是寒性感冒引起的发热，这种物理退热的方法无异于雪上加霜。

如何判断寒与热呢？如果孩子发热的同时，全身怕冷，甚至全身关节痛，头痛，恶风，无汗，口淡不渴，盖几床被子还一直喊冷，而体温却很高，甚至体温计飙到39℃以上，则属于因寒引起的发热。这个时候如果配合物理降温，一定要用热水来擦拭身体，尤其是大动脉分布处，比如肘窝、腘窝、腹股沟、腋窝等处。好比屋子里闷热，解决的最好方法就是打开窗户通风散热。打开窗户就是解除寒邪郁闭肌表的手段，热敷的目的就是通过打开皮肤毛孔，达到驱寒散热的效果。如果这种受寒引起的发热采用了酒精擦拭甚至冰敷的方法，冰伏寒邪，会引发各种变证。本来因寒引起发热，发热只是表象，却仍然用寒凉的方法应对，属于治不得法。

反之，如果孩子发热后出现汗大出，面红赤，口大渴，浑身燥热不宁，盖不住被子，舌红苔黄，这个时候的发热往往因热引起，物理疗法可以选用酒精擦拭。

（四）发热不用怕，试试外敷与放血

一般来讲，小孩子发热，只要体温没有超过38℃，能吃、能喝、精神好，一般不用太过担心。这里给大家推荐一些外治方法，比如藿香正气水敷脐退热法。这种敷脐法方便、简单、易操作，特别适用于受寒引起的发热初起。肚脐这个地方又叫神阙，穴在脐中，它是沟通先、后天的一个通道，如神气出入之宫门。尽管出生后关闭了孔窍，但是仍然可以发挥它的作用。

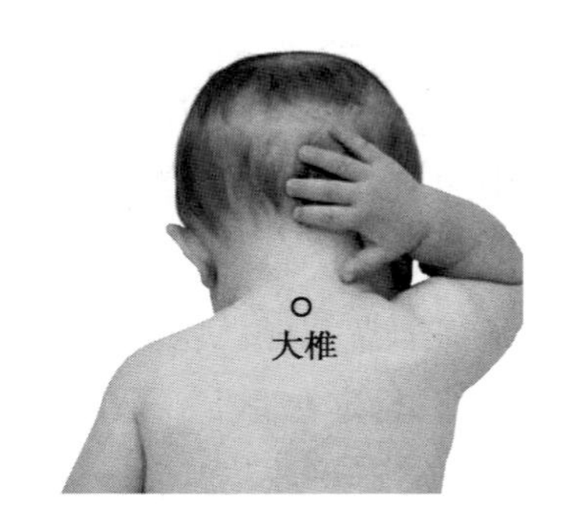

藿香正气水敷脐退热法是用棉球沾藿香正气水，用医用胶布固定在肚脐

上,始终保持湿润状态。藿香正气水本身具有祛风散寒化湿的功效,通过神阙穴可以发挥一定的治疗作用。

除此之外,可以在大椎穴上艾灸或放血。大椎穴通手、足三阳经,属于督脉。督脉主人体一身之阳气,大椎穴属于阳中之阳,阳气最盛。大椎穴是清热要穴,无论外感风寒还是外感风热,都可以将大椎穴作为主穴来治疗。如果是风寒,可以用灸法;如果是风热,可以用刺络放血的方法。大椎穴取穴也容易。低下头,摸到项后最高、最突起的那块骨头就是第7颈椎,第7颈椎往下的凹陷处就是大椎穴。刺络放血时先将大椎穴局部消毒,再用一次性采血针,在大椎穴位置刺络放血,加上拔罐效果更好。通过刺络放血的方法,达到热随血泄的效果。

(五) 发热退不了,小心体内有食积

孩子发热后用了退热药效果却不好,一定要看看舌头、问问大便的情况。正常舌象是淡红舌、薄白苔,如果小孩子的舌头伸出来不仅红,而且舌苔厚厚的一层,这个时候多考虑食积。这样的小孩子往往大便不太好,平时大便容易干。前面我们提到过,大便干或有食积的孩子容易感冒找上门。感冒后如果大便不通或有食积停滞,感冒发热也不容易痊愈。所以一看到舌苔厚腻,消食导滞是必须的,比如服用保和丸或保和颗粒,开始可以按照说明书的量服用,不效者可逐渐加量,以大便通畅为度。很多高热的孩子大便一通,热势马上消退。

有一次遇到朋友的小孩子发热,小家伙乖巧、听话,服了中药后,体温基本接近正常。可没过多久,朋友又打来电话,说孩子又热起来了。当时暗自思量:中药退热后一般比较稳定,很少出现西药那样退热后又反复的情况。而且小孩子体质又比较单纯,不像成人病因复杂,极有可能是有其他情况被忽略了。于是细细盘问,很快找到了原因,孩子因为发热期间食欲差,吃得少,家里老人看在眼里,疼在心上,看着大宝贝热退了,觉得身子虚,怕营养跟不上,马上给孩子做了老母鸡炖花旗参。这一大补又出了问题,原因就在这里。

发热的患者饮食宜清淡,切忌肥甘厚腻。因为发热期间,胃肠的运化功能下降,食欲下降也很正常,过早补益不仅不利于病情的恢复,还会加重脾胃的负

担,甚至引起食积。热是退了,但炉烟虽熄,灰中有火。所以,第二次的发热已经不是外感,而是食积,再加上舌苔厚厚的一层,基本可以明确。接下来改服保和丸之类的药物,旨在健脾消食导滞,热很快就退了。

一句话,对于发热的孩子,过度补益要不得。

(六)感冒期间难舍“水果情结”

发热感冒生病期间水果能不能吃?这是很多家长遇到的问题。其实还是要根据感冒发热的性质来选择,如果是受寒引起的感冒发热,水果最好不吃。但此话一出,很多人开始努力为水果辩解:

“不吃水果缺了维生素怎么办?”

“把水果蒸了吃会不会就不凉了?”

“苹果是不是平和些,可不可以多吃?”

我经常打一个比方:辣椒辛辣温燥,放到冰箱里冰冻后再拿出来,其温燥之性会改变吗?当然不会。现代营养学偏重于食物组成中的营养成分,而中医学更强调食物的寒、热、温、凉四性。前面我们也多次提到过,水果大部分偏寒凉,若本身感冒发热因寒而引发,再摄入寒凉的食物或水果,不管含有多少维生素C也是不适合的,甚至雪上加霜。

《伤寒论》在感冒饮食禁忌证中明确提出“忌生冷、黏滑、肉面、五辛、酒酪、臭恶等物”。生冷指瓜果、冰冻食品;黏滑指难以消化之物;肉面指各种滋补品;五辛易致发散太过,损伤正气;酒酪指各种助湿伤脾之物;臭恶指各种气味不正,影响气机流通之品。不仅生病期间要忌口,疾病初愈也要慎食,否则容易导致病情反复。

说到苹果,中国古代没有“苹果”一词,古代称苹果为林檎或柰等。《千金食治》中这样讲:“不可多食,令人百脉弱。”《开宝本草》记载其:“不可多食,发热涩气,令人好睡,发冷痰,生疮疖,脉闭不行。”所以,体虚之人要慎吃,你在吃它的同时,它也在消耗你的气血,所以才有久服“束百脉”“细百脉”“闭百脉”

之说。

另一方面，如果发热是因热而发，出现鼻涕黄浊、痰液黄稠、咽喉肿痛、小便黄赤、大便干结等内热症状时，可以对症吃一些凉性的水果，比如雪梨、香蕉、西瓜、甘蔗、枇杷、猕猴桃等，能起到清热泻火的辅助作用。就拿西瓜来说，清里热、利小便的效果比较好。而被我们平时丢弃的西瓜皮，又叫西瓜翠衣，实乃清解暑热的良药，不可小觑。

【家庭小药箱】感冒中成药一览表

感冒类型	主要症状	推荐中成药
风寒感冒	恶寒（怕冷）多，发热少，头痛无汗，鼻塞流涕，肌肉关节酸痛，或者有咳嗽、咽痒，舌淡红，苔薄白，脉浮	感冒清热颗粒、正柴胡饮颗粒、荆防颗粒、参苏丸、葛根汤颗粒、风寒感冒颗粒
风寒伤食	恶寒，肌肉关节痛，纳差，胃胀，舌淡红，苔厚或厚腻	午时茶颗粒
风热感冒	发热，咽痛，口渴，心烦，汗出，痰液或鼻涕黄稠，舌苔薄黄，舌边尖红	银翘解毒丸、小柴胡颗粒、板蓝根颗粒、抗病毒口服液、连花清瘟胶囊
暑湿感冒	头重如裹，肢体困重，脘腹胀满，腹痛、腹泻，舌红，舌苔白厚	藿香正气丸（水）、保济丸

四、咳嗽止不住

（一）咳嗽初起勿滥用止咳药

“医生，为什么感冒好了，咳嗽总是好不了？喝了很多止咳药都不管用。”

如果问什么是最让家长头痛的问题，除了发热让人火急火燎，估计另一个就是咳嗽了。有的咳嗽甚至能拖1个月以上。所以有句话叫“外不治癣，内不治喘”，后者就是强调咳嗽或喘促在一定程度上的复杂、多变和难治。有的妈妈坦言：“孩子只要咳嗽一声，我的心就会收紧，一直悬着，真希望自己代替孩子生病。”可见咳嗽给父母带来非常大的不安和焦虑。

咳嗽其实只是一个症状，主要见于呼吸系统疾病。咳嗽是正常的生理防御反射，是人体自行清除呼吸道黏液的唯一办法，可以因某些疾病引起，如呼吸道感染、咳嗽变异型哮喘、异物吸入等。有时孩子早上起床会咳嗽几声，这只是通过咳嗽清理晚上积存在呼吸道的黏液，起到清嗓的作用。如果父母一见孩子咳嗽，立即喂止咳药或者镇咳药，可能会导致痰液不能顺利排出，大量蓄积在气管和支气管内，而使病情加重。尤其中枢性镇咳药，因其有成瘾性，弊大于利，不推荐孩子随意使用。

（二）咳嗽刚露头，试试烤橘子

咳嗽形成的原因可以是外感，也可以是内伤。有一句话叫“五脏六腑皆令人咳，非独肺也”。尽管咳嗽主要是肺系功能失调的症状表现，但是导致咳嗽迁延不愈的原因可能不仅仅局限于肺，要考虑多个脏腑对它的影响。

当然，小孩子得病相对单纯，外感是常见原因。肺为娇脏，清虚之体，易寒易热，易受邪气侵扰。感受外邪之后，除了鼻塞、流涕之外，咳嗽常常是外感伴随的症状。如果是外感初起引起的咳嗽，痰液多清稀、色白、量多呈泡沫状，容易咳出来，往往是寒邪所致。这个时候的治疗原则是温肺散寒化痰，一方面驱除在表之邪，打开门把敌人撵出去，比如用点儿紫苏叶泡水，藿香正气水泡澡，在医生的指导下服用小青龙颗粒；另一方面要打扫体内垃圾，温化在里之痰。比较简单的做法是泡陈皮水喝，把陈皮煮开后装在杯中，小口频服，当水喝，不限次数。对于小孩子来讲，还有一个办法，那就是烤橘子，也是一个不错的选择。

选择橘子时，以皮色橘红，果皮与果肉紧贴不脱水者为佳，这样烤的时候，橘皮有效成分才可以渗入到橘肉内。具体来讲，将橘子穿一根筷子，直接放到小火上烤，要掌握好火候，小火慢慢烤，并不断翻动，烤到有热气从橘子里滋滋冒出来、橘子皮发黑微焦为最好，这样橘皮内的有效成分基本都渗入到橘肉内，而橘肉内的维生素和矿物质也不被破坏。

稍凉一会儿，剥去橘皮，让孩子吃温热的橘瓣。大橘子可以分几次吃完，小贡橘可以一天吃 2~3 个。橘子通过火烤，使鲜橘皮在火的作用下短时间变成了陈皮，具有燥湿化痰、和中开胃的功效。现代药理学研究表明，烤橘子的橘皮中含有挥发油，对于支气管有微弱的扩张作用，使痰液容易咳出。

有人吃橘子时喜欢把附在橘瓣上的白色丝絮状物剥干净，其实大可不必，橘子全身都可入药，橘皮理气、橘络化痰、橘核散结。附在橘子上面的白色絮状物又称橘络，是一味非常不错的通络化痰药物。

（三）疾病发展快，外寒内热是常态

外感咳嗽的初起阶段持续时间并不长，很快就会发现小孩子咳吐出的清痰中会裹挟着黏黄的结块，这表明开始化热了，但是寒邪还在，所以出现了清黄交替、寒热错杂的表现。寒热错杂是咳嗽最常见的类型，俗称“寒包火”，占据整个感冒咳嗽病程的时间最长。在表的寒邪尚未解除，体内阳气已经郁而化热。所以，一部分孩子可能咳清黄痰液的同时，表现出咽喉不舒服、鼻子里冒火、眼睛干热，舌质比初起要略红，舌苔正常或薄黄。

这个时候可以选用通宣理肺丸解表散寒、宣肺止咳。通宣理肺丸方中的药物偏温散，方中只一味黄芩清热，力量偏单薄，可同时加上小柴胡颗粒通利三焦，或银翘解毒丸清解郁热。清热药整体用量比例要略大于温散药，也可以配合麻杏石甘颗粒表里双解。在具体发病过程中，可根据寒热的轻重再调整寒热药物比例。当然最稳妥、最可靠的是能够拥有一个医生朋友帮家长做参谋。

（四）咳嗽黏痰多，复方竹沥来帮忙

如果听到喉咙呼噜呼噜的痰音比较重，可以加强化痰的力量，比如选取保婴丹、二陈丸或者蛇胆陈皮散等其中之一种加强化痰的效果。另外，临床中我们发现，散剂中药对付痰湿咳嗽明显优于口服液，就像地上有水，用土来掩盖化湿效果更好。

“寒包火”的咳嗽再往下发展，外邪完全入里化热，就会表现出一派里热证。没有恶寒怕冷的征象，咳出的痰完全是黄的、浓的、稠的、黏的，咳嗽的声音变得重而浊，像是从胸腔发出的，与之前停留在咽喉部的表浅的咳嗽完全不同。这

个时期孩子还会发高热、说胡话，身上滚烫、面色红赤，舌红如绛，肺炎的可能性较大。家长千万不要擅自处理，一定要及时送往医院规范治疗。

当然，家长也不是完全无所作为，因为清痰热是个非常重要的环节。“百病多由痰作祟”，痰清不干净，遗留的问题会很多。有些小孩子不怎么会咯痰，痰涎堵塞气道还会引起其他变证。到底是不是热痰，该如何判断？白色的、清稀的一般为寒，黄色的、稠厚的一般为热。那么有些人咳出的痰色白而黏稠，是寒还是热呢？其实性状、质地的判断比颜色的判断更可靠。也就是说，如果痰质黏稠，无论色白、色黄，均为热。

对于很多有热痰的孩子推荐一种中成药——竹沥水或复方鲜竹沥液。竹子全身都可入药，竹叶清心火、竹茹除烦降逆、天竺黄清化热痰。黄元御《玉楸药解》中记载：“鲜竹去节，火烘沥下，瓷器接之。其性虽寒，不至滑泻肠胃。清上之药，最为佳品。”烧竹子的一边，另一边就会流出透明的液体，把它收集起来就是竹沥水。竹沥味甘，性寒，入手太阴肺经。其甘寒疏利，可清胸膈烦渴，化痰涎胶黏，对胶痰、顽痰效果颇佳，对于心肺郁热、孔窍壅塞之证也有不错的作用。复方鲜竹沥液比竹沥水含的药物成分更丰富，包括鲜竹沥、鱼腥草、半夏、生姜、枇杷叶、桔梗、薄荷油，增强了清热解毒、燥湿化痰的功效。

（五）川贝炖梨来治咳，效果没有想象好

有的家长喜欢给孩子用川贝炖梨的方法治疗咳嗽。但是服后时效时不效，效果并不稳定。哪里出了问题？其实还是适应证的问题。看别人用着有效，就照猫画虎效仿，效果肯定不理想。别忘了，中医是讲辨证论治的。都是咳嗽，但有虚实、寒热、痰湿、瘀血的不同。证不同，法不同，方亦不同。方随法出，法随证立。通俗地讲，就是一把钥匙开一把锁，病证不同，治疗就有差异，你要解开疾病的锁，就要找对找准相应的那把“钥匙”。

川贝母药性苦、甘，微寒，具有清热润肺、化痰止咳的功效。因其性凉而甘，具有润肺的功能，所以一般适用于肺虚久咳、痰少咽燥等症。川贝母用来缓解燥咳的效果好，也可以用于久病阴虚咳嗽或者热邪伤到津液的燥热咳嗽。若孩子初感风寒，邪气在表，不适合使用川贝母等滋润的药。滋润的药物容易敛邪，

会把寒气困在身体里，不利于邪气的透达，咳嗽会变得更加缠绵难愈。

还有一种贝母是浙贝母，也叫象贝，浙江象山产的贝母，个头较川贝母大。它的滋润作用没有川贝母强，但是开泄力大，清火散结作用强，一般用于外感风热证或痰火郁结所致的咳嗽。家长们只要记住一点，孩子外寒初起咳嗽的时候以寒居多，千万莫过早服用川贝母。

【家庭小药箱】咳嗽中成药一览表

咳嗽证型	主要症状	体质特点	适用中成药
风寒咳嗽	咳白痰，鼻塞咽痒，苔白	脸色黄暗，皮肤干燥粗糙，易患慢性鼻炎	宣肺止嗽合剂、通宣理肺丸、止咳宝片、风寒咳嗽颗粒
寒饮咳嗽	水样的鼻涕，水样的痰，舌淡，苔水滑	面色多青灰色，易患哮喘	小青龙合剂，小青龙颗粒
风热咳嗽	咳嗽痰黄质稠，咽红、咽痛、口干，舌红，苔薄黄	面红体壮，性格急躁，易患扁桃体炎、口腔溃疡，汗多，小便黄	小儿肺热咳喘口服液、急支糖浆、肺力咳合剂
风燥咳嗽	干咳，口、鼻、咽干燥，舌苔津少欠润	体瘦，皮肤干燥	蜜炼川贝枇杷膏、养阴清肺口服液
痰湿咳嗽	痰多，色白或黄，咳声重浊，大便溏，舌淡胖，苔白厚	多虚胖，身体困重，性格温顺，眼袋大	橘红痰咳液、桂龙咳喘宁胶囊、二陈丸
痰热咳嗽	咳嗽气粗，痰多质黏，舌红，苔厚腻	体格壮实，皮肤粗糙，喜肉食，常有湿疹、脚气，睡觉打鼾	清肺宁嗽丸、清金止嗽化痰丸
肺气虚咳嗽	咳声低弱无力，气短，痰白量多，舌淡，苔薄白	疲惫乏力，声低气弱，动则汗出，易感冒	人参保肺丸、补肺丸

（六）突然呛咳气憋，小心异物吞食

小孩子因为吞咽功能不完善，很容易发生异物卡喉。这样的报道并不少见，有不足 1 岁的小孩子吃了果冻，造成气道梗阻引起窒息最后不幸身亡的，有的是吞食了汤圆造成窒息等。这样的案例时不时上演，特别要引起高度警惕。异物卡喉有时是食物，有时是小玩具、小物品，一旦出现异物卡喉，往往立马会出现呛咳、憋气、面部青紫，如果进一步卡到气管，阻挡住用来呼吸的气道，就会因无法呼吸出现窒息，危及生命。

有的孩子误吞异物时，我们不在身边，未能及时发现，或者异物较小，吃入时可能没有明显的症状。这种情况虽然当时没有明显的表现，但是孩子不久就可能出现顽固性咳嗽、发热、黏痰等症状，经过药物治疗反复不见好转的，就要怀疑气道异物的可能！

♪ 异物卡喉时的正确处理方式

异物吞食的突发情况下，4 分钟内，是抢救的黄金时间。脑循环缺氧只要超过几分钟，就可能造成大脑的永久性损害。幸运的话会抢救过来，若抢救不及时，可能会造成脑性瘫痪、植物人，甚至死亡。但现实情况是，当噎食窒息发生时，专业急救人员基本很难在几分钟内赶到现场，送医院也来不及。这时，第一时间要做的就是国际公认的“海姆立克急救法”，与时间赛跑，将伤害降到最低！

注意，如果可以呼吸、哭泣、说话或仍能咳嗽，则不应该实施“海姆立克急救法”，比如鱼刺卡喉，能呼吸、能说话，这种情况不要使用。

♪ “海姆立克急救法”，关键时刻能救命

我们每个人都应掌握“海姆立克急救法”，关键时刻能救命！具体操作方法如下。

第一种情况：1 岁以上儿童及成人，采用海姆立克急救法。

第一步：站在其背后，双手放其上腹部（肚脐以上两横指），一只手握拳，另一只手包住拳头。

第二步：双臂用力收紧，快速往后上方冲击。

第三步：持续几次挤按，直到异物从口中吐出，气管阻塞解除或失去反应（若失去反应，则采用“心肺复苏”）。

第二种情况：1 岁以下的婴儿，采用背部拍击和胸部冲击相结合的方式。

第一步：将婴儿头朝下，臀部朝上，用力拍击背部 5 次，胸部前正中线与两

乳头连线相交处下缘按压冲击5次，交替进行。

第二步：持续按压几次，直到异物排出或失去反应（若失去反应，则采用“心肺复苏”）。

第三种情况：当气道梗阻、失去反应，要采用“心肺复苏”。

将孩子平放在地板上，实施心肺复苏的急救。

如身边有其他人，其中一人立即拨打急救电话，另一人立即实施急救。

1	儿童心肺复苏胸外按压的部位为胸骨下段，两乳头连线中点，男女相同，胸外按压速率是100~120次/分，进行30次按压。
2	开放气道（压额头、抬下巴），保持气道通畅。
3	及时检查口腔是否有异物排出，若有异物，小心移除。
4	没有异物的话，则人工呼吸2次。
5	如此反复，注意尽可能避免胸外按压中断。

♪喂食小心谨慎，警惕容易卡噎物品

警惕生活中一些易引起卡喉的食物。

- 果冻：有张力，容易变形，很容易被吸入气道。
- 麻花、糖果：不好咬，偏硬的食物，容易卡住喉咙。
- 鱿鱼丝：纤维过长、柔韧性强的零食，不适合孩子吃。
- 花生酱：黏稠度过高，不适合孩子吞食。
- 坚果类：体积小，硬度高，容易卡住喉咙。
- 带核水果：小巧球形，里面带核的水果，如大枣、龙眼、葡萄、樱桃等。
- 多纤维蔬菜：纤维多且不易嚼烂，如芹菜、豆芽。
- 大肉块：大的肉块孩子无法嚼烂，强行吞入很容易卡噎。
- 黏性食物：糍粑、糯米、粽子、汤圆等，黏性强，不易吞咽，容易卡噎。

- 多刺的鱼：避免食用多刺的鱼，应给孩子选择刺较少的鱼类烹煮。

五、夜啼眠难安

〔唐〕孙思邈《孙真人海上方》曰："小儿夜哭最堪怜，彻夜无眠苦逼煎。" 夜啼是指小儿经常在夜间哭闹不休，或每夜定时啼哭，白天如常。此种情况多见于 1 岁以内的婴幼儿，也有五六岁儿童仍夜啼者。患此症后，持续时间少则数日，多则数月不等。长期夜啼，会影响孩子的生长发育，造成发育迟缓、体重不达标等情况，需及早治疗。

小儿夜啼以脾虚、心热、受惊、食积等为主要发病原因。①小儿脏腑娇嫩，脾胃虚弱。若护理不当，腹部受寒，寒邪内侵，致入夜腹痛而啼。②小儿心火常有余。若乳母平日恣食辛辣肥甘，易传至小儿，邪热扰心，致夜间烦躁啼哭。③小儿神气不足，心气怯弱，若目触异物，耳闻异声，受到惊吓，使心神不宁，神志不安，致夜间惊啼不寐。④小儿乳食不节，乳食积滞，停留于胃，"胃不和则卧不安"，故入夜而啼。治疗主要围绕这四个方面考虑。

（一）外治法

★掐老龙

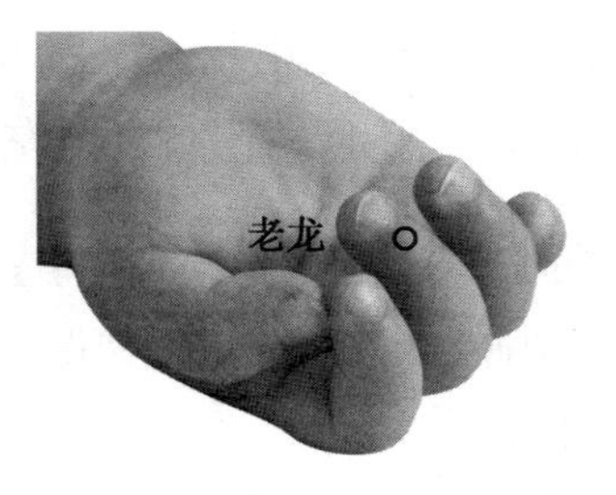

取穴：老龙穴。位于中指指甲根部正中后 0.1 寸处。

操作：掐按老龙穴至少 100 次以上。老龙穴不仅针对小儿夜啼，还可应对惊风、高热抽搐、虚脱气闭、昏迷不醒等。坚持掐按，鼻梁上青色可逐渐褪去。

功效：镇惊安神。

主治：惊骇所致夜啼。受惊吓的宝宝有时鼻梁会发青，小儿神气不足，受惊之后，心神受扰，神志不定，出现惊惕不寐。一般表现为睡不安稳，时睡时醒，哭闹不休。

★敷脐法

组方：水牛角粉 5 克。

用法：每次取 1 克，放在肚脐，滴几滴温水，外面用纱布包住，再用胶布固定即可。

功效：清心安神。

主治：心肝火旺、心脾有热之夜啼。症见小儿夜啼、睡喜仰卧、烦躁不安、小便短赤或大便秘结、面赤唇红，舌尖红，脉数有力。

《孙真人海上方》曰："小儿夜哭最堪怜，彻夜无眠苦逼煎；牛甲末儿脐上贴，清清悄悄自然安。"

★揉腹法

部位：腹部。

方法：双手手掌摩擦生热，顺时针揉腹部 30 分钟。

功效：温胃散寒，缓急止痛。

主治：脾胃虚寒、食积腹痛或受惊吓所致夜啼。症见夜啼、面色发白、手脚发凉，舌淡苔白。食积者夜啼多见口苦口臭、大便干稀不调、气味酸臭、睡眠不安。

〔明〕周于蕃所著《秘传推拿妙诀》曰："凡遇小儿不能言者，若遇偶然恶哭不止，即是肚痛，将一人把小儿置膝间，医人对面将两手搂抱其肚腹，着力久久揉之，如搓揉衣服状，又用手掌摩揉其脐，左右旋转数百余回，每转三十六，愈多愈效。"

★艾灸法

取穴：中冲穴。位于中指指端，手厥阴心包经的井穴。

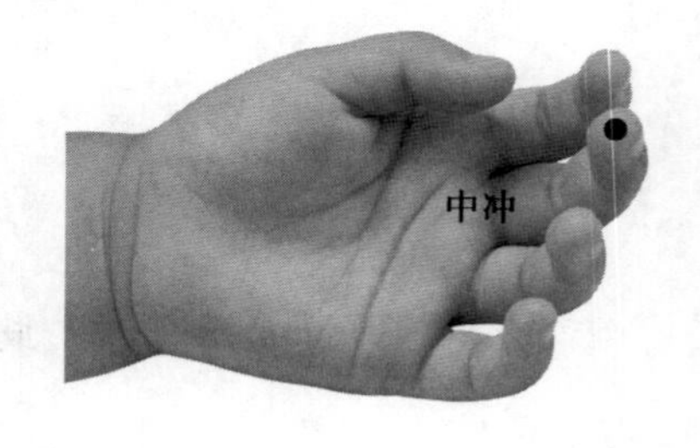

用法：艾条点燃后距离中冲穴 3~5 厘米施灸，每日艾灸 3~5 分钟，连续 2~3 日即可。

功效：宁心安神。

主治：心经有热或受惊吓所致夜啼，症见夜晚哭闹，睡眠不安。

艾灸中冲穴治疗夜啼，古籍早有记载。如《医学纲目》曰："夜啼：灸中冲，一壮即止。"《类经图翼·针灸要览》也说："夜啼，心气不足：中冲三壮。"若是艾灸中冲穴效果不好，也可以用采血针在中冲穴点刺放血。

（二）内服方

★甘麦大枣汤

组方：炙甘草3克、大枣（去核）3个、浮小麦15克、神曲10克。

用法：水煎30分钟，滤出药液，少量频服。

功效：养心安神。本方具有镇静作用，可舒缓紧张、兴奋的精神状态。

主治：心气不足之夜啼。症见小儿夜啼，出汗多，纳食不香，烦躁不安，睡眠不稳。

★一味蝉蜕汤

组方：蝉蜕10克。

用法：水煎15~20分钟。

功效：凉肝息风，定惊安神。蝉蜕治小儿夜啼，亦取其昼鸣夜息之意。

主治：心肝火旺之夜啼。症见小儿夜啼，易烦躁，脾气大，头面多汗，眼屎重，舌质红。

★灯心竹叶汤

组方：灯心草3克、淡竹叶9克。

用法：水煎服或沸水泡服。

功效：清心安神。

方解：灯心草气寒味甘，无毒。叶天士《本草经解》曰其："禀天冬寒之水气，入手太阳寒水小肠经、足太阳寒水膀胱经；味甘无毒，得地中正之土味，入足太阴脾经……心与小肠相表里，小便者心火之去路也，心火结于小肠膀胱，则小便淋沥矣；灯心生煮服之，气寒清热，味甘化气，结者解而火下泄矣。"灯心草可以清心除烦，利水通淋，导热下行，热从小便而解。

“淡竹叶气大寒，禀天冬寒之水气，入足少阴肾经；味甘平无毒，得地中央燥土之味，入足阳明燥金胃土……竹叶寒可清胃，甘平可以下气也。”淡竹叶甘寒渗利，通利小便，具有利水祛湿、泻热除烦的功效。

主治：心经火热之夜啼。症见小儿夜啼，烦躁不寐，易起口疮，小便色黄、短赤。

六、尴尬的遗尿

遗尿是指3岁以上儿童在睡眠中不知不觉排尿，又称“尿床”。现代医学认为，由于小儿大脑神经系统发育未完善或功能失调，引起脊髓初级排尿中枢的控制能力较弱或传导通路障碍，均会导致传导反射障碍，使膀胱括约肌、闭尿肌、后尿道括约肌控制失约而发生遗尿。还可因膀胱自身发育不完善或其控制能力失调，如膀胱括约肌收缩能力弱或闭尿肌的舒张受到影响，导致排尿次数增多、漏尿，甚至遗尿。此外，大脑抗利尿激素分泌降低，使肾脏对水的重吸收减少，导致夜间尿量增多，产生稀释尿，加重膀胱的负担而遗尿。精神心理因素也是本病的重要发病因素，比如家庭不和睦、父母离异对孩子心理造成影响而发生遗尿的概率明显增加，但去除诱发因素，加强情绪调整和心理疏导，遗尿的情况自会改善。

中医认为，引起儿童遗尿的原因主要是气虚，正如《针灸甲乙经》所载：“虚则遗尿。”肾主封藏，司气化，膀胱为津液之腑，与肾相表里，依赖肾阳温养气化，具有贮藏和排泄小便的功能。小儿遗尿，多属先天肾气不足，下元虚寒，膀胱气化不利，不能制约水道，则发为遗尿。此外，肺主一身之气，又通调水道，下输膀胱。脾主中气，运化水湿而治水。若小儿体质虚弱，脾肺气虚，上虚不能治下，膀胱约束无力，也会发为遗尿。若先天禀赋不足，后天调护不当，损伤下元，固摄无权，膀胱失约，即可发为遗尿。也有各种疾病引起脾肺虚损、气虚下陷而出现遗尿症。或因湿热之邪下注膀胱，小便失约而致遗尿。不论哪种情况，遗尿症最好及早治疗，如果迁延日久，则会妨碍小儿的身心健康，影响发育。

中医在治疗小儿遗尿方面有丰富的经验，下面从内治和外治两个方面给大家一些建议。

（一）外治法

★小儿推拿

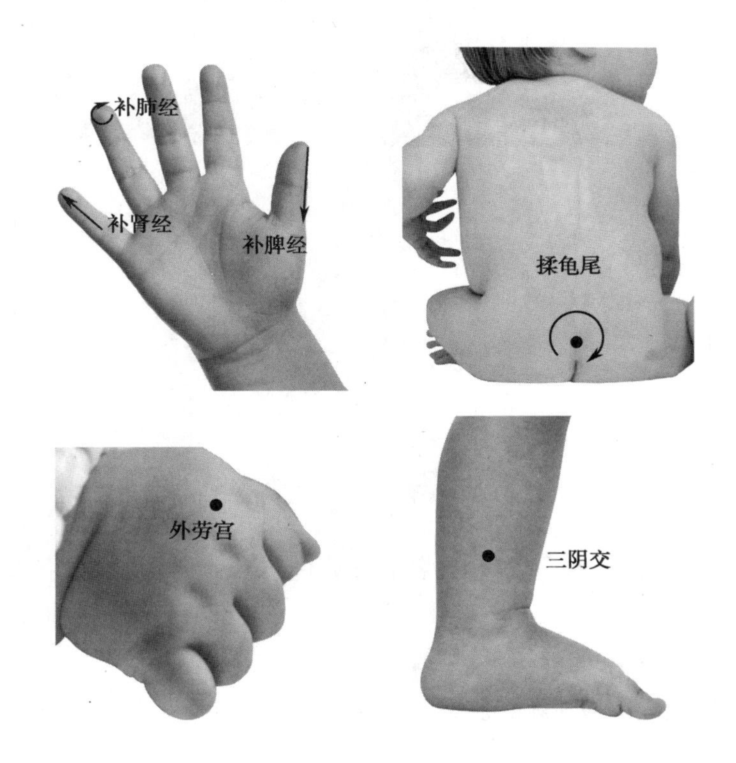

揉丹田、补肾经各 200 次。

补脾经、补肺经各 100 次。

摩腹 10 分钟，揉龟尾 30 次。

横擦腰骶部（肾俞、八髎穴）5 分钟。

按揉百会、揉外劳宫、揉三阴交各 1 分钟。

每天晚上睡前 2 小时做一次推拿。

功效：揉丹田、补肾经、摩擦腰骶部，可温补肾气，壮命门之火，固涩下元；补脾经、补肺经，健脾益气；按揉百会、揉外劳宫，宁神升提；按揉三阴交，调理肝、脾、肾；揉龟尾，通调督脉经气，调理腰骶气血。

★艾灸疗法

取穴：关元、气海、肾俞、脾俞、涌泉、百会穴。

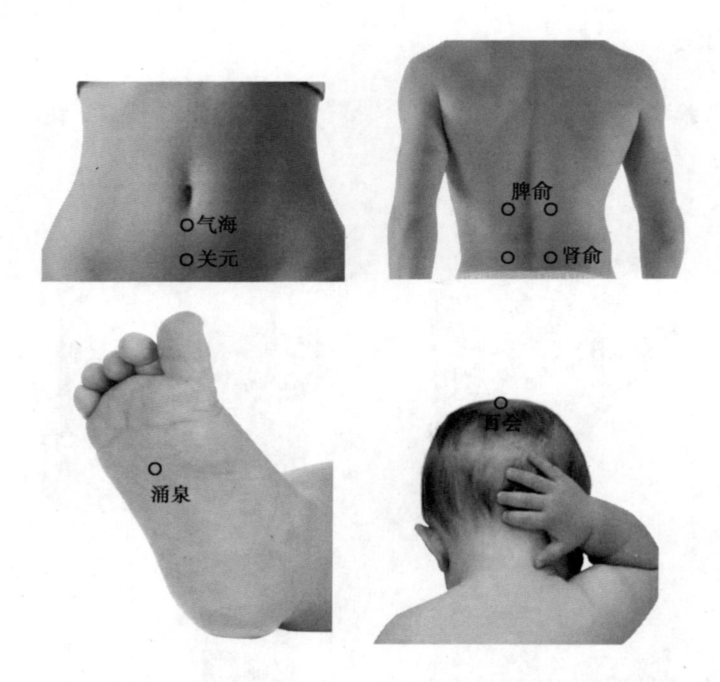

操作：艾灸关元、肾俞、脾俞穴各 3~5 分钟，艾灸涌泉、百会穴各 3 分钟，每日 1 次，连续数日。

功效：温补下焦，固涩缩尿。

主治：下元虚寒型遗尿。症见面色青白，肢凉畏寒，神疲乏力，小便清长，舌质淡润。

按语：遗尿以脾肾阳虚、肾气不固为多见。《景岳全书》中记载："凡睡中溺者，此必下元虚冷，所以不固。"关元穴乃小肠之募穴，艾灸关元穴，可温补下焦，扶阳止遗，配气海、肾俞、脾俞、涌泉、百会穴，可增强脏腑功能，益气升阳止遗。

★肚脐敷贴法

方药：五倍子 20 克。

用法：将五倍子研成极细粉末，每次取药粉 5~6 克，用醋调成糊状，放在肚脐中，外用纱布盖住，再用伤湿止痛膏或医用胶布固定，每日晚上临睡时更换一次，连用 7 日。

功效：温肾固涩，缩尿止遗。

主治：遗尿。

★贴耳穴法

取穴：肾、膀胱、皮质下。

操作：局部消毒，用王不留行子贴压耳穴，每次按摩 3~5 分钟，每日 3~5 次，每隔 3 日更换一次。连续敷贴 5 次。

功效：调理下焦，固涩缩尿。

主治：遗尿。

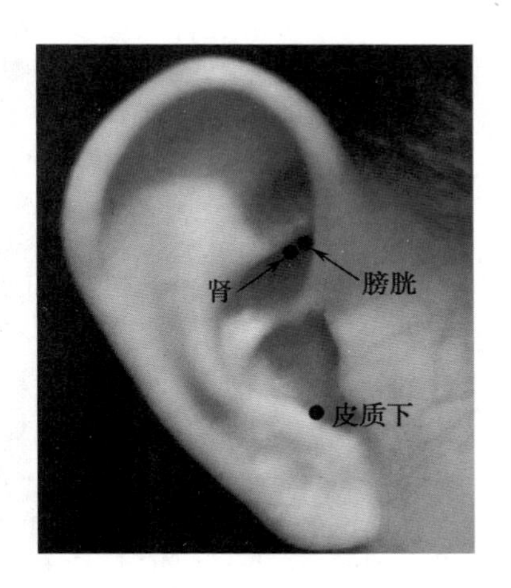

（二）食疗法

★芡实覆盆子粥

食材：芡实 30 克、覆盆子 10 克、粳米 100 克。

方法：将芡实、覆盆子捣碎或研末，加粳米煮粥食用，每日 1 剂，连服 1 周。

★猪脬桑螵蛸粥

食材：猪脬（即猪膀胱）1 只，烘干，桑螵蛸 10 克，黑豆 30 克，益智仁 15 克，粳米 100 克。

方法：猪脬、桑螵蛸、黑豆、益智仁共研细末，同粳米共煮成粥，加入调味品，每日 1 剂，连服 1 周。

★韭菜籽粥

食材：韭菜籽 15 克、粳米 50 克。

方法：韭菜籽炒后研末，粳米煮粥，待粥熟后调入韭菜籽末，稍炖即成，每日 1 剂，连服 1 周。

★芡实山药莲子粥

食材:芡实 30 克、粳米 30 克、山药 10 克、茯苓 10 克、莲子 15 克。

方法:芡实、山药、茯苓、莲子共研细末,同粳米共煮成粥,每日 1 剂,连续服用 1~2 周。

药名	中药小知识	图片
芡实	味甘、涩,性平。安五脏,补脾胃,益精气,止遗泄,暖腰膝,祛湿痹,明耳目,治健忘。具有补肾固精、健脾止泻的功效。《本草求真》曰:"芡实如何补脾,以其味甘之故;芡实如何固肾,以其味涩之故。惟其味甘补脾,故能利湿,而泄泻腹痛可治;惟其味涩固肾,故能闭气,而使遗、带、小便不禁皆愈。"	
覆盆子	味甘、酸,性温,入肝、肾二经,可益气温中、安和五脏、固精缩尿、补肝明目、黑发润肌。覆盆子,顾名思义,覆盆而收,即原本起夜小解,但吃过覆盆子之后,便盆就可束之高阁了。《本草衍义》云:"小便多者服之,当覆其溺器,故名。"	
益智仁	气温,味辛,无毒。叶天士《本草经解》曰:"主遗精虚漏,小便余沥,益气安神,补不足,利三焦,调诸气。夜多小便者,取二十四枚,碎,入盐同煎服,有奇验。(盐水炒)"	
桑螵蛸	味咸、甘,平,无毒。陶弘景《本草经集注》曰:"治男子虚损,五脏气微,梦寐失精,遗溺。久服益气,养神。"	

续表

药名	中药小知识	图片
五倍子	味酸、涩，性寒。归肺、大肠、肾经。五倍子乃虫食其津液结成者，其味酸涩，其性擅收，能敛肺止血化痰，止遗止渴收汗；其气寒，能散热毒疮肿。	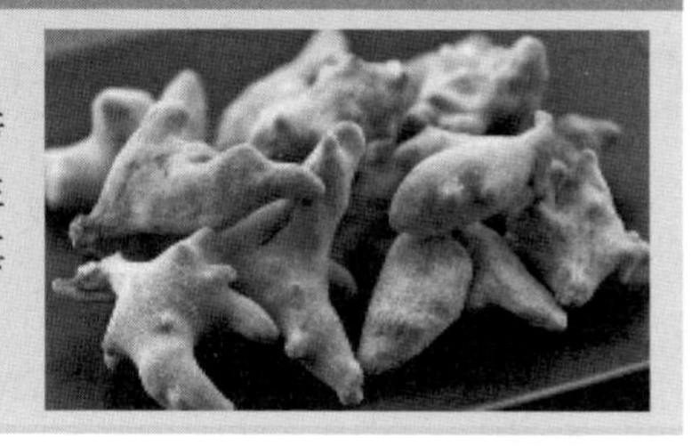

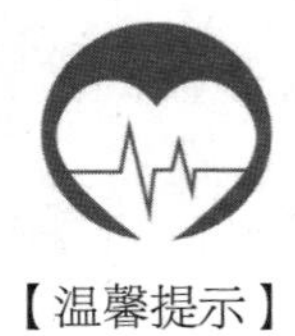

【温馨提示】

• 调整饮食，起居规律。晚饭最好少吃流质食物，睡前2小时少饮水。保证孩子饮食起居规律，避免过度疲劳及精神紧张。

• 睡前不宜太过亢奋。应养成孩子按时睡眠的习惯，避免睡前活动剧烈或精神太过兴奋，避免观看惊险刺激的影视片。

• 睡前排空小便。要养成孩子每天睡前排空小便的习惯。正常的排尿习惯尚未养成时，出现尿床不属于病理现象。夜间入睡后，家长应定时唤起小儿排尿，逐渐培养良好的卫生习惯。

• 适当添加健脾益肾食物，如莲子、山药、芡实、薏米、覆盆子、核桃、桑椹等。

积极治疗，适当营养，注意休息，避免疲劳，勿受惊吓。

七、难愈的口疮

口疮是指发生于口腔内黏膜的溃疡性损伤病症，多见于口唇、舌、上腭等黏膜部位，现代医学称为口腔溃疡。发作时疼痛剧烈，有灼热感，严重者影响饮食、说话，对日常生活造成极大不便，可并发头痛、头晕、口臭、咽痛、烦躁、发热、淋巴结肿大等全身症状。

中医认为，口疮多由热毒、风热等外邪侵犯人体，或因嗜食辛辣、煎炸炙烤，内热蕴于心、脾二经，或中焦土虚，下焦虚冷而致虚火上炎，循经发于口舌所致。故口疮有实火和虚火之分，实火宜清热散火，虚火宜补益元气、滋阴降火、引火下行。

（一）外治法

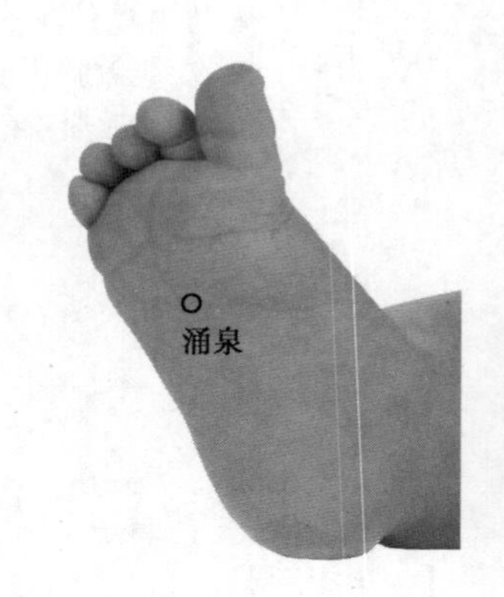

★吴茱萸贴涌泉法

方药：吴茱萸 15 克。

用法：将吴茱萸研成极细粉末，贮瓶备用。每次取 3 克，用醋或蜂蜜调成糊状，贴敷固定于双侧涌泉穴。每次贴敷 2 小时左右，每日 1 次，连续应用 1~3 日。

功效：引火归原。适用于虚火上炎所致的口疮。

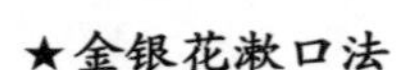

★金银花漱口法

方药：金银花 20 克、大青叶 20 克、生甘草 20 克。

用法：上药煎煮 20 分钟，滤出药液，常温下放置，分多次含漱药液，每次 5 分钟，每日 3~5 次，7 日为 1 个疗程。

功效：清解热邪。适用于急性发作的口疮。

★冰硼散外涂法

方药：冰硼散或珠黄散。

用法：取药粉少许涂在口腔溃疡处。每日 2~3 次，7 日为 1 个疗程。

功效：清热解毒，生肌敛疮。

（二）食疗法

★绿豆汤

食材：绿豆 30 克。

用法：水开后继续煮 10 分钟关火，少量频服。

功效：清解脾胃郁热。煮绿豆时，注意煎煮时间不宜太长，汤清、绿豆未爆开花效果佳，“生者气锐而先行，熟者气钝而和缓”。煎煮时间短，清汤气走上焦，清热力度更强。反之煎煮时间久，则偏于入中焦，祛湿力度较强。

★黑豆水

食材：黑豆 30 克。

用法：黑豆加两碗水，水开后继续煮 15 分钟关火，待温即可饮用。

功效：补肾养阴，解毒退热。黑豆味甘，性微寒，入脾、肾经，可收敛浮越之虚火。《本草纲目》记载黑豆可“补肾养血，清热解毒，活血化瘀，乌发明目”，是典型的药食同源食品之一，适用于口疮反复发作证属虚火上浮者。

★竹叶粳米粥

食材：淡竹叶 20 克、粳米 50 克。

用法：将淡竹叶洗净，加水煎煮 30 分钟。滤出药液，将粳米放入药液中继续煎煮，熬成粥食用。

功效：淡竹叶性味甘淡，可清心、养阴、利尿、除烦。《药品化义》曰：“竹叶，清香透心，微苦凉热，气味俱清。经曰：治温以清，专清心气，味淡利窍，使心经热血分解。”主要用于火热上炎所致口疮。

★莲子心甘草茶

食材：莲子心 2 克、甘草 2 克、绿茶 5 克。

用法：将莲子心、甘草、绿茶一起放入茶壶中，泡水频服。

功效：清心泄热，清热解毒，升清降浊。莲子心具有良好的清心热、去心火的功效。《本草再新》曰：“清心火，平肝火，泻脾火，降肺火。消暑除烦，生津止渴，治目红肿。”甘草可以清热解毒，绿茶本身可以芳香化浊、清热透达。适用于心脾有热所致的口疮。

（三）内服方

★栀子豉汤

组方：炒栀子 6 克、淡豆豉 6 克。

用法：将炒栀子和淡豆豉一起放入茶壶或茶杯中，泡水频服。

功效：清火热，散郁结。炒栀子味苦，性微寒，可以清热除烦，降中有宣；淡豆豉体轻气寒，升散调中，宣中有降。

主治：口疮，证属上焦火热内蕴者。适用于胃食管反流者。

★灯心草麦冬饮

组方：灯心草3克、麦冬6克、冰糖适量。

用法：将灯心草和麦冬一同煎煮30分钟，滤出药液加适量冰糖，服用。

功效：清心养阴。

主治：口疮，证属心火上炎者，多伴有失眠、烦躁、舌尖红等。

★连梅汤

组方：黄连3克、乌梅10克、甘草6克、麦冬6克。

用法：将以上药物放入锅内，煎煮30分钟，滤出药液内服。每日2~3次，每日1剂。

功效：生津解暑，清心泻火，滋肾养液。

主治：口疮，证属阴虚内热者，多伴有口干、咽干，舌红少苔，脉细数。

★导赤散

组方：川木通、生地黄、生甘草、竹叶各6克。

用法：水煎30分钟，滤出药液内服。每日2~3次，每日1剂。

功效：清心养阴，利水通淋。

主治：口疮，证属心经火热者，多伴有舌尖痛、小便黄赤、舌红、脉数。

★封髓丹

组方：黄柏6克、砂仁(后下)3克、生甘草6克。

用法：大火烧开后改为小火煎煮25分钟，放入砂仁(碎)，再煎煮5分钟，滤出药液内服。每日2~3次，每日1剂。

功效：滋阴清火，补肾填髓。

主治：口疮，证属相火外越者，多伴有舌根部溃疡、疼痛，胃脘胀闷，女子白带多，男子遗精。

★肉桂黄连粉

组方：肉桂10克、黄连3克。

用法：将上述药物研成极细粉末。每次服用1~2克，每日2次，连续数日。

功效：温中健脾，化湿敛疮。

主治：口疮日久，证属脾胃寒湿、虚火上浮者——疮面色淡不红，舌苔润或水滑，脉沉，素体怕冷，喜温食。《寿世保元》曰："口疮白，脾脏冷。"

八、痱子痒不停

夏天又热又湿，孩子很容易长痱子。痱子是夏季或炎热环境下常见的表浅性、炎症性皮肤病。因在高温闷热环境下，大量的汗液不易蒸发，使角质层浸渍肿胀，汗腺导管变窄或阻塞，导致汗液滞留、汗液外渗于周围组织，形成丘疹、水疱或脓疱，好发于皮肤皱襞部位。

炎热的夏季，当宝宝出汗之后没有及时换衣服，或者衣服透气性不好时，很容易生痱子。痱子多出现在面部、颈部、躯干、腹股沟、肘窝等部位，遇热加重，在凉爽的环境里会自行消退。大家需要注意痱子和湿疹的区别：湿疹一年四季都可发生，一般刚出生后几周的孩子最容易起湿疹，其面部、前额、眉弓、耳后出现丘疹、皮疹或疱疹，伴有渗出液，干燥后形成灰色或黄色结痂。

对于痱子，一般局部可以外用清凉粉剂，如痱子粉外扑，或用清凉止痒洗剂，如1%薄荷炉甘石洗剂、1%薄荷酊等，此外，痱子初起可辨证选用中药外洗方。

（一）外治法

★鲜马齿苋外洗法

药材：鲜马齿苋100克。

用法：马齿苋煮水20分钟，滤出药液，放至水温合适，擦洗患处。

功效：清热利湿，凉血止痒。

★千里光外洗法

药材：千里光100克。

用法：千里光煮水20分钟，滤出药液，放至温热，给小儿洗浴。

功效：清热解毒，明目，利湿。《滇南本草》记载千里光："洗疥癞癣疮，去皮肤风热。" 千里光不仅可清解皮肤热毒，内服还可“治目不清，去红丝白障，迎风流泪”（《百草镜》）。

★金银花水洗澡

药材：金银花 50 克。

用法：大火烧开后，调小火煎煮 15 分钟。在金银花水中加适量凉水，给小儿洗浴。

功效：清热利湿止痒。

★藿香正气水外洗法

药物：藿香正气水 1~2 支。

用法：洗澡水中加入藿香正气水 1~2 支，泡浴。（泡浴前用棉签蘸取少量藿香正气水涂于颈部，10 分钟后观察有无过敏，若皮肤无变化，试用上法）

功效：芳香化湿止痒。

（二）食疗方

★冬瓜海带绿豆汤

食材：冬瓜（带皮）100 克、绿豆 30 克、白扁豆 20 克、海带 15 克。

方法：冬瓜切块，与绿豆、白扁豆、海带同煮 40~60 分钟后食用。

功效：健脾化湿，清热除痱。

★薏米冬瓜汤

食材：冬瓜（带皮）100 克、薏米 40 克。

方法：将薏米和冬瓜放在锅里煎煮 40 分钟后食用，隔天服用一次。

功效：健脾利尿，清热除痱。

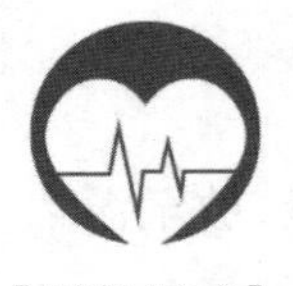

【温馨提示】

- 室内通风干燥，保持空气流通。
- 衣着宜宽松，便于汗液蒸发，及时更换潮湿衣服。
- 保持皮肤清洁干燥，常用干毛巾擦汗或用温水勤洗澡。
- 痱子发生后，避免搔抓，防止继发感染。
- 少辛辣、少油腻，适当增加清热祛湿的食物，如绿豆、苦瓜、薏米、赤小豆、白扁豆、冬瓜等。

九、

遇手足口病

每年的4~9月都是手足口病的高发期。手足口病多发于学龄前儿童,5岁以内发病率最高。

普通病例多急性起病,症状表现为发热、厌食、流涎,口腔黏膜(舌、颊黏膜及硬腭等处)出现散在疱疹或溃疡,可波及软腭、牙龈、扁桃体和咽部,出现咽部充血、扁桃体肿大。皮损可出现在手、足、臀部、臂部、腿部,先是斑丘疹,后转为疱疹,疱疹周围可有炎性红晕,疱内液体较少。一般手、足部较多,掌面、背面均有分布。皮疹少则几个,多则几十个不等。皮疹可在1周内消退,消退后不留痕迹,无色素沉着。部分病例不典型,仅表现为单一部位散发皮疹。“水疱疹”的症状容易被误认为是出水痘,要加以鉴别。

中医认为,手足口病多因内有脾胃湿热、外感时邪疫毒诱发所致。用清热利湿法治疗手足口病,具有很好的疗效。

(一)外治法

★小儿推拿

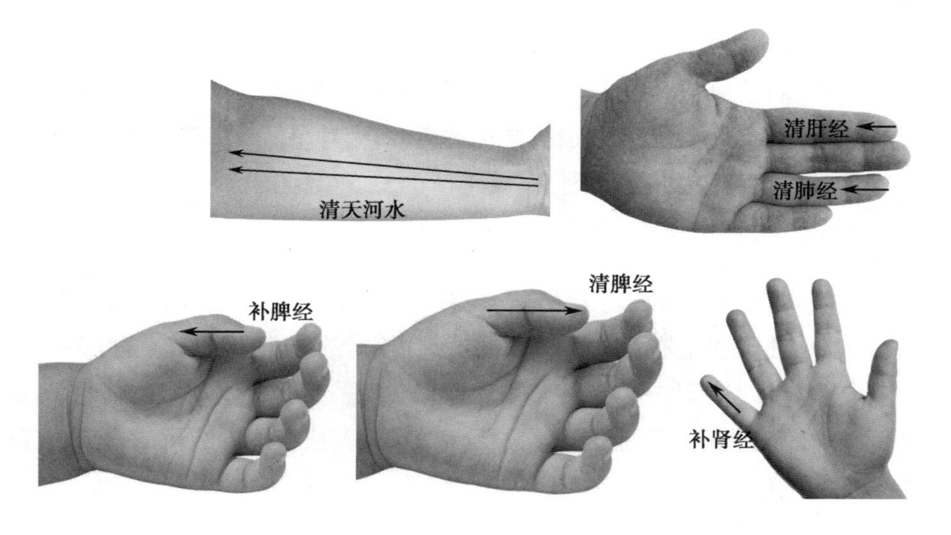

清天河水 5~10 分钟。

清肺经、清肝经各 5 分钟。

揉涌泉、补肾经各 1 分钟。

揉足三里、清脾经、补脾经各 3~5 分钟。

清大肠、清小肠、揉三阴交穴各 2~3 分钟。

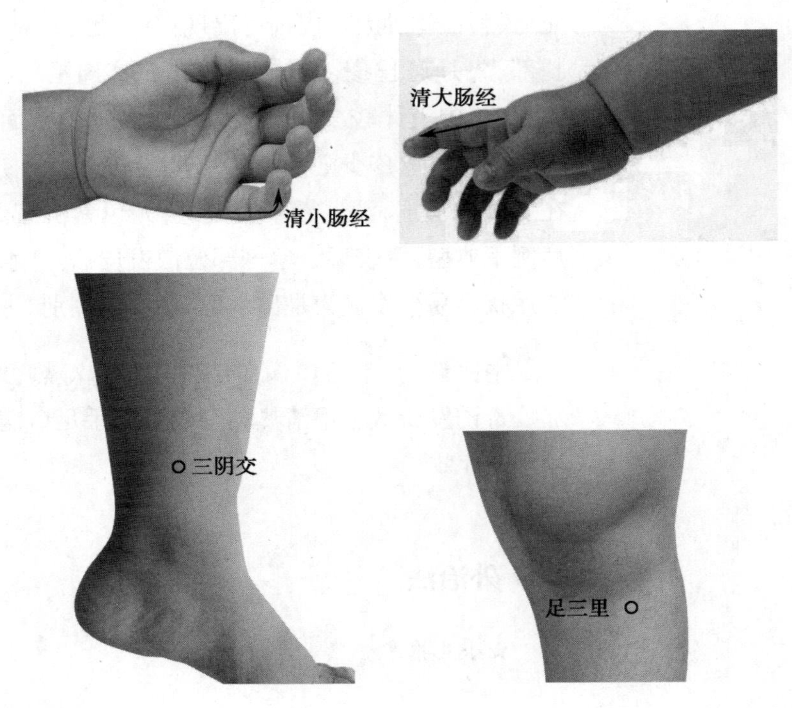

★避瘟香囊包

组方：石菖蒲、白芷、艾叶、藿香、佩兰、薄荷各 10 克。

用法：将上述中药打成细粉，装在香囊中，随身佩戴或悬挂。

功效：芳香辟秽，化湿祛浊。

用途：手足口病流行期间的预防。

香囊中的中药多取气味浓厚、辛温香窜之品，具有芳香开窍、辟秽解毒、醒脾开胃、化浊燥湿之效。通过闻嗅药物治疗疾病的方法，属于自然疗法中的“服气”疗法。服气疗法是以芳香药物为引，从佩香、悬香、塞鼻、取嚏、烧熏等途径透达人体，通过闻药香、服药气来达到辟秽防病、扶正固本的目的，有效化除从口鼻而犯的瘟疫之气。

现代研究表明，芳香类中药含有大量挥发油，这些挥发油对很多致病菌(如链球菌、克雷伯菌、金黄色葡萄球菌等细菌及流行性感冒病毒等)均有较强的抑制和灭杀作用。

(二) 内治法

★肺胃郁热型

组方：白茅根30克、葛根30克、芦根30克。

用法：水煎30分钟，滤出药液50毫升，分3次服用，每日1剂，服用1周。

功效：解肌退热，清热利湿。葛根生津止渴、解肌退热；芦根清热化湿，一药两用；白茅根清热凉血退热。

主治：手足口病，证属肺胃湿热。手、足、口出现疱疹，伴见发热、烦躁不安、口干口渴、大便干、小便黄。

★心脾积热型

组方：大黄3克、黄芩6克、黄连3克、五倍子6克、薄荷6克。

用法：上述药物煎煮30分钟，滤出药液50毫升，每日1剂，分3次服用，连服3~5日。

功效：清热解毒化湿。

主治：手足口病，证属心脾积热。手、足、口出现疱疹，疱疹色红，疼痛剧烈，患儿流涎，纳差，不能进食，大便秘结，舌质红，苔黄腻。

★湿热交阻型

组方：生甘草10克、半夏6克、黄芩6克、黄连2克、干姜3克、柴胡10克、藿香6克。

用法：上述药物煎煮30分钟，滤出药液50毫升，分3次服，每日1剂，连服1周。

功效：辛开苦降，清热化湿。

主治：手足口病，证属湿热交阻。手、足、口出现疱疹，伴见发热，无汗，口舌疱疹色暗红，疼痛不剧，腹胀，纳差，大便正常或稍溏，舌暗红，苔白腻或稍黄腻。

★热毒炽盛型

组方：藿香6克、豆蔻6克、茵陈10克、寒水石10克、滑石10克、通草3克、石菖蒲6克、黄芩6克、连翘10克、浙贝母10克、射干6克、薄荷6克。

用法：上药共同煎煮30~40分钟，滤出药液50毫升，分3次服用，每日1剂，连服1周。

功效：清热化湿，解毒息风。

主治：手足口病，证属热毒炽盛。手、足、口疱疹，可伴发热、全身多部位皮疹，烦躁，嗜睡，易惊，或伴肢体痿软，舌红，苔白腻或黄腻。

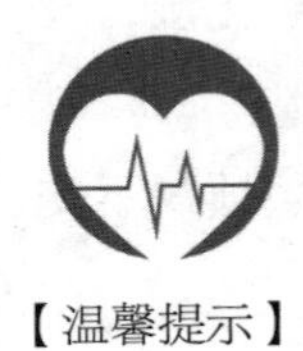

【温馨提示】

• 早期隔离，注意防护。患儿应早期隔离，直到发热已退，症状消除，一般不少于病后1周。手足口病潜伏期多为2~10天，一般3~5天。故与手足口病患者密切接触过的儿童，应隔离观察1周。

• 空气流通，加强消毒。多开窗户，加强空气流通。儿童餐具注意经常消毒，衣物、被褥、玩具等暴晒消毒。

• 饮食清淡，避免刺激。饮食方面，少辛辣、少油腻、少虾蟹，可适当吃些清热化湿的食物，比如绿豆、冬瓜、薏米、莲子、苦瓜、马齿苋、芦根、白茅根等。

• 加强锻炼，重视预防。手足口病主要发生在5岁以下的儿童，所以婴幼儿应加强保护和防范工作。平时多晒太阳、多散步，加强体育锻炼，增强身体素质，提高免疫力和抵抗力。避免前往人群聚集区域。

十、腹痛时发作

小儿腹痛在生活中经常会遇到。尤其对于3岁以下的小儿而言，尚不能准确表达自己的感受，特别容易拖延病情。所以，家长要勤观察，多留意，时刻关注孩子的全身状态，便于就诊时向医生反馈细节。2岁以内的小儿腹痛以肠套叠、婴儿肠绞痛、嵌顿性疝多见。胃肠道感染、肠寄生虫病、肠系膜淋巴结炎、胆道蛔虫病、大叶性肺炎、腹型癫痫、过敏性紫癜等疾病所致腹痛多见于儿童及青少年。我们简单梳理一下引起腹痛的常见疾病。

1. **肠套叠** 婴幼儿,尤其2岁以下的宝宝,出现阵发性的哭闹,哭闹持续10~15分钟,不容易安慰,可伴呕吐或果酱色大便。这个时候一定要当心,出现肠套叠的概率较高。由于被套入的肠子血液供应受阻,引起疼痛,时间一久会发生坏死,所以要及时就医。

2. **肠胀气** 母亲喂养护理不当,小儿过食奶类,腹内吞入大量气体,就会产生腹胀而导致腹痛,表现为婴儿突然大声啼哭,腹部膨胀,两拳紧握,双腿蜷曲。

3. **嵌顿疝** 在婴幼儿中也能见到,一般小儿有疝气的病史,家长要留意患处皮肤的颜色改变。

4. **肠系膜淋巴结炎** 腹痛是本病最早出现的症状,因病变主要侵袭回肠末端淋巴结,故以右下腹常见,无腹肌紧张,腹痛性质不固定,可表现为隐痛或痉挛性疼痛。在两次疼痛间隙,患儿活动自如,饮食如常。偶可在右下腹部扪及小结节样肿物,为肿大的肠系膜淋巴结。约20%的患儿伴有颈部淋巴结肿大。

5. **阑尾炎** 在儿童中也较多见。儿童阑尾炎在早期并无典型症状,肚脐周围可仅有轻微疼痛,腹肌紧张,或者右下腹部出现不适感。常伴有发热,时有呕吐、腹泻。儿童免疫功能较差,患阑尾炎时容易发生穿孔。如果家长此时按揉儿童肚子,或做局部热敷,就可能促进炎症化脓处破溃穿孔,形成弥漫性腹膜炎。

对于小孩子腹痛,首先要排除急、重症等器质性问题。除此之外,对于功能性腹痛,比如2月龄左右常见的功能性肠痉挛,症见腹部疼痛,常常无故哭闹,难以安抚,吃过奶之后仍然哭闹,可以采用推拿的手法缓解症状。另外,稍大一点儿的孩子,比如肠系膜淋巴结炎引起的反复发作的腹痛,通过中医辨证用药,都有非常不错的效果。

中医认为,腹痛常见的原因多为感受寒邪、脾胃虚寒、乳食积滞、蛔虫扰动,其中又以脾胃虚寒和乳食积滞最为常见,故其治疗多以温阳健脾、散寒止痛、消食化积为主。

(一) 外治法

★摩揉腹法

部位：脐周及整个腹部。

操作：手掌搓热，以肚脐为中心，用掌心呈顺时针方向按摩腹部。手掌要紧贴皮肤，避免滑动。若是儿童食积腹痛，大便不通，也可以稍稍用力，带动皮下组织揉腹。连续揉腹、摩腹20~30分钟。

功效：行气理气，消积导滞，温阳散寒，缓急止痛。

主治：儿童各种类型的腹痛，如肝气犯胃腹痛、受寒腹痛、食积腹痛等。

溯源：《厘正按摩要术》曰："摩腹，用掌心团摩腹上，治伤乳食。"

★按揉一窝风

部位：腕背横纹正中凹陷处。

操作：采用揉法，用拇指或中指和示指端逆时针揉之，100~200下。

功效：行气通络，发散风寒，宣通表里。

主治：腹痛，肠鸣，胃痛，泄泻，消化不良。

溯源：《小儿推拿方脉活婴秘旨全书》曰："一窝风，在掌根尽处腕中，治肚痛极效。"按照全息理论，腕部对应人体的腰骶部，通过揉按法，促进局部气血流通，改善腹痛症状。

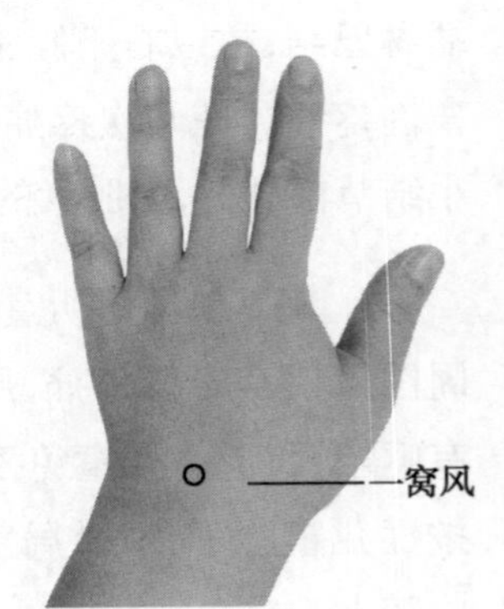

★艾灸神阙法

取穴：神阙（肚脐）。

操作：将艾条点燃后，一手持艾条，距离神阙穴5厘米左右，另一手示指和中指分开，放在神阙穴（肚脐）两侧，以中指感觉不烫为宜，艾灸5~10分钟，连续2~3天。

功效：温阳散寒，行气止痛。

主治：脾胃寒湿腹痛。有的宝宝睡觉时腹部露在外面受凉，或者贪食冷饮、冰凉水果引起腹痛，可同时伴有腹泻。

★履蛋收阴术（滚蛋疗法）

取穴：神阙（肚脐）。

操作：准备3个或多个鸡蛋，开大火煮，水开3分钟后将火调到最小，再煮15~20分钟，关火，闷一两分钟，取出鸡蛋。注意保持外壳的光滑完整，不要煮爆裂。将煮熟的鸡蛋迅速剥壳，趁着温热在肚脐及周围顺时针反复滚动。准备一小盆热水，鸡蛋滚凉了再放到热水中加热。切记滚过的鸡蛋不能吃。

煮鸡蛋时，可加入少量药材，增强功效。若受寒，可以在水中加入艾叶、生姜片、带须葱白一起煮；若有热，可以加入金银花、连翘、蒲公英；若有湿，可以加入藿香、苍术、陈皮等；如果难辨寒热，就什么都不用加，鸡蛋本身就是良药。

功效：和中止痛。

主治：腹痛、腹泻，因饮食生冷、受寒后导致。

溯源：《本草纲目》记载："卵白，其气清，其性微寒；卵黄，其气浑，其性温。精不足者，补之以气，故卵白能清气，治伏热，目赤，咽痛诸疾。形不足者，补之以味，故卵黄能补血，治下痢，胎产诸疾。"简而言之，卵白能清气，卵黄能补血；鸡卵兼黄白而用之，其性平，通调气血，调和阴阳。内食或外用均有良效。

★粗盐茴香热敷法

组方：粗盐50克、小茴香20克。

方法：将粗盐和小茴香放在锅里炒热，或用微波炉加热，放在布袋里，隔衣放在腹部，以感觉温热不烫为宜（注意防止烫伤），温度下降后继续加热再敷，每次热敷20~30分钟，每日2~3次。

功效：温阳散寒，行气止痛。

主治：腹部冷痛，喜温喜暖，伴手脚发凉。

（二）内服方

★葱白姜枣汤

组方：生姜3片、大枣（掰开）3个、葱白1段。

用法：煮水喝，可加入适量红糖或蜂蜜。

功效：温胃散寒，行气止痛。

主治：寒湿腹痛。有明显受寒史，症见腹部疼痛，面色青白，大便稀烂。

★当归芍药散

组方：当归3克、白芍6克、川芎3克、茯苓5克、泽泻5克、白术5克。

用法：煮水喝，可加入适量红糖或蜂蜜。

功效：化湿健脾，消瘀止痛。

主治：慢性腹痛。腹痛阵发性出现，时发时止，饮食正常。

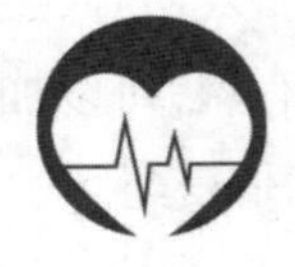

【温馨提示】

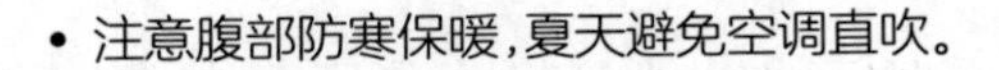

- 注意腹部防寒保暖，夏天避免空调直吹。
- 饮食宜温宜清淡、易消化。禁忌油腻、生冷，如冷饮及鱼、虾、蟹等。
- 若腹痛时发时止，频繁哭闹，面部有可疑虫斑，及时就医，排除肠道寄生虫病。
- 若腹痛剧烈伴发热者，应及时就医排除感染性疾病。

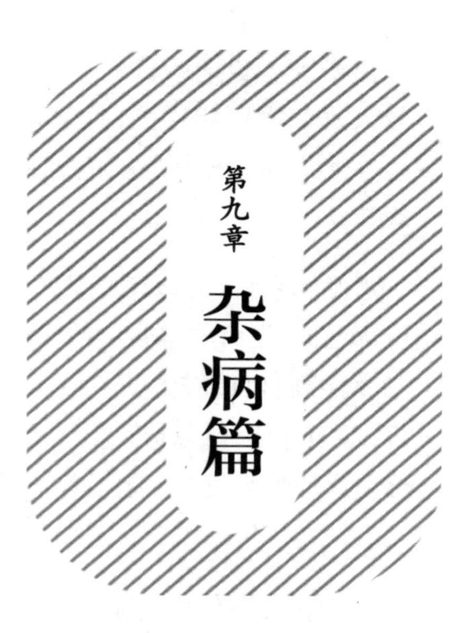

第九章 杂病篇

一、患上颈椎病

“对着电脑工作常会头晕、恶心！”

“一写材料就脑袋连着肩膀痛！”

“开车时间一长就脖子痛、胳膊麻！”

“后脖子肌肉总是发僵发硬，头一转动就听见关节咔咔响！”

如果经常出现这些症状，要警惕是不是颈椎病在作祟！相关资料显示，50 岁左右的人群中有 25% 的人患过或正在患颈椎病，随着年龄的递增，患病率成倍增加。目前颈椎病不再是中老年人的专利，年轻人发病率逐年增高，且越来越年轻化。甚至小学生开始出现颈椎病，这和长时间玩电子产品、电子游戏有关。

说起颈椎，可以说是体小任重，颈椎位于头部与胸部之间，是脊柱椎骨中体积最小、灵活性最大、活动频率最高、负重较大的节段。由于承受各种负荷、劳损，甚至外伤，所以极易发生退变。那么，颈椎病是怎么发生的呢？我们一起了解一下。

（一）颈椎病的形成原因

随着年龄增长，颈椎长期超负荷使用，造成颈椎慢性劳损、骨质增生，或椎间盘突出、韧带增厚，致使颈椎脊髓、神经根或椎动脉受压，交感神经受到刺激，从而引发颈椎病。

此外，部分人颈椎发育性椎管狭窄也会导致颈椎病。有些人在青春期发育过程中，椎弓发育扁平，导致椎管矢状径小于正常。在此基础上，轻微的退行性变即可出现脊髓压迫症状，诱发颈椎病。

但是在当今社会，更多是因为慢性劳损所致。长期进行超过肩颈所能耐受的各种活动，产生累积性损伤。这种慢性劳损初看上去似乎没有肉眼可见的损伤，容易被忽视，但这种日积月累的劳损过程对人体有着滴水穿石般的积累性伤害，与颈椎病的发生、发展、治疗及预后有着密切关联。

慢性劳损主要包括以下三种情况。

1. **不良的睡眠体位** 如枕头过高、过低等不良的睡眠体位，使颈椎处于非生理性姿势状态，大脑处于休息状态时不能及时调整。长时间保持该体位必然造成椎旁肌肉、韧带及关节的平衡失调，加重椎间盘组织的负荷，从而加速退行性改变过程。

2. **不当的伏案姿势** 长期低头伏案工作，或者生活当中长时间低头玩手机，必然造成颈部肌肉、韧带组织的慢性劳损。同时，在屈颈状态下椎体间的内压力远远高于正常体位，会加快椎体退变进程。

3. **过度的颈部运动** 适量的体育锻炼有助于健康，但超过颈部可耐受量的运动，会导致颈部劳损。如以头颈部为重心的人体倒立或翻筋斗，会使颈部关节囊、韧带等松弛，加重颈椎负荷而引起发病。

（二）颈椎病的常见分型

神经根型颈椎病

年龄分布	30~50 岁
典型症状	• 早期症状为颈部疼痛、僵硬。 • 上肢放射性疼痛或麻木，疼痛和麻木沿着受压神经根方向放射。 • 当头部、上肢姿势不当或突然牵扯患肢时，可发生剧烈的放电样锐痛。 • 严重时感觉上肢沉重、无力、握力减退，有时可出现持物坠落。
诊断依据	• 椎间孔挤压试验或臂丛神经牵拉试验阳性。 • X 线片显示颈椎曲度改变、不稳或椎间隙狭窄、骨质增生。 • 磁共振成像（MRI）显示相应神经根受压征象

脊髓型颈椎病

年龄分布	40~60 岁
典型症状	• 下肢多有麻木、沉重感，行走时双脚有踩棉花感。 • 上肢麻木、疼痛，双手无力、不灵活，难以完成写字、系扣、持筷等精细动作，持物易落。 • 躯干部出现感觉异常，胸部、腹部或双下肢有如皮带样捆绑感。
诊断依据	• X 线片显示椎体后缘骨质增生，椎管前后径狭窄。 • MRI 显示颈椎压迫脊髓

交感神经型颈椎病

年龄分布	30~45 岁
典型症状	• 常有头晕、头痛、记忆力减退、注意力不易集中。 • 耳鸣、耳堵、听力下降。 • 恶心、呕吐、腹胀、腹泻、纳差、嗳气、呃逆。 • 心悸、胸闷、心率或血压波动、心律失常。 • 面部或肢体多汗、自觉发热。
诊断依据	X 线片显示颈椎生理曲度改变，过伸过屈侧位片显示椎体间滑移与成角

椎动脉型颈椎病

年龄分布	30~45 岁
典型症状	• 可有发作性眩晕、复视、眼震。 • 有时伴恶心、呕吐、耳鸣或听力下降，症状变化与颈部位置改变相关。 • 意识清醒的情况下，头颈处于某一特定位置时可发生下肢突然无力摔倒。
诊断依据	• X 线片显示钩椎关节骨质增生，过伸过屈侧位片显示椎体间滑移与成角。 • 旋颈试验阳性

（三）放松颈椎做做操

颈椎病表现出的症状比较复杂，但以颈背疼痛、僵硬、四肢麻木不灵活为主，除了少数严重压迫神经根或脊髓的情况需行手术治疗外，大部分均可通过非手术疗法（如传统推拿、按摩、牵引、针灸等）取得不错的效果。

这里教给大家一套简单的颈椎操，一起做起来。

- 自然站立，全身放松，两手垂放于身体两侧。

- 手臂上举，一内收、一外展做扩胸运动。重复 10 次。

• 两手握固，抬肩缩颈，坚持数秒后放松。重复 10 次。

• 最大限度后仰，持续数秒后放松。重复 10 次。

• 双手交叠抵住后脑勺，颈部用力后仰数秒后复原。重复 10 次。

• 手臂外展，头向右侧转动，眼睛看向右后方脚跟方向，持续数秒，再缓缓转向左侧，看向左后方脚跟方向，持续数秒。重复 10 次。

• 向前摇转左臂和右臂各 10 次，向后摇转左臂和右臂各 10 次。

（四）与不良生活方式说再见

要想保养好颈椎，就要从一点一滴做起。抓好细节，不能放松，纠正不良生活方式。

• 阅读时身体要坐直，桌椅靠背尽可能贴背，脊柱直立保持一条直线，切勿身体前趴或斜倾歪曲。有的人喜欢把整个身体陷在松软的沙发里，感觉上似乎慵懒舒适，但对于整个脊柱来说危害非常大。

• 把阅读的书籍固定在阅读书架上，与书桌保持 30~70° 的夹角。阅读时尽可能目光平视，避免低头；阅读时间达到 1 小时左右时，起身活动，眺望远方，切勿保持一个姿势太长时间。

• 选择合适的枕头，要相对硬一点儿，给头颅一个支撑。太软的枕头头部不受力，颈椎及附着其上的肌肉、血管、肌腱得不到放松。此外，枕头高度最好在 8~10 厘米，高度不要超过 15 厘米，与肩宽等高即可。不符合人体生理要求的枕头会加重颈椎病。

• 驾车时一定要系好安全带，防止因紧急刹车、颠簸对颈椎带来的损伤。

• 少久坐多运动，多打篮球多游泳，这些运动对于颈椎的放松帮助很大。

• 注意颈椎的防寒保暖，避免空调冷风直吹颈椎及后背，冬季要戴围巾，注意护颈。

• 避免熬夜，按时休息，保持充足睡眠。

二、眼干视疲劳

都说眼睛是心灵的窗户，自从手机流行开后，这扇窗户逐渐变得越来越模糊。中医认为，久视伤血，生活中很多人因为用眼过度出现了视疲劳、视物模糊，眼睛干涩、流泪等诸多问题。对于这些问题，我们从中医的角度，给大家推荐一些容易操作的小妙招。

（一）穴位按一按

穴位按摩是非常简单实用的方法，容易操作，利用碎片化的时间，一起做起来。

名称	取穴位置	适应证	穴位图
外关穴	距手背腕横纹正中线三个手指的宽度	眼睛干涩少泪或迎风流泪甚至涩痛时揉按此穴，可有效缓解眼睛的不适感	外关
明眼穴 凤眼穴	位于拇指关节的两侧	明眼穴和凤眼穴可以作为日常保健穴，可改善急性结膜炎，还可以抑制老年性白内障	明眼 凤眼

续表

名称	取穴位置	适应证	穴位图
养老穴	手背朝上，观察小指侧手腕骨骼突出部分，用手指触摸找到裂缝处	对缓解近视、老视都有好处，当然不仅限于老年人。养老穴有清头明目、舒筋活络的作用	养老

除了上面说的按摩穴位，还有一招三步——敷、推、掐。

1. **敷** 两手掌心相对，反复揉搓发热后，用掌心劳宫穴轻轻覆盖住眼部，轻置5~10秒，再顺时针、逆时针轻轻旋转各30下。

2. **推** 朝向指尖，单方向反复推中指指腹，因为刺激量小没有疼痛感，特别适合小孩子眼睛出现的不适症状，有效又省力。

3. **掐** 同侧耳尖反复提掐，针对眼皮上刚刚出现的小疖子之类的眼部不适。

平时眼睛容易疲劳的人，每天可以多刺激以上几个穴位，指压、点按、揉搓，不限时间，坐公交、等地铁，只要有空就可以操作，一般眼部的小问题就会迎刃而解。

除了传统的穴位按摩，还可以通过经筋疗法调理眼部。《黄帝内经灵枢·经筋》曰："经皆有筋，筋皆有结，结者皆痛。"凡是视疲劳或眼睛不适的人群，在其眼眶周围一般都有"筋结病灶"存在。大家可以试着用拇指在眼部周围查找、按压一下。你会发现有些地方按着有很明显的酸胀痛感，有的人甚至能摸到一个小小的疙瘩，这样的小疙瘩其实就是"筋结病灶"。

我们的眼睛是经筋的枢纽，十二经筋中，手、足三阳经筋都与眼睛密切相关。而用手触摸到的"筋结病灶"，就是眼部的经筋出现了壅塞形成的。

"筋结病灶"的存在，会引起经筋异常挛缩，从而使眼周的肌肉出现异常牵拉，进而影响晶状体形状，导致屈光不正。我们常见的近视、远视、散光、视物模糊等问题均与屈光不正相关。因此，要想调节眼部不适，减少眼周的筋结病灶很关键。

经筋疗法，就是运用揉、按、弹拨等手法，使眼部的硬性筋结逐渐松解。筋结松解了，经筋恢复正常生理功能，视力也会跟着好起来。我们不妨一起做起来！

首先要保持掌弓手的手势，并用拇指在眼眶周围一一查找可能存在的筋结病灶。

1号病灶：位于鼻骨与颧骨之间的交界处。找到此处的筋结病灶后，用拇指以合适的力度对病灶进行左右弹拨，连续9次。然后将拇指往上移动到内眼角旁，继续弹拨9次。弹拨完后，用拇指压住1号病灶固定，配合呼吸，持续按压1~2分钟即可。

2号病灶：位于眼眶内上角凹陷中。用拇指压住此处，要避免压到眼球，摸到颗粒状筋结后，弹拨9次，再用拇指按压筋结1~2分钟。

3号病灶：位于眉头凹陷处，操作方法同上，先弹拨9次，再按压1~2分钟。

如果是眼部存在问题的人，几乎都能在这些地方查找到相应的筋结病灶。如果没有摸到颗粒状的病灶，怎么办？“以痛为腧”是经筋疗法的大原则，所以，不一定要摸到颗粒状的筋结病灶才进行消灶，只要具备酸、麻、胀、痛中的任意一项，都可以进行以上操作。

每天花一些时间，坚持用经筋疗法来把眼周的筋结消散，不仅视力会得到改善，随着眼周淤堵的减少，气血流通了，眼袋、黑眼圈、鱼尾纹等问题也都会有所缓解。

（二）眼睛转一转

用眼疲劳的人群，不能长时间看东西，否则就会眼花、眼胀、眼酸、眼涩，甚至出现头痛。这类情况的出现，一部分是由于屈光不正、慢性结膜炎的原因，而更多的是用眼过度所致。这里给推荐大家一套王鸿谟教授创立的舒缓眼睛疲劳的护眼操。

- 用力闭上眼睛，持续 5 秒。（关键词：用力）
- 把眼睛用力睁大，持续 3 秒。（关键词：用力）
- 保持脸部不动，只将视线向下移。保持脸部不动，只将视线向上移。
- 保持脸部不动，只将视线向左移。保持脸部不动，只将视线向右移。

在将瞳孔转动到一个位置后要静止 2~3 秒钟。注意只旋转双眼，不要旋转头部。

（三）中药吃一吃

- 如果出现眼睛干痒，可以准备两味中药，蒲公英、白蒺藜各 50 克打成粉，每日 2 次，每次 5 克，冲水服用。《药性赋》曰："蒺藜疗风疮而明目。"

- 如果眼睛微红微疼，晨起眼眵多，轻者服用小柴胡颗粒和夏桑菊颗粒，红肿明显伴口干、口苦者，可以服用龙胆泻肝丸。缓解期可用桑叶、菊花、竹叶各 10 克煮水当茶饮。

- 如果眼睛突然像兔宝宝一样变成了红眼睛，这叫白睛溢血。可以用生桑叶 30 克、生麻黄 3 克立刻煮水喝，大量桑叶具有清肝泻火、止血的作用，配以少量的麻黄发散一下，一散一收，具有止血不留瘀的效果。如果眼睛充血同时伴有口干渴、小便黄，可用竹叶石膏汤，或小柴胡汤加木贼、茺蔚子调理。

- 如果眼前总有小飞虫飞来飞去，属于飞蚊症。症状轻的可用枸杞子 6 克、菊花 3 克煮水当茶饮。枸杞子和菊花是清代医家陆以湉在其著作《冷庐医话》中非常推崇的护眼专药。从中医角度讲，肝开窍于目，而菊花入肝经，擅清风热，可以有效缓解肝经风热引起的眼部不适。从现代医学来看，菊花里含有丰富的维生素 A，能缓解眼睛角膜干燥、退化，还能增强在黑暗中的视物能力。

并不是所有的菊花都能缓解眼疾，要分品种。通常来说，白菊花偏重清肝明目；黄菊花偏重清肺热；野菊花偏重清热解毒。所以，一般选用白菊花，以杭白菊为佳。枸杞子补肾益精，精血可充养眼目，所以常吃枸杞子对于眼睛也是大有好处的。二者搭配，可谓强强联手，特别适合经常用眼的上班族，以及年纪大、眼常花的人群。菊花＋枸杞子，护眼好搭档！

• 若眼睛干涩明显，可以服用杞菊地黄丸配合逍遥散。此外，可以生吞黑豆。生吞黑豆是中医大家张步桃先生的心得。黑豆要选择青仁黑豆，仁青入肝，皮黑入肾。黑豆可以解毒明目、强肝补肾。吞服量一日 6 粒，温水送服即可。

• 如果眼睛总是眨个不停或者眼睛闭不上，那是眼皮产生的一种痉挛反应，解除痉挛的方法就是让它放松。黄元御在《长沙药解》里提到葛根可以“解经气之壅遏”，叶天士所著的《本草经解》、陶弘景所著的《本草经集注》中，均提到葛根可以治“诸痹”，诸痹皆因气血不流通所致，以葛根为主药的葛根汤可以针对性治疗“项背强几几”，即项背拘急牵强、俯仰不能自如的痉挛状态，对于眼睛的痉挛状态当然也是有效的。因此，症状轻的可以服用葛根粉，时间久、症状顽固的服用葛根汤，在这个基础上再加秦艽、钩藤等药物效果会更好。

（四）屏幕调一调

很多办公室一族喜欢把电脑显示屏抬高，觉得这样对颈椎好。实际上，长时间向上看电脑屏幕，容易患眼干燥症。在近视人群和长期对着电脑的人群中，眼干燥症的发病率接近 50%。

正常情况下，泪液能保持眼睛湿润。每眨一次眼睛，会在眼球表面形成一层泪膜，湿润眼球表面的同时，清洗眼球表面的微生物和灰尘。当泪膜干燥破裂时，眼睛会有异物感、灼热感，出现发痒、刺激性流泪甚至视物模糊。

研究表明，长期注视电脑显示屏时，自发眨眼次数会明显减少。当人们在说话的时候，眨眼次数每分钟 15~16 次，而对着电脑屏幕的时候，眨眼次数每分钟 5~6 次，意味着泪液的清除和更新也相应地减少。

可见，注视电脑时间太久，眼睛原本就容易干燥，如果再把电脑屏幕抬高，势必造成更多眼球区域暴露在空气中，容易导致更多的泪液蒸发，进一步增加眼干燥症的发病率。

电脑显示屏和书本的纸张有很大的不同，电脑显示屏是独立发光体，亮度是其关键特征之一。研究表明，理想的电脑显示屏应该没有反光和眩光。办公室放置电脑显示屏的时候，不要将显示屏背对着光源，这样室外光源对人的眼睛刺激大，容易疲劳，也不要将电脑显示屏正对着光源，这样可能会在电脑显示屏上产生反光或眩光。

电脑显示屏的放置高度，以屏幕中心低于眼睛注视水平面 10~20° 为最佳。注视角度比水平线低 15° 左右，人眼与电脑显示屏在 70 厘米左右的距离，如此一来，可以减少眼部不适以及颈肩部的酸痛。

（五）眼睛敷一敷

经常面对电脑工作的人群，应该遵循 20/20/20 原则：使用 20 分钟电脑后，朝向 20 英尺（1 英尺 ≈ 0.3 米）远的地方，注视至少 20 秒。短时间、高频率、有规律地休息可以放松眼睛的调节系统，能有效预防眼睛疲劳。如果是轻微的眼干燥症，可以通过一些小习惯来缓解。比如有意识地多眨眼、经常热敷眼睛、使用人工泪液眼药水等。要注意，一些保质期长的眼药水含有防腐剂，长时间使用对眼睛有刺激，应尽量避免使用。

有些眼药水有缩瞳或者扩瞳功能，长期使用对眼睛有不良反应。含有激素的眼药水，长期使用会引起眼压升高，甚至可能导致青光眼，建议尽量少用。如果一定要使用，尽量选择含有植物药提取成分的，不良反应相对少。

每天对着电脑 3 小时以上的人群，可以选择用热毛巾敷眼睛。通过热敷，可以放松眼周的肌肉，加速血液循环，对恢复视疲劳有帮助。煮水时可以适当加一些蒲公英，用中药水热敷，效果会更好。

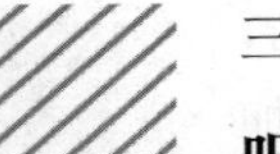

三、咽喉经常痛

咽喉疼痛很普遍，生活中比较常见，几乎每个人都有体会，吃了热性的食物、喝酒、熬夜、压力大等都可能会诱发。有的时候多喝水多休息、淡盐水漱口、饮食清淡些、吃点儿清热药很快就没症状了，但有时吃了很多“清热下火药”仍然不见效，甚至越来越严重，影响心情，干扰工作。

细说起来，咽和喉是两个不同部位。喉在下部，位置偏前；咽在上部，位置偏后。咽喉疼痛可见于多种疾病，如咽炎、上呼吸道感染、扁桃体炎等。扁桃体炎引起的咽痛比较常见。扁桃体是一对扁卵圆形的淋巴器官，位于扁桃体窝内。当其发炎时，在口腔内，可观察到扁桃体明显肿大；在口腔外，用手按压两腮，会有明显疼痛感。

并不是所有的咽喉疼痛都由“上火”引起。一般来讲，咽喉疼痛肿而不红者多属寒，红肿热痛者多属热。那么遇到咽喉疼痛的情况，如何见招拆招呢？具体方法如下。

（一）外治法

• 如果是由于感冒初期引起的咽喉疼痛，可以用手指掐拇指桡侧的少商穴。

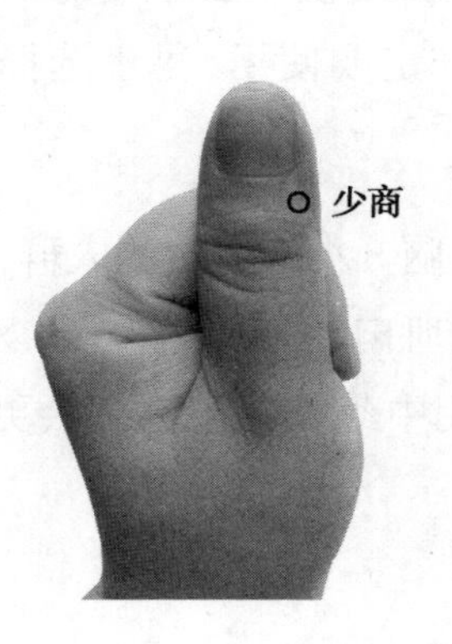

《玉龙歌》记载:“乳蛾之症少人医,必用金针疾除,如若少商出血后,即时安稳免灾危。”这里的乳蛾即“喉蛾”,乳蛾之症相当于我们说的急性扁桃体肿大,古代通过针刺少商出血的方法就能起到缓解作用。少商是肺经的井穴,能清肺热、利咽喉、散郁热,是治疗急性咽喉肿痛的要穴。

轻者可以掐按,重者需要点刺,一般出血3~5滴,血由紫黑转淡红即可,针刺出血后可以有效缓解症状。需要特别注意的是,怀孕期间不能够使用这种方法。

• 如果用嗓过度、嗓子干疼,或者有慢性咽炎病史、经常声音嘶哑,可以掐揉照海穴。

照海穴正好位于足内踝下缘凹陷处,《八脉交会八穴歌》曰:“阴跷照海膈喉咙。”照海穴为足少阴肾经穴位,与阴跷脉相通,可以调理咽喉问题。孙思邈在《备急千金要方》里称此穴为“漏阴”,就是说遗漏的肾阴肾精藏于此,在此汇聚如海。刺激此穴,可激发肾中精气,补足亏耗的肾阴,水足则火降,故有滋肾阴、降虚火、调三焦之功。揉按照海穴,清热养阴,滋润喉咙,咽喉疼痛自然就会缓解。

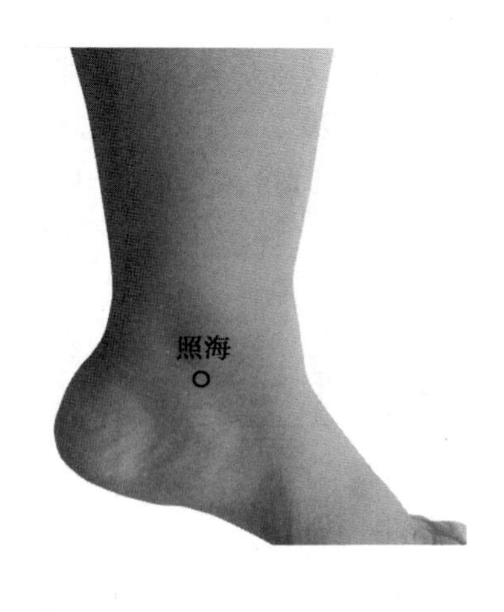

一般来说,点揉照海穴3~5分钟,就会感觉到喉咙里有津液出现,疼痛也会随之缓解。古代修炼家讲究炼津化精,津液生发多了,人体的肾精自然充盈,客观上也起到了滋阴固肾的作用。照海穴对于虚火上炎导致的咽喉疼痛效果比较好,此穴同时还可以调理焦虑和失眠。

(二)内治法

如果咽喉肿痛,咽口水也痛,可以试试桔梗甘草汤。其实也就两味药,桔梗

6克,甘草6克。可以煎煮一下,放在杯子里,不定时少量频服。喝的时候不要太快,一小口一小口徐徐下咽,让药汁在咽喉部稍作停留再缓缓吞咽,让药汁与患处充分接触。

如果平时用嗓子多,不仅咽痛,还出现咽干咽痒,嗓子沙哑,可以配合以下小配方:玄参6克、麦冬10克、甘草6克、桔梗6克,泡水当茶饮,或者煮石斛水喝。另外,有些人喝胖大海应对声音嘶哑,但是女性饮用过多会使白带分泌增多。

(三) 食疗法

京剧大师梅兰芳先生有一个护嗓好方法:每晚睡觉前,在舌头上放一片薄薄的梨,次日弃之。通常第二天梨片会变黑。李时珍在《本草纲目》中指出梨能"润肺凉心,消痰降火,解疮毒酒毒"。梨能清热降火、润肺生津。民间也有"秋燥润肺梨为先"的说法。此方法对于阴虚肺燥的患者比较适宜,如果脾胃虚寒就不太适合了。

(四) 养生功法

推荐一个养生功法——静坐吞津疗法。取端坐位,全身放松,舌抵上腭,自然呼吸,待口腔中积满唾液之后,缓缓下咽。为什么要吞唾液?中医学认为,"五脏化五液,心为汗,肺为涕,肝为泪,脾为涎,肾为唾,是为五液。"唾液为脾肾所化,肾为人体先天之本,脾为人体后天之本,脾胃富集了五脏之精,气血之华,故唾液中含有很多有益于人体健康长寿的物质。津液有众多美称,如金浆玉醴、天池之水、金津玉液等,吞津法对养生保健有着重要的作用。

当然,以上方法仅适用于病症初期不太严重者,如果喉咙肿痛比较严重的,必须及时就医。有些急性喉头水肿引起的咽喉肿痛病势凶险,可能会导致窒息,危及生命,所以耽误不得。

四、自汗与盗汗

什么时候会出汗？当外界气温升高，或体内产热增加时，人体为了调节温度，就会出汗。有的人精神一紧张也会出汗。有人说自己很少出汗，这句话不够客观。严格意义上讲，每个人都在不断地出汗，只不过我们只能看见显性的汗出，如果是无感蒸发的出汗，是感觉不到的。正常人24小时内不知不觉会蒸发掉600~700毫升水。

《黄帝内经素问·评热病论》曰："汗者精气也"。汗是人体津液的一部分，不能简单等同于水。喝入的水，必须要经过人体的转化，在阳气的蒸腾气化作用下，转化为津液为人体所用。如果阳气不足，或者说人体的火力不足，喝进去的水不能气化，那喝进去的水越多，人体的负担就会越重，一部分以尿液的形式排出体外，一部分以痰湿水饮停聚在身体某处。所以，有的人一喝水就频频如厕，说明阳气的气化出了问题。

中医有"津汗同源""血汗同源"的说法。体内津液蒸腾气化出于腠理则为汗，此时排的可不只是看上去可有可无的液体，而是属于津液的一部分。《黄帝内经》曰："汗出溱溱，是谓津。"甚至，汗也是血液的一部分。心在脉为血，在津为汗，汗与血同源，由阳加于阴，气化而成，故称"汗为心之液"，汗液作为人体五液之一，还可以反映心的功能状态。

汉代马王堆三号墓出土的古帛书《足臂十一脉灸经》指出，足阳明脉，其病"热汗出"；足厥阴脉"阳病北（背）如流汤，死"。《阳明脉死候》曰："汗出如丝，传而不流，则血先死"。出汗太多，有可能伤血伤津。可见，出汗异常与疾病的走势密切相关。

(一) 自汗

什么是自汗？人在清醒的状态下异常汗出称为自汗。有的人和大伙儿坐在一起，别人都好好的，就他一个人不停擦汗。这种情况最常见的原因是气虚。古代高手比武，并不是要拼个你死我活才能一决高下，往往是看谁的气息先乱谁就输，具体表现就是看谁先出汗，一出汗就败下阵来。因为气足津自守，气虚则津不固，就会流汗。

人体体表有一层卫气，起到固护防御作用，就像人体的岗哨一样，一方面可以防御外邪入侵，一方面可以防护人体津液流失。气虚则守护失职，不仅邪气易入侵，体内津液也会流失。卫气虚就会表现出容易汗出，恶风，易疲劳，有个风吹草动就感冒。现代医学认为是免疫功能低下，有些人会选择注射免疫球蛋白来增强免疫力，这种做法会有效，但只是一种短期借力的方法，过一段时间，则又会回归到以前的状态。就像肚子饿了，别人送你一袋米，吃完了就没有了。要自食其力，必须要学会“渔”之技，而不只是享受馈赠的“鱼”之味。要加固这个防御系统，让不足的气强壮起来，这个方面中医有办法。

(二) 盗汗

什么是盗汗呢？自汗是清醒状态下的汗出，而盗汗，顾名思义，就是偷偷摸摸地出汗。《黄帝内经》中称为“寝汗”。很显然“寝汗”就是在睡觉的时候出汗，醒来后停止汗出。《明医指掌·自汗盗汗心汗证》云：“盗汗者，睡而出，觉而收，如寇盗然，故以名之。”

如果盗汗发生在小孩子身上，要分清生理性盗汗和病理性盗汗。

1. 小儿生理性盗汗

(1) 小孩子还在生长发育阶段，新陈代谢旺盛，自主神经调节功能尚不健全。若小孩子在入睡前活动过多，机体内的各脏器功能代谢活跃，可使机体产热增加。在睡眠时，皮肤血管扩张，汗腺分泌增多，就会出汗增多。

(2) 睡前吃得太饱，尤其是进食过多肉类等高能量的饮食，可使胃肠蠕动增强，胃液分泌增多，汗腺的分泌也随之增加，可造成小儿入睡后出汗较多，尤其在入睡最初2小时之内。吃肉食多的小儿不仅汗多，而且气味重，喜欢蹬被子，口唇偏红，舌苔偏厚，口气也不清新，大便容易干结。解决这个问题要从加强脾胃功能入手，健脾消食化积为主。尽量避免给孩子进食太多肉类，适时服用保和丸或者大山楂丸，服用的剂量以大便通畅为度。

(3)室内温度过高，或被子盖得太严实，均可引起睡眠时出汗。

这些属于生理性盗汗。对于出汗太多的小儿，可以买桑叶60克研细末，每天一小勺，或当茶叶泡水喝。桑叶发芽早，秋天落叶晚，具备木气之升散与金气之收降，大剂量桑叶收降能力强，可以敛汗。

2. 小儿病理性盗汗 有些小儿入睡后，上半夜出汗明显，要考虑是不是血钙偏低的原因。低钙容易使交感神经兴奋性增强，好比打开了汗腺的“阀门”，这种情况在佝偻病患儿中尤其多见。不仅盗汗，小孩子还容易受惊，睡不安稳，经常会半夜突然啼哭。但盗汗并非是佝偻病特有的表现，应根据小儿的喂养情况、室外活动情况等进行综合分析，还要查血钙、血磷及腕骨X线片等，以确定小儿是否有活动性佝偻病。药物方面可以服用龙牡壮骨颗粒，龙骨、牡蛎可以敛神魂而定惊悸，保精血而收滑脱，煅后止汗敛汗的效果非常好。

(三) 自汗与盗汗的区别

一般来说，自汗容易发生在气虚的人身上，而盗汗则已伤到人体的阴血，比自汗程度要重。有些盗汗的人一觉醒来衣衫全湿，需要重新换上干爽的衣服，可同时伴有手脚心热、头晕烦躁、口鼻干燥等症状。盗汗的人一般体形偏干瘦，舌头偏红。盗汗多归于阴虚，如《医学心悟·自汗盗汗》曰:“其盗汗症，伤寒邪客少阳则有之，外此悉数阴虚。”又《医学正传·汗证》曰:“盗汗者，寝中而通身如浴，觉来方知，属阴虚，营血之所主也。大抵自汗宜补阳调卫，盗汗宜补阴降火。”中医对于阴虚所致盗汗的治疗方法有很多，比如六味地黄丸等。

总地说来，自汗或盗汗均是因阴阳失调，腠理不固，而致汗液外泄失常的病证。其中，白天时时汗出，或者稍微一动就会大汗淋漓称为自汗，是因气虚固摄功能失常引起的出汗异常。盗汗通常是由于阴虚内热造成的,如肺阴亏虚或者肾阴亏虚。不管自汗还是盗汗,若出汗过多,均会伤及人体阳气和阴液。这里我们给大家推荐一些简单实用的内服方、食疗方及外治法。

(四) 简单实用小方法

【外治法】

★小儿推拿

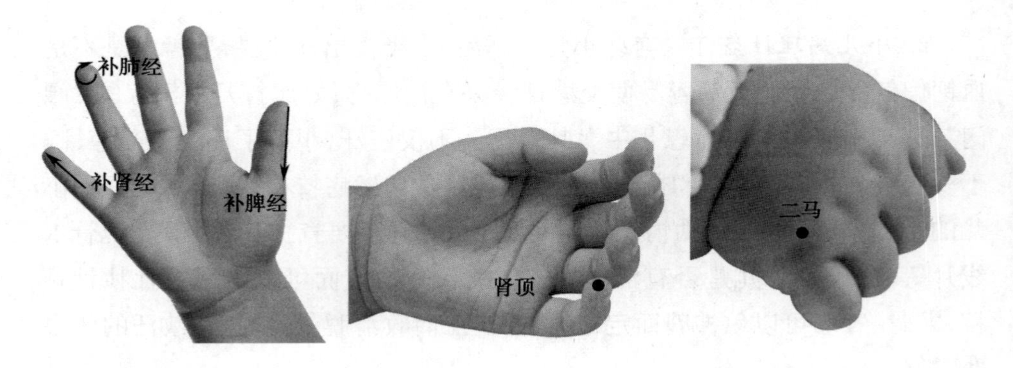

补肺经、补脾经、补肾经各 300 次。

揉二马、足三里、肺俞、脾俞、关元、肾顶各 5 分钟。

小指顶端为肾顶穴。用拇指揉肾顶穴,称为揉肾顶,能收敛元气、固表止汗,常用于自汗、盗汗、大汗淋漓不止等病症。

★五味子贴肚脐

组方:五味子 30 克。

用法:将五味子研成细末,贮瓶备用。每晚临睡前取 5~6 克五味子粉调至糊状,用风湿膏药或医用纱布固定于肚脐。每日换药 1 次,一般 3~5 天即可见效。

功效:收敛固涩,止汗敛汗。

主治:儿童盗汗、自汗。

★龙牡大麦粉敷脐

组方:生龙骨 30 克、生牡蛎 30 克、大麦芽 50 克。

用法:共研细末,搅匀。每次取药粉 5 克,用适量温水调成糊状,然后敷在肚脐上,外面用风湿膏药或医用纱布固定,每日换药 1 次。

功效:收敛固涩,敛汗止汗。

主治:小儿自汗、盗汗。

【食疗方】

★小麦粥

组方:浮小麦 30 克、粳米 60 克、大枣(剥开)5 个。

用法:煮粥,食用。

功效:养心安神,健脾益气,敛汗止汗。

主治:自汗、盗汗属心气不足者。浮小麦甘凉,敛虚汗,益心气,除烦热。

★黑豆浮小麦汤

组方:黑豆 30 克、浮小麦 30 克、莲子 15 克、大枣(剥开)5 个、冰糖适量。

用法:先将黑豆、浮小麦淘洗干净,加适量水,小火煮至黑豆熟透,去渣取汁,然后用上述药汁煮莲子和大枣,煮至莲子烂熟时放入冰糖,随后起锅,即可食用。每日 1 剂,分 2 次吃完。

功效:滋阴清热,益气健脾。

主治:盗汗、自汗属心肾不交、虚火上扰者,伴见手脚心热、大便稀烂。

★黄芪粳米粥

组方:黄芪 20 克、粳米 50 克、冰糖适量。

用法:将黄芪煎汁,用汁煮米为粥,放入冰糖调味温服。

功效:益气升阳,固表止汗。

主治:自汗属肺气不足者。

【内服方】

★枣仁黄芪汤

组方:酸枣仁 15、黄芪 15、浮小麦 15 克、红糖适量。

用法:上药煎煮 30 分钟,滤出药汁,加少许红糖,温服。

功效: 益气养血,敛汗止汗。

主治: 自汗属气血亏虚者,症见自汗、神疲、肤白、怕风、肢凉、易感冒。

★山楂钩藤汤

组方: 炒山楂 9 克、钩藤 9 克、五味子 6 克、生龙骨 15 克。

用法: 生龙骨先煎 40 分钟,然后将其他药放入,再煎煮 30 分钟。煎煮出药液约 150 毫升,分 3 次服,每日 1 剂,连服 3 剂。

功效: 敛阴止汗,健脾和胃。

主治: 阴虚盗汗属肝旺脾弱者,症见盗汗,夜啼,睡眠不安,易受惊。

★生脉饮口服液

组方: 红参 3 克、麦冬 6 克、五味子 3 克。

用法: 每次 2 支,每日 2 次,连续服用数日。

功效: 益气养阴,敛肺止汗。

主治: 气阴两亏之盗汗、自汗。方中红参(可换成西洋参)补肺气,益气生津;麦冬养阴清肺而生津;五味子敛肺止咳、止汗。三药一补、一清、一敛,共成益气复脉、养阴生津之功效,用于气阴两亏之盗汗、自汗,症见心悸、气短。

★玉屏风颗粒

组方: 黄芪 15 克、白术 10 克、防风 6 克。

用法: 每次 1 包,每日 3 次。

功效: 益气固表敛汗。

主治: 自汗属卫气不固者,症见多汗、恶风、气短,容易感冒,易患鼻炎、哮喘。

★龙牡壮骨颗粒

组方: 党参、黄芪、麦冬、龟甲、炒白术、山药、五味子、龙骨、牡蛎、茯苓、大枣、甘草、鸡内金等。

用法: 每次 1 袋,每日 3 次。

功效: 镇惊敛汗。

主治: 盗汗属肝脾不调者,症见多汗,睡觉易惊醒、啼哭、烦躁不安,头部出现脱发圈,以及腹泻、抽筋、出牙迟、学步迟、方形颅、鸡胸、O 型或 X 型腿等。

★六味地黄丸

组方：熟地黄、山茱萸、山药、茯苓、泽泻、牡丹皮。

用法：每次1丸，每日2次。

功效：滋阴清热。

主治：盗汗属阴虚内热，症见夜间多汗、手脚心热、腰膝酸软、口干咽燥，舌红瘦，苔少。若口鼻咽喉干燥明显，可选用六味地黄丸+麦冬、五味子，即麦味地黄丸；若手脚心烦热明显，可选用六味地黄丸+知母、黄柏，即知柏地黄丸；若头晕耳鸣、视物昏花，选用六味地黄丸+枸杞子、菊花，即杞菊地黄丸；若小便不利、腰膝冷痛，选用六味地黄丸+肉桂、附子+车前子+牛膝，即济生肾气丸。

五、口气不清新

"医生，我有口臭，和别人交谈时会很尴尬，但是我自己感觉不到。嚼口香糖也不管用。"一次，一个优雅端庄的女患者来就诊，说到自己口气重很苦恼。

口气重的问题在生活中并不少见，很多人深受口臭的困扰。相关调查数据显示，有10%~65%的人受到口臭的困扰。其中有个奇怪的现象，相当一部分人自己并没有感觉异样，都是周围人提醒才知道自己有口臭的问题。可能真是应了那句话：久入芝兰之室而不闻其香，久入鲍鱼之肆而不闻其臭。

出现口臭，可能与以下这些原因有关。

（一）口腔环境不卫生

不太重视自己的口腔卫生容易引发口臭。有的人只刷牙不漱口，比如吃完食物不漱口，或者吃完零食后就带着食物残渣入睡，食物在口腔中滞留的时间太久，当口腔内的食物长时间嵌塞在牙缝而未及时清洁时，口腔内的环境就会变得很糟糕，一不小心就会诱发口腔疾病，比如牙周炎、牙龈炎等，而这些口腔疾病都会引起口臭。

有个有趣的现象，研究发现，食肉动物患口腔疾患的概率很低。比如老虎，并没有每天刷牙的习惯，为什么很少得牙病呢？第一，老虎永远吃鲜肉。第二，老虎晚上不吃肉，你从来不会看到老虎晚上出来觅食。并且，它不吃隔夜的东西。吃了一半的食物，它不会拖到洞里等明天再吃，而是第二天再去捕猎。所以，老虎从来不会有得牙周病的烦恼。看来有些方面，我们人类真要向动物学习取经。

（二）生活方式不健康

在日常生活中，身边总会有不少人吸烟或喝酒，这些人有个共同特征，就是嘴里总有一股不好闻的味道。长期吸烟的人不仅牙齿会变黄，而且口腔会有很浓的焦油味。吸烟会刺激气道不断分泌痰液，白色黏液不仅会引起咳嗽，还会黏附到食物残渣上，久而久之就容易引起口臭。

很多人喜欢重口味的食物，如麻辣烫、烤串儿、涮锅等。这些香辣、煎炸、油腻的食物会刺激人的味蕾，让人抵挡不住食物的诱惑。但这些重口味的食物对于我们的消化道来说，却是一种负担。经常喜欢这类食物的人群，导致胃肠湿热内生，湿热加上未消化的食物残渣堆积在体内，增加了身体的污浊之气，引发口臭也是在所难免。

很多人口臭的同时还会出现口干。一般来讲，口中津液充足、满口润泽的人很少口臭，任何引起唾液分泌减少的原因都可能引发口臭。比如长期熬夜、每天说话很多但同时饮水少的人常常唾液分泌不足。长期服用某些药物也会引起唾液分泌不足，比如镇静药、抗高血压药、利尿药等，这些药物都会使人的唾液分泌减少，从而易引发口臭。年纪大的人出现口臭则与生理功能退化导致唾液分泌量减少有关。

（三）慢性疾病常困扰

口臭的出现可能与某些疾病有关，比如慢性鼻炎、慢性咽炎、慢性胃炎、胃溃疡等。此外，还有一些人表现为特殊的口腔异味，暗示着某些疾病：腥臭味的口气可能与鼻咽部疾病有关，如鼻窦炎、扁桃体炎、咽炎、小儿鼻内异物等；烂苹果味的口气可能与血糖高有关；酸臭味的口气可能与胃肠道疾病有关；鱼腥味的口气可能与肾衰竭有关；硫黄味的口气可能与肝硬化有关等。

在这些疾病当中，有一种情况现在发病率非常高，就是幽门螺杆菌感染。感染幽门螺杆菌之后，身体可以无任何异常，也可以是以突出的口臭为主要特征。比如上文提到的女患者，就是没有其他任何不适，只是口臭，最后做了一个碳 13 尿素呼气试验，发现是幽门螺杆菌强阳性，杀菌后口臭立即消除。当然，幽门螺杆菌的存在其实提示胃肠功能已经出现问题，不管有没有症状，都要接受系统、规范的治疗。

（四）口臭的中医防治对策

从中医角度来讲，口臭与人的脾胃、心、肺、肝、肾功能失调及病理产物堆积有密切关系。

单纯的口臭平时可以多喝些绿茶，绿茶含有氟，其中儿茶素可以抑制龋菌的生成，减少牙菌斑及牙周炎的发生。茶所含的单宁酸，具有杀菌作用，能阻止食物渣屑繁殖细菌，故可以有效防止口臭。

如果除了出现口臭的症状外，还伴随有口干口苦、舌红面赤、牙龈易出血，往往是胃火亢盛的表现，可以用黄连煎水漱口，同时可以服用一清胶囊（黄连、大黄、黄芩），加强清热泻火的作用。

如果口臭伴有口干，平时水中加上一两片柠檬。酸性的食物可以促进唾液的分泌，能够起到预防口臭的作用。口气不好时嚼口香糖只管一时，经常嚼服反而会增加硫化物含量，并不能从根本上去除异味。

如果口臭伴有口中黏腻，舌苔厚腻，那是有湿浊的表现，可以选用藿香 10 克、佩兰 10 克、淡竹叶 10 克，三味药用沸水冲泡当茶饮，藿香、佩兰芳香化湿，淡竹叶清心火、引火下行，湿浊清则臭味自去。

如果口臭的同时，咽部有痰，口中黏腻，用竹茹30~50克煮水饮用。

如果口臭的同时，胃部怕凉，生姜切片后直接含在口中，或生姜泡水饮用。

如果口臭的同时伴有口腔溃疡，可以选用砂仁5克、黄柏5克、甘草5克、炙甘草5克，煎汤服用。

如果口臭日久，口干、腹胀、起口疮，手脚心热、大便黏，这个时候情况有些错杂，单纯的清热容易伤阴，过于滋阴又易助热，可以试试甘露饮。甘露饮主要针对阴虚湿热，药物组成有三个特点，一是运用二地（生地黄、熟地黄）、二冬（天冬、麦冬）、石斛滋阴补虚治其本；二是运用茵陈、黄芩清胃肠湿热治其标；三是运用枳壳、枇杷叶降气和胃，使气降湿祛热自消；四是以甘草调和诸药。区区十味药，但标本虚实兼顾，肺、胃、肝、肾全面考虑，使阴血足、湿热祛，口臭自然消除。

叩齿也是一种很好的祛除口臭的方法。具体方法：闭上双唇，轻轻叩齿100~300次，在叩齿的时候唾液会出现增多的情况，这时不要吐掉，可将唾液慢慢小口咽下，每天做2~3次，不但治疗口臭，对口腔疾病也有不错的疗效！

总而言之，口臭虽让人苦不堪言，但只要注重口腔卫生，勤刷牙、勤漱口，慎饮食，不熬夜，身体通、大便畅，告别口臭不是难事。

六、总是爱上火

说到上火，很多人想到了牙痛、眼睛红、嗓子疼。一上火就吃清热药、消炎药，似乎已经形成惯例。从医学的角度看，“火”是什么？为什么会上火？上火了，吃几盒清热药或消炎药就管用吗？这些问题我们慢慢来梳理一下，一一解答。

火有生理之火和病理之火的区别。

1. **生理之火** 就是人体的阳气，我们常说人活一口气，这口气指的就是生生不息的生命之火。生命之火是人的阳气，是推动并维持新陈代谢过程的重要能量，整个生命过程依赖这团阳气。庄子说："人之生，气之聚也，聚则为生，散则为死。"生命之火一旦耗竭，阳气耗尽，"人死如灯灭"，生命将走向尽头。

所以，生理之火是生命之火，代表生机、能量、生生不息！《黄帝内经素问》中这样描述："阳气者，若天与日，失其所，则折寿而不彰。故天运当以日光明。是故阳因而上，卫外者也。"意思是说，人体的阳气就相当于自然界的太阳一样，重要性不言而喻。〔明〕张景岳的比喻更加具体："天之大宝，只此一丸红日；人之大宝，只此一息真阳。"太阳和阳气分别是自然界和人体的"能量石"，人身无火犹如天空失去太阳。生理之火提供能量和动力，让脏腑各司其职，维持整个生命活动的正常有序。

2. **病理之火**　朱震亨在其所著《金匮钩玄》中指出："捍卫冲和不息之谓气，扰乱妄动变常之谓火。"这里的火就是病理之火，老百姓一般说的上火，就是指的这种邪火、贼火，它能打乱生命的节奏，让生命无序甚至混乱不堪。所以，李东垣在《脾胃论》中谈到："相火，元气之贼也。火与元气不两立，一胜则一负。"

（一）吃出来的火

人的火气首先是吃出来的。以北京居民饮食习惯的调查数据为例，20多年来，北京居民总的膳食结构中，粮食、薯类及豆类所占的比例明显下降，从过去的2/3已经下降到现在的1/3，而动物性脂肪及油脂的摄入量上升了近10倍。有的人每天摄入的食物油竟高达83克，远远超过了正常所需的25克，动物脂肪及油脂的摄入量占食物总量的比例由过去的2.8%上升到23.1%。尽管是北京地区的一个调查数据，但是以点带面，具有鲜明的代表性。

想想看，大量摄入高脂肪、高蛋白、高热量的食物，怎么可能不上火？不仅上火，因为体内环境变差，各种疾病（如高血压、糖尿病、脂肪肝、动脉硬化、痛风等）甚至癌症都会纷至沓来。有人说只吃瘦肉会不会脂肪摄入少一些呢？其实瘦肉里也有脂肪，猪瘦肉脂肪含量达到了20%，鸡肉和兔肉含脂肪少，相对健康一些,但是如果煎炸之后那就又不同了。

中医认为,"膏粱之变,足生大疔"。这些重口味、高能量、高热量的食物容易在体内积热,时间一久,热势燔灼,就会向周围寻找突破口,冲向口腔就会表现出口苦、口臭,冲向皮肤就会形成疔疮疖肿。这都是"上火"的表现。

既然有火气,体内水肯定是不足的,一方面是因为摄入不足,另一方面是因为消耗增多。

食物中的水分以两种形式存在:一种以毛细管凝聚状态存在于细胞间,依靠毛细管与食物成分联系,称为自由水;另一种是与食物中的蛋白质等营养成分的分子通过氢键而结合,称为结合水。自由水与食物成分联系较弱,在100℃以下加热就很容易失去;而结合水与营养成分的分子相互作用较强,在100℃时不会失去,只有在加热到120~140℃时才会被去除掉。比如饼干、薯片、锅巴这些脱水食物一吃多特别容易上火,就是因为食品加工过程中失去了结合水。享受美味的同时,失去了结合水的零食趁机与消化道黏膜中的水重新结合,并释放能量,这一释放不要紧,火气就蹿上来了。

从小喝奶粉长大的孩子就比吃母乳的孩子更容易上火,一个很明显的症状就是大便干,有的就像羊粪一样,质地特别硬,排便费力,甚至几天一次。奶粉在干燥过程中除去了结合水,所以在冲奶粉时千万不要自作主张冲得太浓。太浓的牛奶渗透压就高,在通过肠道时会从肠道黏膜吸收更多的水,容易影响整个肠壁的血液循环。

(二)憋出来的火

有个朋友,工作压力一大,就会舌尖起溃疡,痛得坐立不安。用他的话说:"以前吃点儿消炎药,败败火很快就不疼了,现在加大药量也不管用。真的没辙了,烦得要死!"听了他的讲述,开了一个小方子。

黄连6克、黄芩10克、生大黄6克、炙甘草6克、生甘草6克、肉桂10克。

朋友一听说开了中药,有些犯难情绪,觉着煎药太麻烦。我劝慰他,这次的药服用方便,只需开水泡,不用煎煮。时间不用太长,加盖开水焖泡 3 分钟,去掉药渣,先含 1~2 分钟,再小口慢慢吞服即可,就是会比较苦。朋友一听不用煎煮,欣然应允,按照服用方法,试服了 2 剂之后效果显著,溃疡处疼痛缓解大半。又坚持吃了 2 剂,基本无大碍了。

这种纯粹是工作压力大,憋出来的火。《丹溪心法》曰:“气血冲和,百病不生,一有怫郁,诸病生焉。”憋出来的火,其实是生命能量持续压制状态下的一种释放,这个诱发因素可以是来自外部因素,比如高强度工作、领导高压管理,但更多是源自内部,就是压力强度超越了个人承受阈值和调适能力,刚开始可能只是一种气机的郁结,但是时间一久,就会郁而化火。郁闷、压抑、恐慌、烦躁、焦虑等累积的坏情绪造成的压力不能化解于无形,负能量不断蓄积,就会找到一个突破口,以火气上冲的形式释放出来,比如牙痛、口腔溃疡等。舌尖是心所对应的位置,心开窍于舌,火邪扰心,一方面可能表现出烦躁、失眠,另一个方面就会出现口腔溃疡。这个突破口就是薄弱环节,次次发作,次次都是相同的地方。

为什么清热去火药效果不明显了?其实反复的溃疡已经不是单纯的实热证了。如果只是单纯清热,效果肯定不好。就像炉里的火,经常上蹿,怎么办呢?可以用水浇灭,可以用土盖灭,也可以向下捅一捅,把火向下引一引。对付这一类反复上越的火邪,用炙甘草先将火气收住,这叫土能伏火,然后再用黄连、黄芩、大黄清之,再加上肉桂向下引导,引火归原,浮越之火就会自然散去。服用方法是关键所在,古人描述为“渍之须臾,绞去滓,分温再服”。就是用开水短时间浸泡后温服,取的是药气,气轻走上焦;如果按常法煎服后取的是药味,久煎味重下沉就走中焦了。

(三)脏腑失调的火

人有五脏六腑,上火说具体一些,会有心火、肝火、脾火、肺火、肾火的不同。

火的原生状态是什么?兴奋的,激烈的,动荡的。如果是生理之火,它会激发你的热情,提升生命的活力;倘若是病理之火,它会消耗你的能量,扰乱生命的秩序，让你不安，让你焦躁。所以，对于病理的火，就像对待一个经常捣乱滋事的人，一方面要压制，另一方面还要疏导，引邪归正，令其安守其位。

(四) 去火小妙招

【入静法】

病由心生，想要不上火首先要调心。中医“心”的概念比较抽象，它不仅包括了肉质的心脏，更多地体现在对于精神情绪的影响，心为君主之官，主管神明，涵盖了现代医学中大脑皮层的功能。这是一种高层次的功能，过度活跃就会对低层次的功能产生抑制和干扰，比如脑子活、想法多、爱操心的人就容易上火。因为高层次的心的功能过度兴奋，就会影响低层次功能活动的发挥，抑制人体与生俱来的本能。

古希腊医学之父希波克拉底说过：“病人的本能就是病人的医生，而医生是帮助本能的。”所以，为了防止上火先要调心，调神，让心静，让神安，心无杂念，不动心扰神，通过练功入静，尽可能去除意识对身体本能的过度干涉。具体做法如下。

1. **调形** 调形就是挺身直腰，调整坐姿，最好采用盘坐。盘坐可以使人体的能量聚集在下1/3，正好是下丹田的位置，气可以沉降，形成一个离中虚、坎中实的水火既济卦。当然如果你觉得盘坐不舒服，普通的盘腿也行。如果盘腿也做不到，那就挺身坐立，大腿与小腿成90°自然放松。不必太纠结，关键是要放松，采用一个可以持久练功的坐姿。

2. **调息** 可以采用之前说过的腹式呼吸。关键是让呼吸保持一个特点——细静匀长，呼吸要慢，越慢越好。刚开始可以只关注呼气，呼气由副交感神经管辖，可以协助舒缓放松。有人说越想放松，脑子里越乱。其实都没关系，顺其自然，乱就让它乱去，乱到极点就会停下来，不要刻意，不要有执着心，就像搅动了混有泥沙的水，慢慢就会沉淀变清，开始时只需淡淡地关注一下自己的呼吸(尤其是呼气)就可以了，呼—吸—呼—吸。

3. **调心** 调心的难度最大，取效的周期也较长，需要有一定的耐心慢慢坚持。刚开始,可以在脑海里想两个字“放松”,并在心里默默念出来。逐渐让“放——松”中间的间隔越来越长,注意一点就是不要在中间的间隔中再插入其他场景、图片、文字等回忆,中间的间隔就是留白,通过训练,中间的留白会越来越长,这个留白就是回归安静状态。再往后“放松”这两个字也虚化了,中间的留白慢慢凸显,也就是安静状态越来越长,缥缥缈缈,恍恍惚惚,浑浑沌沌,渐渐入静。

【食疗法】

★竹叶莲子心茶

配方:莲子心 4 粒、竹叶 6 克、单晶冰糖 2~3 颗。

做法:将莲子心、竹叶用开水冲泡,放入少许冰糖,少量频服当茶饮。

功效:清心火。莲子心有清心、去热、止血、涩精的功效,竹叶入心经和小肠经,可使心火下移小肠从小便排出。二药并用,可加强去心火的功效。

主治:舌尖溃疡,小便黄或淋漓涩痛,烦躁,入睡难。

★凉拌苦瓜

配方:苦瓜 1 根,盐、香油各少许。

做法:苦瓜洗净后切成丝或片,用开水焯一下去除苦味,放入少量盐、香油。

功效:清胃火。《本草求真》记载苦瓜:“除热解烦”,《生生编》记载苦瓜:“除邪热,解劳乏,清心明目。”《本经逢原》提到苦瓜“生则性寒,熟则性温”。

主治:体壮,口干,口渴,口气重,吃得多,容易饿,舌红苔黄,脉滑数。

★夏枯草茶

配方:夏枯草 30 克。

做法:煮水代茶饮。

功效:清肝泻热,散肿消坚。夏枯草苦、辛,性寒,入肝经,《雷公炮制药性解》记载夏枯草:“主瘰疬瘿瘤,湿脾脚肿,肝虚目痛,冷泪畏光,散血破癥,生肌解毒。”

主治:体实,脸涨红,脾气大,血压高,口中苦,眼垢多。

★芦茅二根蜂蜜水

配方:芦根 30 克、白茅根 30 克、蜂蜜少许。

做法：将芦根、白茅根加水煎煮 30 分钟后滤出药液，加蜂蜜少许调味饮用。

功效：滋阴降火，泄热除烦。芦根可清降肺胃，消荡郁烦，生津。白茅根既可清泄胃中蕴热，又具清热利尿、凉血止血之功。

主治：体瘦，口干渴，咽痛，小便淋漓涩痛。

★麦冬百合乌梅茶

配方：麦冬 10 克、百合 10 克、乌梅 3 颗、冰糖适量。

做法：将麦冬、百合、乌梅（去核）用开水冲泡后，加入冰糖即可饮用。

功效：养阴生津除烦。麦冬、百合味甘淡，乌梅味酸，酸甘化阴，适合阴虚内热之人平时当茶饮。

主治：体瘦，唇红，手脚心热，易盗汗，易咽痛。

【外治法】

★液门穴

取穴：在手背，第 4、第 5 指间，指蹼缘后方赤白肉际处。

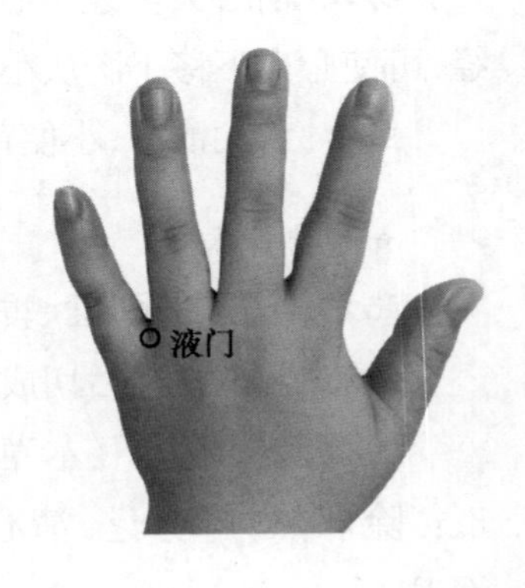

每天按揉液门穴 3~5 分钟，可以达到清热泻火、消炎止痛的作用。液门穴是我们身体自带的“消炎穴”，清热泻火效果非常好。平时容易上火的朋友可以经常按揉液门穴。

★太冲穴

取穴：在足背，第 1、第 2 趾骨间，跖骨底结合部前方凹陷处。

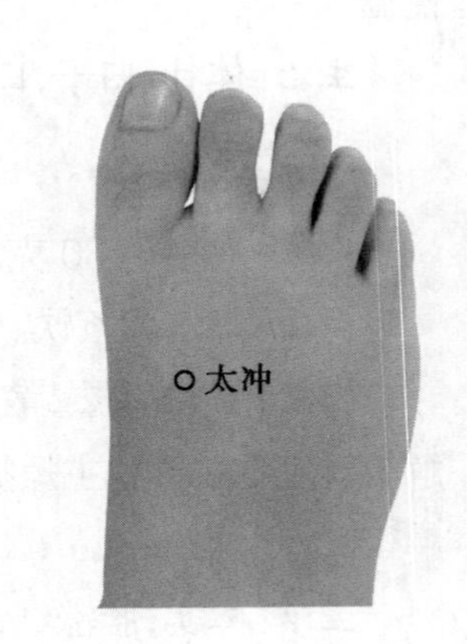

肝气郁结的人按压太冲穴会有明显压痛。太冲穴为足厥阴肝经的输穴、原穴，经常揉按此穴具有清泄肝火、疏肝解郁的效果。在按摩太冲穴前，先用热水泡脚约 10 分钟，然后用拇指从下向上推揉 3 分钟即可。

★内庭穴

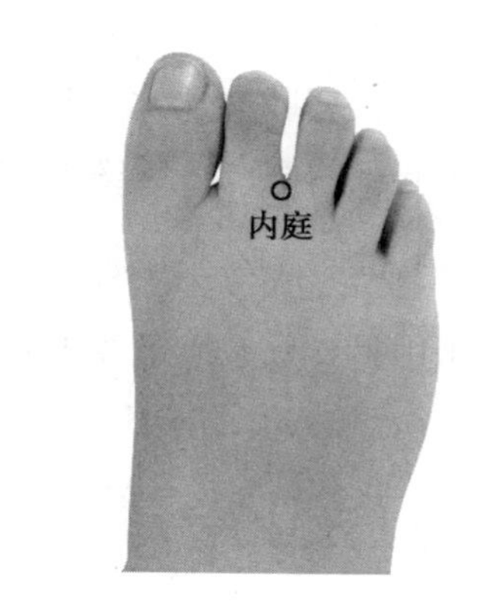

取穴：在足背，第2、第3足趾之间，趾蹼缘后方赤白肉际处。

内庭穴是足阳明胃经的荥穴。荥主身热，是泄热穴，荥穴可以说是热证、上火的克星。如果有口臭、牙痛、便秘、咽喉肿痛、吐酸水等不适时，可以多按内庭穴。每天早、晚用拇指点揉100次左右，有非常好的泄热效果。

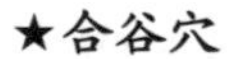

★合谷穴

取穴：在手背，第1、第2掌骨间，当第2掌骨桡侧的中点处。或以一手拇指的指骨间关节横纹，放在另一手拇指、示指之间的指蹼缘上，当拇指尖下便是此穴。

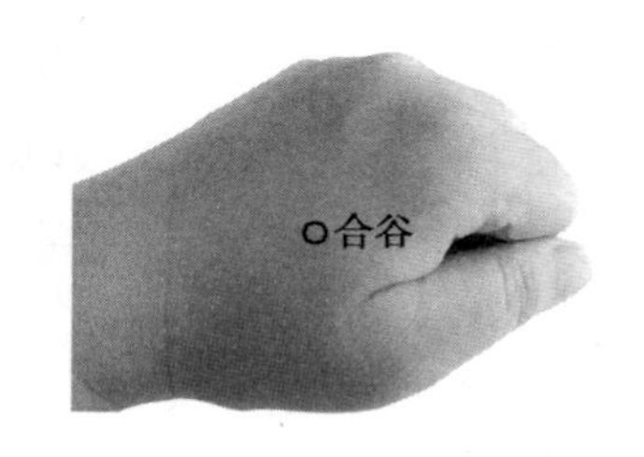

如果你有牙痛、耳鸣、眼睛红肿、鼻出血、头痛、咽喉肿痛、便秘、发热、口干，或者脸上的青春痘一个接一个不停地往外冒，就可以按合谷穴来去火。

★少府穴

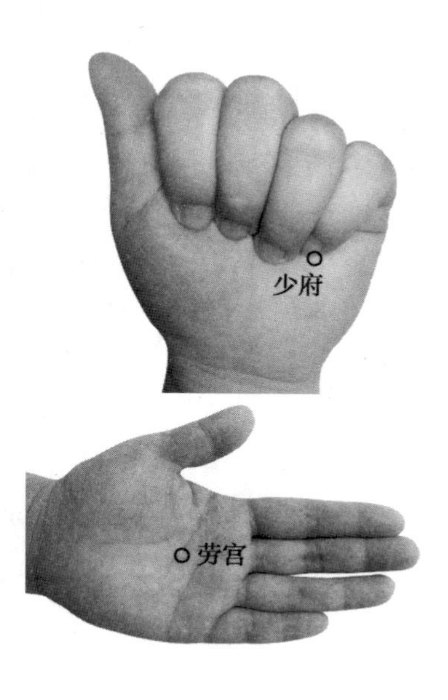

取穴：把手指轻轻地合拢，小指按着的地方就是少府穴，这个穴位正好位于掌心横纹上。

少府穴是心经的荥穴，荥穴主身热，可以滋阴降火，对心火过旺所引起的口舌生疮、夜不能寐、面红目赤、小便赤黄等均有很好的缓解作用。

★劳宫穴

取穴：在手掌心，当第2、第3掌骨之间，偏于第3掌骨，握拳屈指时中指尖处。

劳意指劳作，宫则是宫殿，劳宫穴是手厥阴

心包经的荥穴。心包经主治胸腔、心脏、胃、神志方面病症，作用是保护心脏；荥穴则代表脉气从此处开始增强，因此刺激劳宫穴有助于强化心包经，减少外邪对心脏的伤害，让焦躁的情绪得以平复。

劳宫穴位于手掌的胃肠反射区，体质偏热、口干舌燥、尿量少、常便秘的人，可用另一只手拇指按压劳宫穴 30 秒，其余四指则放在手背后支撑，直到掌心产生微热感，有助于和胃祛湿、清心除烦。

七、湿疹时发作

湿疹是由多种内、外因素引起的真皮浅层及表皮炎症。其特点为对称的多样性皮疹，红斑、脱屑、渗出、糜烂、结痂等反复发作。临床上瘙痒剧烈，急性期以丘疱疹为主，有渗出倾向，慢性期以苔藓样变为主，容易反复发作。

中医学认为，湿疹形成的罪魁祸首就是“湿”。生活中我们也会发现，潮湿闷闭的环境比清爽干燥的环境更容易病发湿疹。湿疹可以全身出现，也可局部散发。中医认为，湿为阴邪，湿性下趋，易袭阴位。何为阴位？人体上部为阳，下部为阴。阴位相对于上部而言，比如会阴部、下肢都属阴位。怎么理解湿邪易袭阴位呢，比如一块湿毛巾，挂在绳子上，水湿就会由高到低滴滴嗒嗒往下流。人体也是一样的道理，湿邪容易向身体下部汇聚。所以，体内湿邪重的人会阴部总是潮潮的，容易出现湿疹。有的人易发脚癣，脚部出现丘疱疹，渗出、脱皮，瘙痒难耐。

（一）外涂药膏要小心

出现湿疹后，有些人为了迅速止痒，会自购一些外用药膏来涂。需要提醒的是，很多药膏里面含有激素，如果没有医生的指导，有可能会使病情变得更复杂。尤其是小孩子，如果长时间使用含有激素的药膏，对身体可能造成不可逆转的伤害。

曾有媒体报道，一位家长给小女儿使用了某品牌的号称“纯天然植物成分，无添加、无激素”的宝宝霜后，仅5个月大的女婴变成了重达22斤的“大头娃娃”，同时该女婴还表现出发育迟缓、多毛、面部肿大等症状。随后家长带婴儿辗转多家医院做检查，最后发现是孩子用的婴儿面霜存在问题，经专业机构检测显示，里面含有高剂量的糖皮质激素(氯倍他索丙酸酯)。

氯倍他索丙酸酯属于糖皮质激素家族中的一员，皮肤科医生会用它来治疗银屑病等皮肤疾病，药物的使用有严格的适应证和使用期限。激素类药物不宜长期使用，以防产生不良后果。

这则新闻提醒年轻的妈妈们，使用宝宝面霜的时候，一定要特别注意。

（二）小儿湿疹四不要

这里给大家列出选择治疗湿疹相关产品的注意事项，以供参考。

一不要买“消”字号的产品：这类产品的批准文号里有“卫消证字”的字样，产品名称里通常有“抑菌”之类的字眼。

二不要买“械”字号的湿疹相关产品。

三不要买暗示能治病的妆字号产品。妆字号产品是化妆品，是不能明示或者暗示有医疗作用的。

四不要轻信未经核验的标识有“纯天然”“纯植物”“本草”类的产品。

西医对于湿疹的治疗，内治主要选用抗组胺药止痒，外治根据皮损情况选用适当剂型和药物，比如急性湿疹局部用生理盐水、3%硼酸或1∶2 000~1∶10 000高锰酸钾溶液冲洗、湿敷，炉甘石洗剂收敛、保护。亚急性、慢性湿疹应用糖皮质激素霜剂、焦油类制剂或免疫调节剂，如他克莫司软膏、匹美莫司软膏，若有继发感染者加抗生素制剂。总体来讲，湿疹相对难治，在治疗皮肤病方面，中医药有其独特的优势。

(三) 如何预防小儿湿疹

- 衣物和被褥以轻柔、干燥为主,穿着的衣服要宽松、舒适、透气。

- 母亲和婴幼儿的饮食均需要进行干预,禁食鱼、虾、牛奶等,可让婴幼儿食用配方奶粉。明确过敏原,在保障婴幼儿机体营养需求的同时,严格避免食用可能致敏的食物。

- 注意保持皮肤湿润清洁,避免皮肤刺激,洗澡时不可使用碱性过强的洗浴用品。

- 保证室内的湿度,如果室内的空气比较干燥,婴幼儿也容易出现过敏从而诱发湿疹。

- 可以在孩子洗澡的时候滴入 1~2 支藿香正气水,或者用千里光 30 克煮水外洗。

(四) 如何防治成人湿疹

如果是成人易发湿疹,情况可能会更复杂一些。成人除了湿疹,往往还可能伴有其他基础疾病,比如胃肠的问题。

中医认为,湿疹的主要病因归咎于“湿”,湿有外湿和内湿之分。比如冒雨涉水、长时间待在潮湿的环境中容易感受外湿。在中越战争中,解放军战士坚守在边境线上的“猫耳洞”里边,非常潮湿闷热,结果就造成很多战士出现了湿疹。现在广州等岭南一带,常年气候潮湿,身处这种环境下很多人体内也容易蓄积湿邪,诱发湿疹。

内湿的产生主要和脾失健运有关。脾胃功能异常,不能有效地运化水湿,造成湿邪内生。湿邪产生之后进一步影响脾胃功能,就会出现食欲下降、腹部胀闷不适、大便稀烂等胃肠道症状。胃肠功能异常的患者中,很多同时伴有湿疹等皮肤方面的疾患。

对于成人湿疹,我们可以内服药物加上外用药物配合起来一起使用。这里给大家推荐几个简单实用的小方子。

四妙丸

配方：苍术、黄柏、牛膝、薏苡仁。

功效：清热燥湿。

方法：内服。每次 1~2 袋，每日 2 次。

适应证：湿疹，伴有口干、口苦，大便黏滞，舌苔黄厚腻。

三仁汤

配方：杏仁 10 克、豆蔻 10 克、薏苡仁 30 克、厚朴 10 克、清半夏 10 克、通草 5 克、滑石 15 克、竹叶 10 克、白鲜皮 15 克、地肤子 10 克。

功效：健脾化湿。

方法：上述药物加水煎煮 40 分钟后，滤出药汁内服，每日 2 次，连用 1 周。

适应证：湿疹易发，伴有食欲一般，食后易胀，便软或便烂，身体困乏，舌淡胖，苔厚腻，有齿痕。

芫荽止痒方

配方：芫荽 50 克。

功效：祛风止痒。

方法：将芫荽（香菜）洗净摘取新鲜的部分，沥干水分后泡到米酒罐中，不定时擦拭局部，也可以用韭菜或苦瓜煮水清洗患部，一些轻症的皮肤问题可以很快缓解。

适应证：湿疹，渗出少，瘙痒遇寒加重，舌淡苔薄。

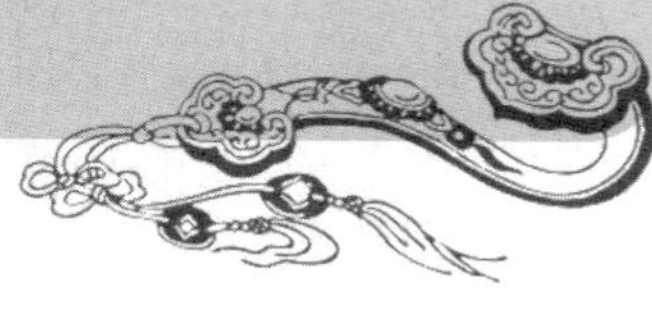

苦参止痒方

配方：蛇床子30克、苦参30克、百部15克、防风15克、花椒20克。

功效：清热燥湿止痒。

方法：上述药材浸水煮沸30分钟，温度适宜后浸泡或外洗湿疹患处。切忌水温太高。

适应证：湿疹，瘙痒明显，可伴渗出，舌苔厚腻。

马齿苋止痒方

配方：马齿苋500克、白矾5克。

功效：清热解毒，祛湿止痒。

方法：取新鲜马齿苋，捣碎，加入白矾，捣成药泥，睡前用纱布包敷在皮损处，每日一换。

适应证：顽固性湿疹，局限在手指或脚踝等部位。

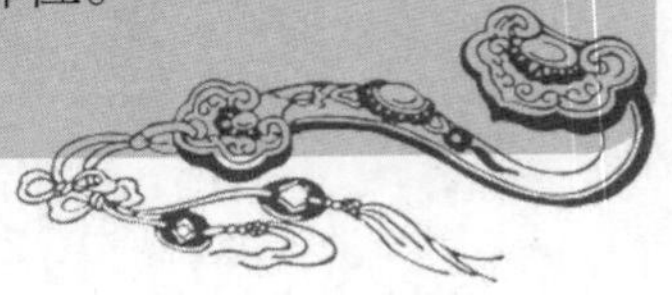

八、血压一直高

一位朋友打电话过来，说他父亲最近生了一场气，之后血压飙得特别高。朋友的父亲患有高血压，平时一直吃西药，比较稳定，现在不仅血压高，而且头痛、头晕比较明显，去医院做了各项检查，除了血压高，脑部暂时没发现异常。西医调整了用药，但老人家血压仍然居高不下，想问问中医有什么好的办法。

关于高血压的问题，不仅是个医学问题，也是一个社会问题。在我国，心脑血管疾病发病率非常高，排在整个疾病谱的最前列，其发生率和病死率不断攀升。高血压作为常见病、多发病，已经成为令人担忧、影响民生的大问题，如果治疗不当甚至会引发较严重的脑卒中、心肌梗死和肾功能衰竭等并发症。

（一）高血压没有症状需谨慎

患了高血压，没有感觉并不代表没有损害。高血压初期，身体只是有一些不易察觉的细微变化，如全身细小动脉痉挛。但随着病情的发展，细小动脉渐渐发生硬化，中等动脉及大动脉内膜出现脂质沉积，逐渐形成粥样硬化斑块和血栓。这些变化，多发于冠状动脉、脑动脉、肾动脉，所以说高血压没有症状不代表没有危害。

相反，持续血压高会损害心、脑、肾和主动脉，会慢慢破坏患者的心、脑、肾等重要器官，最终导致脑出血、心力衰竭、肾功能衰竭等严重并发症，甚至危及生命，堪称影响健康的“隐形杀手”。

临床数据显示，青壮年高血压患者当中，约有 50% 是无症状的，偶尔出现头晕、头痛等不典型症状。很多人并不知道自己已经得病，不知晓、不理会、不重视，再加上一天到晚忙工作、拼事业，忽视规范治疗，常会因此延误病情或失去治疗的最佳时机。所以，无症状高血压患者，不管年轻人还是老年人，不管症状是否明显，必须持续、严密监控血压的变化，掌握血压动态波动情况，早期诊断和早期治疗是非常必要的。

（二）高血压初期慎用降压药

目前对于高血压，一般确诊后老百姓都会选择吃西药，一吃上就是终身服用，中间不能间断，不能随意停。其实西药治疗的机制就是对症治疗，高了就压下去，数据看上去稳定了，但血管始终处于一种被压制的状态。为什么不能停药，就像一个弹簧一样，你把它压到底，如果一放手就会弹起来。同样的道理，一停药血压就会反弹，会飙得更高、更难控制。

其实对于刚诊断为高血压且脏腑功能好、没有基础疾病的人群来说，最好不要立马服用抗高血压药，可以观察一段时间，通过运动配合饮食，再加上中药、针灸等方法,高血压是可以得到有效控制的。所以,一开始面对高血压,选择什么样的治疗方案非常重要。

曾经有一个患者得了重感冒,除了感冒症状还有明显的头痛,去了医院一量血压,超过临界值,这不高血压吗?立马给配上西药。其实这个时候的血压高,是感受风寒之邪后,寒邪束表,血管收缩引起的一过性血压高,只要把这个感冒治好了,高血压一般会恢复到正常。但如果你只看到血压高的表象,并没有去探究引起血压高背后的原因,贸然用上降压药,真是有些冤枉。还好,这个患者最后接受了中医药治疗,因为刚服用降压药不久,所以很快就撤掉了。如果长年服用降压药的人,想短时间之内撤掉,那就不是件容易的事了。

曾经看过中央电视台著名主持人白岩松的一个小短片,他提到自己有一段时间头晕不舒服,结果去医院一查,高压 140mmHg,低压 90mmHg,正好是高血压临界,医生建议吃降压药。白岩松没有立马听从医生的建议,而是向医生申请了两个月的时间。他向医生承诺,如果这段时间经过个人的努力没有把血压调整过来,就会按部就班地乖乖吃药。结果说到做到,出了医院,白岩松快走结合跑步,开始自己健康规律的运动锻炼。现在几年过去了,他的血压维持得非常正常,他用坚定的信念加上有效的运动方式向人们证明:高血压是可防、可控、可治的。

(三) 血压居高不下怎么办

上面说的是对于高血压初期,如果能合理地安排运动、饮食,进行早期干预,就可能避免终身服药。如果高血压已经是十几年、二十几年的人群,运动、饮食、起居固然非常重要,但这些手段的作用非常有限,从根本上摘掉高血压“帽子”的可能性比较小,这个时候就要特别注意尽量避免和延缓高血压并发症的发生。

比如持续的血压居高不下,这个时候血管张力高,心脏负荷大,发生脑卒中、脑血管意外的可能性和风险较平时血压稳定时增加数倍!就像不断往气球里充气一样,随时都有吹爆的危险!对于持续高血压的患者来说,必须特别小心,密切关注,及时就医!

另外，我们不妨多掌握一些简单易操作的方法，作为一种辅助措施，在某些时候可能会派上用场，争取将伤害降到最低。

· 针刺井穴或十宣

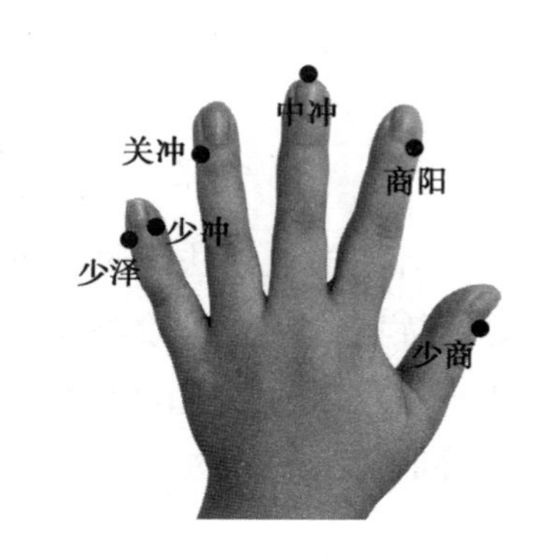

人体井穴是经络气血的发端之处，多位于手脚末端，也恰恰是十二经脉阴经、阳经交接的地方。金庸小说中的六脉神剑，对应的即是六个井穴。井穴刺血可醒脑开窍，调整阴阳平衡。中医有“清阳实四肢”的理论，是指从饮食中化生来的阳气，充实于四肢，四肢伸展灵活、感觉敏锐，正是得益于阳气的充养。因此，刺激四肢末端的井穴有瞬间振奋、激发体内阳气的作用。具体操作时一般双侧手指共选取 4~6 个井穴，用一次性采血针点刺放血 3~5 滴。十宣也选取其中 4~6 个即可，如果病情重，也可双手井穴或十宣全部选用。井穴或十宣位置表浅，在手部也容易操作，除了痛感，基本没有什么副作用。

现代研究发现，手指指尖分布的神经纤维及毛细血管也是极其丰富的，而且大脑组织中支配手功能所占的区域面积非常大，因此刺激手指末端，有助于大脑皮层的觉醒和功能恢复。从全息理论来讲，手指末端正好对应人体的头部，通过刺井穴或十宣放血可以缓解脑血管的压力，进而达到降压的目的，减少脑血压管意外的发生。

名称	穴位	定位
少商穴	肺经井穴	拇指桡侧，距指甲角 0.1 寸
商阳穴	大肠经井穴	示指桡侧，距指甲角 0.1 寸
中冲穴	心包经井穴	中指顶端的中央
关冲穴	三焦经井穴	环指尺侧，距指甲角 0.1 寸
少冲穴	心经井穴	小指桡侧，距指甲角 0.1 寸
少泽穴	小肠经井穴	小指尺侧，距指甲角 0.1 寸

如果以前没有接触过针灸的话，对于穴位的位置很难精准掌握，井穴找起来相

对比较麻烦，那就直接用十宣穴。十宣穴位于十个手指头顶端的中央，距指甲游离缘0.1寸处。在紧急情况下，握住五个手指头，露出手指顶部，用消毒好的针具直接点刺十宣放血，左、右分别操作，也可以起到治疗效果。

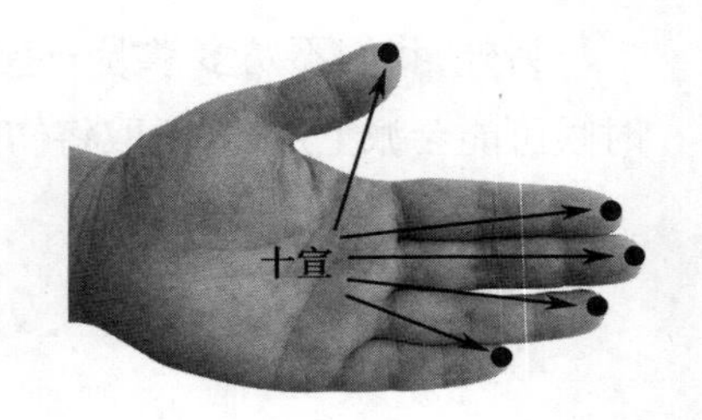

· 耳尖或耳垂放血

耳尖放血疗法是通过在患者耳尖处进行针刺，挤出少量血液，帮助缓解高血压症状，达到降压的效果。现代医学认为，通过耳尖放血，可以帮助降低血液中一氧化氮的浓度，有效地抑制交感神经活动，降低血液儿茶酚胺浓度，从而达到降低血压的目的。

具体操作前，先要确定患者耳轮顶端的耳尖穴。这个穴位在耳廓的上方，折耳向前时，位于耳廓上方的尖端处。放血前要对患者耳廓进行充分按摩和揉捏，让耳廓充血。局部用棉球蘸取少量碘伏消毒后，用一次性采血针对准穴位快速刺入1~2毫米，挤压针孔周围的耳廓，令其出血5~6滴，用酒精棉球吸取血滴。一般1周1~2次即可。

除了耳尖放血，还可以耳垂放血。全息理论中，耳朵是一个倒置婴儿的缩影，耳垂正好对应人体的头部，所以，耳垂放血也是降低颅内压的一个有效方法。

· 艾灸百会、涌泉、足三里穴

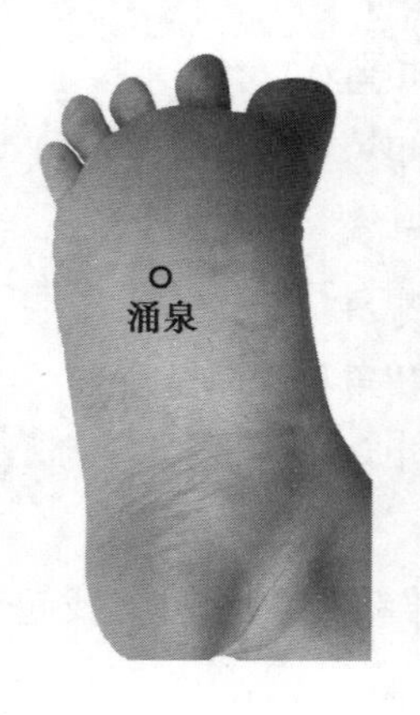

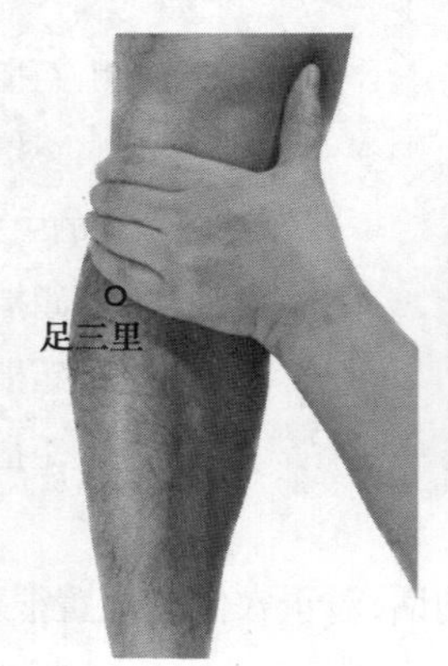

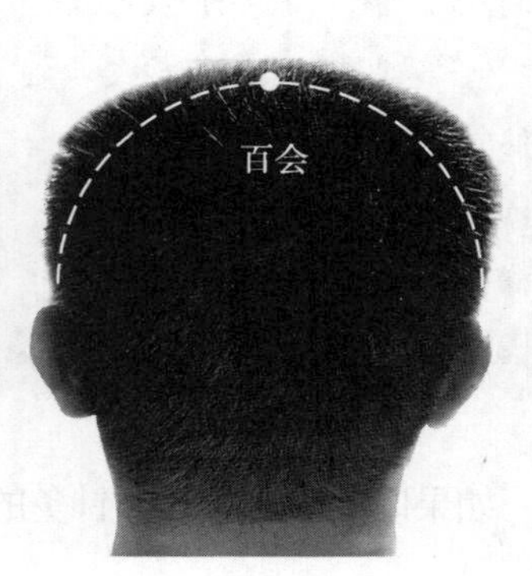

高血压患者可以选择艾灸疗法，借助艾灸的温和热力及药物作用，通过经络的传导，温通经脉、调和气血、协调阴阳、扶正祛邪，达到治疗高血压的目的。用艾灸的方法调理高血压，可选取涌泉、足三里和百会这三个穴位。除此之外，还可以选取印堂、风池、曲池等穴位，艾灸、针刺均有效。

【取穴】

百会：在两耳尖连线与头顶正中线相交处，有一凹陷点，即是百会穴。

足三里：在小腿前外侧，外膝眼下四横指，旁开一横指的地方，按压会有明显的酸胀感，即是足三里穴。

涌泉：在足底，屈足卷趾时足心最凹陷处，即是涌泉穴。

【操作】

点燃艾条，距离穴位皮肤 3~5 厘米施灸，以局部皮肤有温热感为宜。

每个穴位每次灸 10~15 分钟，每 2 天 1 次，按照由上到下的穴位顺序，坚持艾灸 10 天为 1 个疗程，症状一般均会得到改善。

（四）高血压患者发生脑卒中怎么办

如果高血压患者突发脑卒中，怎样处理最合适？遇到这种情形，保持镇定，不要慌乱。要明确一点，患者无论在什么地方（不管是浴室、卧房或客厅），千万不可搬动，等待医护人员来处理。如果是出血引起的脑卒中，来回搬动，可能会增加出血量，加重病情。所以第一时间拨打 120，专业的事情交由医护人员处理，而且医用担架比较平稳，这样就会把后遗症风险降到最低。如果你一看到患者倒下去，就急着用背、扛、抱的方式处置，好心办坏事，留下的后遗症可能会更严重。

同时尽可能保持冷静，在等待的过程中量力而行，做一些力所能及的事，比如遇到昏迷的患者可以掐人中。水沟（又名人中）是非常好的急救穴，因为：第一，它距离大脑最近；第二，它是整个颜面神经和三叉神经丛的交会点。《玉龙歌》曰："中风之症疾非轻，中冲二穴可安宁，先补后泻如无应，再刺人中立便轻。”危急之时水沟穴配合中冲穴重力切掐，多能促使患者清醒，收效迅速。

对于脑卒中之后突发的高血压和日常治疗是完全不同的。突发脑卒中时，不论原因是脑出血还是脑梗死，此时大脑局部血压升高，血液及氧气减少，身体的保护机制会自动升高血压，让血液流入脑部以挽救濒死的脑细胞。这时若贸然放血急救，有可能导致血压骤降，反而加速脑细胞死亡。

（五）高血压的饮食调护

高血压患者建议在饮食上宜“粗茶淡饭”，常吃粗粮、蔬菜，比如黑木耳、莲藕，这些食物相当于血管的“清道夫”，可以清除血管上的沉积物，保持血管的弹性。另外，像海藻、昆布、海带、发菜、海参这些食物有助于保持血管弹性，具有消瘀滞、化痰浊的作用。

适当饮用决明子茶。决明子是豆科植物，一方面能降压，一方面能明目、通便。一般血压高的人，出现便秘的概率很高，而便秘时用力会进一步升高血压，增加发生心脑血管意外的风险。所以，高血压患者一定要保持大便通畅。

生决明子可以润肠通便，生决明子茶可以作为高血压伴有便秘人群的日常保健茶。大便一通，气血调和，血压也会下降。强调一点，生决明子服用时最好打碎，这样里面的成分更容易溶出来，效果更好。

血脂高的人可以加些山楂，怕酸的可以稍微炒一下。山楂是蔷薇科植物，它含有的三萜类烯酸和黄酮类等可以改善微循环，降低血清胆固醇。生活中炖牛肉时一般为了缩短炖肉的时间、让肉质更软烂一些，就会放几片山楂进去，也是利用山楂消食化积（尤其是偏于消解肉食）的特性。为了中和酸味，让口感更好一些，可以放入几片甘草。

高血压除了饮食调护，还要加强体育运动；家里要常备血压计，做好长期监测。

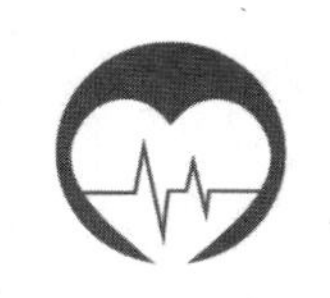

【健康监测站】

"FAST"教您识别脑卒中先兆

"FAST",英语单词里"快"的意思,4个字母分解开来,教您快速识别脑卒中先兆。

FAST	脑卒中先兆
F(face 脸)	脸部一侧可能发生面瘫,无法微笑,嘴或眼睛下垂
A(arm 手臂)	无法顺利举起单手或双手,或者单手或双手无力、麻木而动弹不得
S(speech 说话)	无法流利对答或说话含糊不清,尽管处于清醒状态,却无法说话
T(time 时间)	如果发现上述三条中的一条或多条症状,应立即拨打120急救电话

强调一点,发病后4~5小时以内是抢救的黄金时间,要尽快抓紧时间到医院就诊,通过溶栓治疗使血流再通,有望挽救缺血缺氧的脑组织,最大限度地降低脑卒中的病死率和致残率。

九、尿路常感染

临床中经常会遇到一些慢性尿路感染的患者,症状表现不一。比如经常感觉尿道口不舒服,急性发作时会有尿频、尿急、尿痛等尿道刺激症状。尿频指排尿次数增多,即成人每日排尿≥8次或夜间排尿≥2次,且每次排出尿量<200毫升。尿急指突发的、急迫的而且很难被延迟的尿意。尿痛指排尿时感到尿道疼痛的现象,一般呈烧灼、针刺样痛感。

对于出现尿道刺激症状的患者,一般建议多喝水、多排尿,减少辛辣刺激食物,避免熬夜,尽量穿宽松衣裤等。西医一般给予广谱抗菌药进行治疗,最常见的是喹诺酮类抗菌药,包括左氧氟沙星、依诺沙星、环丙沙星、莫西沙星等,这些抗菌药对急性尿路感染效果非常好,一般两三天就可以缓解症状,但是对于慢性尿路感染,治疗效果不佳。所以就会出现以下情形,服药后略有效果,但治不彻底,症状反反复复,复发率非常高。

那么哪些情况会出现尿路感染？对此，中医又有什么治疗优势？我们一起来了解一下。

(一) 感冒后易发作

有这样一类患者，一感冒尿道炎就犯，甚至感冒后出现小便难。对于感冒初期引起的小便不利，中医一般通过开宣肺气的方法治疗。比如稍微有点儿流鼻涕，小便不顺畅的，可以用以下这个小方子：苏叶10克，防风10克，杏仁10克。为什么没有用到利小便的药，只是用治疗肺系的药呢？中医把这种方法称作“提壶揭盖”法。

就好比茶壶要倒出水，必须保持壶盖的气眼畅通。如果按住壶盖上的小孔，水是出不来的。同样的道理，治疗上焦用宣发肺气的药，就相当于打开壶盖上的小孔，看上去治肺，膀胱的问题也会同时改善。

对于小便不畅通，同时下肢肿胀的人，可以服用五苓散。

配方：茯苓10克、猪苓10克、泽泻15克、白术10克、肉桂3克。打成散剂，冲服，一次3克。效果也非常好。

(二) 嗜辣熬夜易发作

有些人嗜食辛辣刺激的食物，体内积热重，加上居住地潮湿，湿热内蕴，蕴积膀胱，也会出现尿道不适、小便不利的症状。这种情况，一般通过改变饮食结构，保持清淡饮食，症状慢慢就会缓解。

熬夜也会诱发尿道炎。熬夜是透支身体、耗伤精气的“隐形杀手”，经常熬夜的人精气逐渐亏虚，尤其是熬夜的人坐的时间太久，盆腔静脉循环不畅，气血流通不好，更容易出现下焦(包括泌尿系统以及肠道等)的问题。

(三) 经常憋尿易发作

追溯病史发现，小便不利者大多有憋尿的历史。本来有尿意，但因为工作忙，事情多，一时走不开，结果靠着强大的意志强忍着。还有一些人经常跑长途，路上不方便去洗手间，养成了憋尿的习惯。但是时间长了，慢慢就会出现泌尿系统的不适感。

憋尿带来的坏处非常多。经常憋尿很容易导致膀胱功能受损，因为在憋尿的过程中，膀胱为了储存尿液不断胀大，膀胱壁上的血管和神经被压迫，时间一长很容易导致膀胱黏膜缺血，从而影响膀胱的正常功能。如果长时间强行憋尿，会使膀胱内尿液不断增多，一旦超过膀胱平滑肌所能承受的范围，甚至会导致膀胱破裂或者尿失禁。

经常憋尿，容易引起膀胱逼尿肌收缩疲劳，导致慢性尿潴留，很容易给细菌提供大量繁殖的机会。憋尿易引起尿液逆流进入肾盂，造成肾盂积水。肾积水到一定程度可引起腰酸胀痛，长时间肾积水不能缓解会导致肾功能不全。尿液在膀胱停留时间延长很容易析出晶体，引发尿石症。

憋尿会导致尿道括约肌功能障碍，排尿过程中尿道压力升高，男性容易并发因尿液逆流引起的前列腺炎。括约肌是控制膀胱中尿液进入尿道的重要肌肉，女性不像男性有内、外两个括约肌，只靠单一括约肌来憋住小便，经常憋尿可能导致括约肌无力。就像一个橡皮筋一样，经常处于牵拉扩张的状态，慢慢就会变得松弛没有弹性，如果长时间憋尿，括约肌会疲劳、无力，从而导致尿失禁的发生。

对于容易尿路感染的人群，平时可以多吃些葫芦科、禾本科的植物，比如冬瓜子、白茅根、丝瓜、冬瓜、苦瓜等。重点推荐一味非常好的药食两用的药材——白茅根。可以从市场上买新鲜的白茅根煮水喝，量可以大些，一次50~100克煮水当茶饮，甘淡平和，尤其适用于尿中带血的患者，白茅根利尿通淋的同时，可以凉血止血、滋阴清热。白茅根凉而不寒，对胃肠刺激小。

知道了憋尿引起的诸多问题，有尿意了你还会强忍着吗？

十、鼻炎缠上身

说起慢性鼻炎，可谓是很多朋友挥之不去的烦恼：天气一变化就鼻孔不通气，喷嚏连连，不间断擤鼻涕，关键是头脑昏沉，人不够精神，一发作反反复复，持续数月的尴尬与不适。

慢性鼻炎临床上称之为不可治愈的顽症，有人说鼻炎一旦得上就没得治，得受一辈子罪；又有人说，非得做手术才行。对付慢性鼻炎到底应该怎么办呢？为什么慢性鼻炎看上去不是大问题却缠绵难愈？

慢性鼻炎是个西医的名称，是发生在鼻黏膜及黏膜下层的慢性炎症。其主要特点是炎症持续 3 个月以上或反复发作，迁延不愈，间歇期也不能恢复正常，且无明确的致病微生物。也就是说鼻炎并不是一种感染性疾病，即使存在感染，也是继发性感染，并不是根本原因。这也是西医治疗的短板之处，找不到致病菌就像蒙起眼睛打靶，在治疗上会显得力不从心。

西医将鼻炎分得比较细，有急性、慢性之分，慢性鼻炎又有单纯性、肥厚性、萎缩性及过敏性之不同。慢性单纯性鼻炎是以鼻黏膜肿胀、分泌物增多为特征的鼻黏膜慢性炎症。慢性肥厚性鼻炎是以黏膜、黏膜下层甚至骨质的局限性或弥漫性增生肥厚为特点的鼻腔慢性炎症。萎缩性鼻炎主要表现为鼻塞、鼻部结痂、干燥感、恶臭及头痛等。过敏性鼻炎主要表现为鼻痒、喷嚏、清涕、鼻塞、嗅觉减退，可伴有眼部或者咽喉部不适。无论患上哪种鼻炎，首先要做的就是找出可能的致病因素。

（一）慢性鼻炎与环境地域有关

2013 年《国民健康调查报告》显示，我国慢性鼻炎患者已经达到 3 亿多人。全国范围内，鼻炎患者最多的区域是我国的东北部地区和西南部地区，中部和华南地区紧随其后，西北地区的鼻炎患者最少。

鼻炎患者最多的两个地区分别处在我国领土的两个对角之上，气候属性也独具特色。东北大部分地区处于高寒地带，气候寒冷，冷空气对鼻黏膜的损伤相对较大，因而患病人数众多。西南地区纬度虽低，但大部分地区处在高原地带，受印度洋暖湿气流和盆地地形影响，气候潮湿，日照时间较少，对于鼻腔内部环境的伤害也十分明显，故而患病率常年高居不下。

慢性鼻炎的发病与地域之间存在显著的相关性，这也是中医讲的“天人一体观”的体现。人处天地间，是大自然的一份子，“人禀天地之气生，四时之法成”，人无时无刻不在受着天地因素的影响，一方水土养一方人，一方水土也养一方“病”。知道了这个特征，有时换一下生活环境，病情就可能得到缓解。比如有些人从北方寒冷的地方转到南方湿润的环境下工作，鼻炎奇迹般地痊愈了。有些人住处背阴，环境潮湿，长年见不到阳光，后来换了阳面的房子，无意中发现困扰多年的鼻炎大大缓解，这也是环境对于疾病的影响。所以，患有慢性鼻炎的患者，要注意气候条件、地域环境对于自身疾病的影响，做好正确的保护措施，尽量避免接触易触发鼻炎的环境因素，以免鼻炎反复发作，使治疗的难度加大。

（二）慢性鼻炎与生活方式相关

体质较弱、过敏体质、有过敏性鼻炎家族史的人，都容易成为慢性鼻炎患者。

给大家举个例子，有一个四十多岁的患者过来看胃病，问起既往史，他说自己有鼻炎，一到换季就清鼻涕不断，用他的话说，一流鼻涕就像打开了水龙头，像水一样往下流，他甚至怀疑如果一直不去管它，会不会像“失血”一样流死……当然他说得夸张了些，可见这个鼻炎给他带来的烦恼之大。接下来问了他一串问题。

医生：“鼻炎多少年了？什么时候发作？”

患者:“十几岁的时候就有了。变天的时候,或者是换季的时候症状比较明显。”

医生:“平时有什么不舒服吗?”

患者:“主要是鼻塞,有时头疼。平时总有一个鼻孔是堵的,不通气,平躺时塞得更厉害。”

医生:“平时有没有吃凉东西的习惯?”

患者:“有,以前喜欢吃凉的东西,喜欢喝冰啤酒。”

医生:“现在还习惯吃凉的东西吗?”

患者:“不敢吃了,现在吃了凉的会胃不舒服,会拉肚子。”

医生:“平时熬夜吗?”

患者:“一般睡得比较晚,凌晨两三点吧!我这胃不好和鼻炎有关系吗?”

……

一个胃肠病的患者同时有慢性鼻炎,二者之间有关联吗?看上去一个是呼吸道的问题,一个是消化道的问题,似乎风马牛不相及。其实在中医看来,两个不同的疾病却有着相同的病因,都是寒凉损伤人体阳气之后出现的问题。人体的阳气有推动、温煦、防御、固摄、气化的功能,进食太多寒凉之物,会损伤人体肺卫之阳,正所谓形寒饮冷则伤肺,卫阳受损,肺之鼻窍受累,就会出现鼻塞、流涕等症状,中医称为鼻鼽、鼽嚏或鼻窒。鼽即鼻出清涕;嚏乃鼻中因痒而气喷作声;窒是以鼻塞时轻时重,或双侧鼻窍交替堵塞,反复发作,经久不愈,甚至嗅觉失灵为特征的慢性鼻病。

进食寒凉之物还会伤人脾阳,脾主运化,脾阳受损,温煦气化失司,就会出现胃寒胃痛甚至腹泻便溏的情况。上述患者因胃病就诊,食冷后胃肠不适,脾胃阳虚的诊断是明确的,而患者看似不经意提及的鼻炎,其实也是内有沉寒积冷的结果。“诸病水液,澄澈清冷,皆属于寒”,因为阳虚气化不利,所以鼻涕清稀如水,也是典型的寒象。

我和患者讲，调脾胃的同时，鼻炎也会好转。鼻炎的本质是久病阳气不足，卫阳虚，外不能驱寒邪；脾阳虚，内不能化寒湿。很多人十几年甚至几十年的鼻炎，就是小时候的一次感冒没有彻底治好或者治不得法，闭门留寇，将寒邪郁闭在体内的结果。平时打喷嚏、流鼻涕都是机体驱邪外出的努力尝试。无奈因肺气不足，无力祛邪，导致邪气久客。邪客越久，其病越是缠绵。正愈虚而邪愈盛，且变症百出，渐成难治痼疾。其根本全在正虚，鼻炎所出现的各种相关症状只是表象。

鼻炎的治疗大法是温阳散寒除湿，在表之寒宜散，在里之寒宜温，脾胃病缓解的同时阳气来复，鼻炎的症状自然也会缓解，这叫异病同治。同时建议他调整饮食、生活习惯，多运动，避生冷，忌辛辣，不熬夜。患者很信任我，依从性好，坚持吃药，做得很到位，生活习惯整个改变了。脾胃慢慢好转之后，鼻炎也逐渐减轻，已经不再困扰生活了。我想通过他的例子告诫大家，生活习惯真的很重要，从自身养护做起，慢性鼻炎的帽子是可以摘掉的。

（三）慢性鼻炎与医学素养相关

很多慢性鼻炎患者回忆起自己的患病史，一头雾水，不清楚怎么就被“慢性鼻炎”黏上了，或许就像无法预防病毒性感冒一样。至于为什么会患上慢性鼻炎，感觉超出了自己的认知范围。慢性鼻炎真是漫无目的地随意选择人群吗？

经过多年的观察发现，“慢性鼻炎”是非常有的放矢地亲和某一类人群。很多患慢性鼻炎的人，最早可以追溯到孩童时代，就像一开始提到的那个患胃病的成年人。有相当一部分人孩童时期就患了慢性鼻炎，随后这个“坏兄弟”就可能如影随形跟随一辈子。从小患鼻炎的人群往往有这样一个特点，一生病第一时间就去输液，咽喉稍不舒服就服用抗生素，美其名曰“消消炎”。

人们对自己掌握的片面有限的医学知识深信不疑，认为生病就是有炎症了，用抗生素消消炎就可以把所谓的细菌、病毒清除在萌芽阶段。除了抗生素，还有板蓝根颗粒、连花清瘟颗粒、抗病毒口服液等都成了感冒药的必备和首选。这样一路下来，似乎在某种程度上也有效，但是孩子生病的频率会增加，三天两头生病，一生病再输液加各种抗生素甚至激素。慢慢地，孩子的体质就变差了，一部分人就惹上了“慢性鼻炎”。这里面其实有个因果关系。有些感冒治不得法,可能就变成了慢性鼻炎,或者从某种角度讲,慢性鼻炎就是一个长期没有治好的“感冒”。

有些医学知识需要普及,但更重要的是提高老百姓的医学素养,如果本身医学认知有问题,那么沿着错误的认知方向越努力则伤害越大。这里要纠正几个误区。

其一,抗生素不是万能的,不要把抗生素神化,认为其能杀死所有的细菌。抗生素的滥用导致了细菌的耐药性增加,同时也造成了新的疾病出现。

其二,感冒不能滥用“消炎”药。从现代医学的角度看,大部分感冒的初期是病毒感染,然而对于病毒至今没有特效药,一般多喝水和充足休息就可以了。因为感冒本身是自限性疾病,基本1周内也就痊愈了。

感冒初期,抗生素是完全派不上用场的,因为抗生素针对的是细菌感染,对于病毒没有一丝作用,但很多人却在早期就给自己加了抗生素。这在中医看来,其实略显残忍。感冒分寒热,要因证施治。对于鼻塞、流清涕、咳白痰、咽痒的人群要用辛温解表的药物,而抗生素相当于清热解毒的药物,药性寒凉,如果这时候用上,则起了反作用,无异于雪上加霜,很容易冰伏寒邪,把寒邪压到人体深层。很多人就是在这个阶段用错药,本来是寒性的感冒,误服抗生素或输液,把一个风寒感冒慢慢治成了慢性鼻炎,因为寒邪没有驱散出去,而是开门揖盗将寒邪压到身体的深层,这就是慢性鼻炎形成的一个重要原因。

除此之外,很多人觉得患了慢性鼻炎,是因为身体的免疫力低下,那就要多补充维生素、微量元素,从哪里补?牛奶含有优质蛋白,水果里含有大量维生素。好了,喝牛奶,吃大量的水果。我们不否认水果、牛奶的营养价值,现代营养学的知识在这方面普及得很成功。但是从中医的角度来讲,如果是慢性鼻炎患者,本身存在阳气虚,牛奶和大部分水果其性偏寒,是不太适合吃的。如果不加节制、过量食用,只能适得其反、加重病情。

（四）慢性鼻炎对抗疗法效果差

对于慢性鼻炎，现代医学一般采用含有激素的鼻喷雾剂（如布地奈德），配合口服抗组胺药、抗胆碱药等减轻症状。糖皮质激素鼻喷雾剂确实可以减轻鼻黏膜的炎症反应，2001年被世界卫生组织推荐为过敏性鼻炎治疗的首选用药。但问题是一用就好，不用就犯，容易形成药物依赖。自从发明了糖皮质激素鼻喷雾剂，慢性鼻炎都彻底治愈了吗？根本没有，尽管外用的量轻微，但长期使用，效果差强人意，激素的不良反应仍然让人心有余悸。

从中医角度讲，激素的作用是什么？调用并激发人体肾中所藏的元精元阳，以此来祛除邪气。短时间地调用确实能收到意想不到的效果，就像我们把地壳深处的石油、天然气开采出来转化成能源一样，能干不少事。但是若不加节制地过度开采，这些不可再生能源就会濒临耗竭。同样，如果反复使用激素，长期调动元精元阳，就会导致先天之本、身体能量库——肾中精气的匮乏耗竭。

疾病的本质是邪气侵扰导致机体的平衡状态被打破，出现了阴阳、气血、脏腑功能的失衡。慢性鼻炎表现出来的症状实则是机体正气产生的排邪反应，欲将深藏在体内的寒邪逼出去。针对这种反应，真正意义上的治疗应该是扶助正气，配以祛邪之法，恢复气血阴阳的平衡，而不是囿于一味地杀菌消炎。对抗性的治疗手段，只是对症处理，却没有抓住背后的“主犯”，效果自然大打折扣，而且体质也会越治越差。

（五）治疗慢性鼻炎，小处方大功效

慢性鼻炎，这个临床上不可治愈的顽症，以前在医学预防上不予重视，加之没有特效的治疗方法和药物，使之在临床治疗中仍沿用过去一般的抗炎处理，很难取得根治性的治疗效果。鼻炎绝非一般炎症，而是一种“非特异性炎症”，加之慢性鼻炎的病症又和人的精神、情绪有很大关系，所以，一味地消炎、抗菌只会拖延病情。中医药配合针灸在治疗慢性鼻炎方面表现出明显优势。

【内服方】

☆桔梗元参汤

配方：桔梗9克、玄参(又称元参)9克、杏仁9克、橘皮9克、法半夏9克、茯苓9克、甘草9克、生姜9克。

用法：内服。冷水泡30分钟，水开后煎煮15分钟即可，一剂药煎两次，第二次煎药时加热水。每日1剂，分2~3次饮用。

功效：化痰，升清，利肺气。

主治：鼻炎，症见清鼻涕。

☆五味石膏汤

配方：五味子9克、生石膏9克、杏仁9克、法半夏9克、玄参9克、茯苓9克、桔梗9克、生姜9克。

用法：内服。冷水泡30分钟，水开后煎煮15分钟即可，一剂药煎两次，第二次煎药时加热水。每日1剂，分2~3次饮用。

功效：升清降浊，清肺热。

主治：鼻炎，症见黄鼻涕。

☆辛夷鼻炎散

配方：辛夷10克、白芷10克、藿香10克、桔梗10克、苍耳子6克、柴胡10克、黄芩6克、芦根15克、葛根15克。

用法：将以上药物研成极细粉末，置于密闭瓶中备用。每次用水冲服3~5克，每日2~3次，连续服用1~2周。

功效：宣肺通窍，清解透热。

主治：鼻炎，症见迎风喷嚏、鼻塞、流清涕或黄涕等。

☆玉屏风颗粒

配方：黄芪、白术、防风。

用法：每次1包，每日3次。

功效：健脾益气，益卫固表。

主治：鼻炎，症见恶风、汗出、喷嚏、鼻塞、流涕，容易感冒。玉屏风散出自〔元〕危亦林所著《世医得效方》，由防风、黄芪、白术三味药组成。对于平素体质虚寒者来说,是预防鼻炎及过敏性鼻炎的一剂良方。

【艾灸疗法】

- **取穴**:大椎、合谷、液门穴。
- **操作**:分别艾灸大椎、合谷、液门穴5~10分钟,以局部皮肤红润为度。
- **功效**:扶阳散寒,通窍止涕。
- **主治**:慢性鼻炎伴鼻塞、流涕、喷嚏,易患感冒。

【穴位按摩】

- 搓印堂:用拇指搓揉印堂穴(两眉毛内侧端中间的凹陷中)2~3分钟。

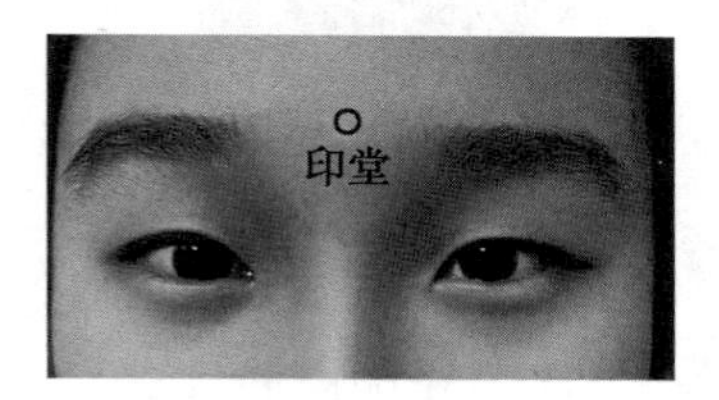

- 揉迎香:用示指点揉双侧迎香穴(鼻翼外缘中点,鼻唇沟中)3~5下,然后再向左、向右各旋转揉动30~50次。

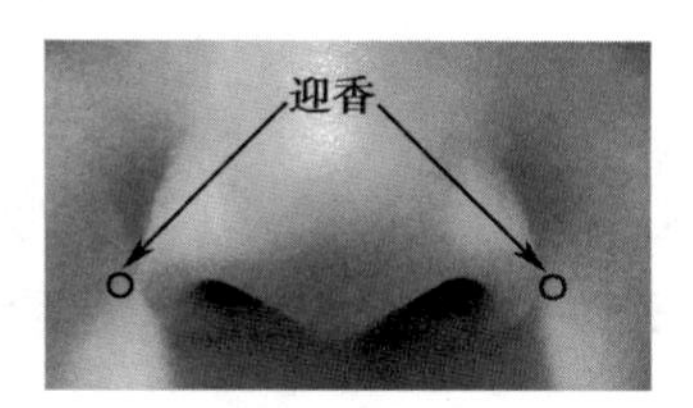

- 揉鱼际:双手拇指及大鱼际并拢,上下揉搓,直至皮肤有热感。

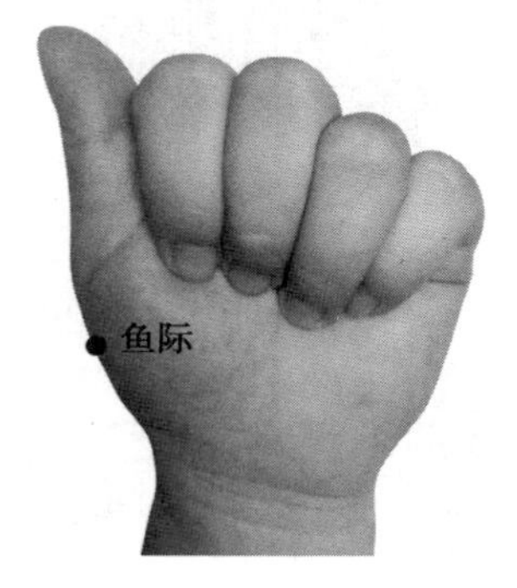

- 揉液门:轻握拳,用按摩棒点揉第4、第5指交接处的液门穴。

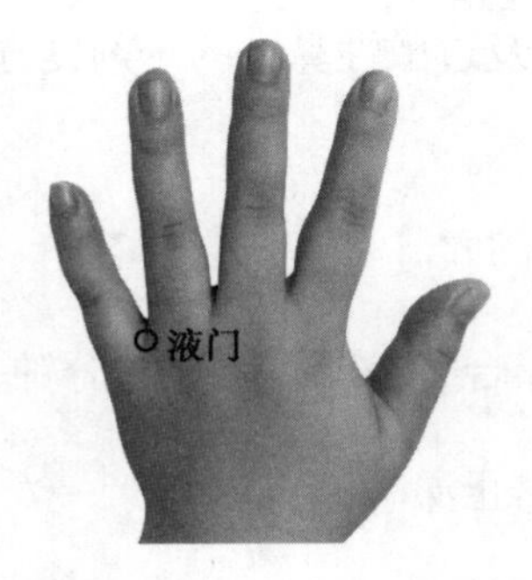

• 揉风池：用拇指或示指揉按风池穴，力度可稍大些。

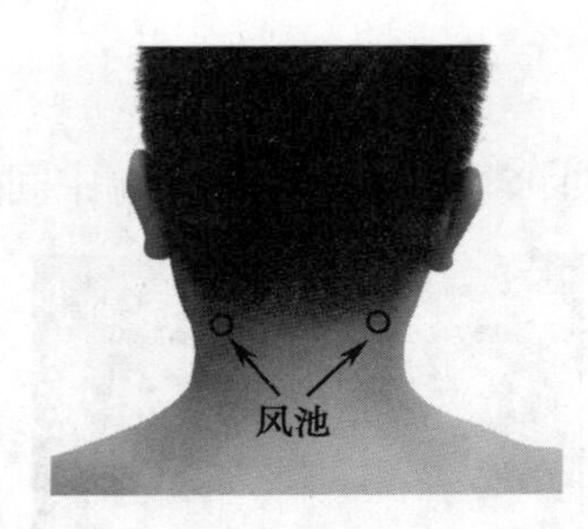

• 擦鼻法：将示指、中指、环指并拢屈曲，以中指、示指第二指关节背面着力，贴于鼻翼两旁，沿着鼻梁两侧，从山根至鼻翼，上下揉搓，以鼻子感到发热为宜。或用右手拇指和示指捏住鼻梁，上下按摩 50~60 下，下至鼻根两侧，反复操作 2~3 分钟。

• 摩大椎、风门、肺俞穴：用手掌在大椎、风门、肺俞穴组成的三角形区域，顺时针方向快速摩擦。因穴位在背后，需要旁人辅助。连续摩 5 分钟，每日 2~3 次。

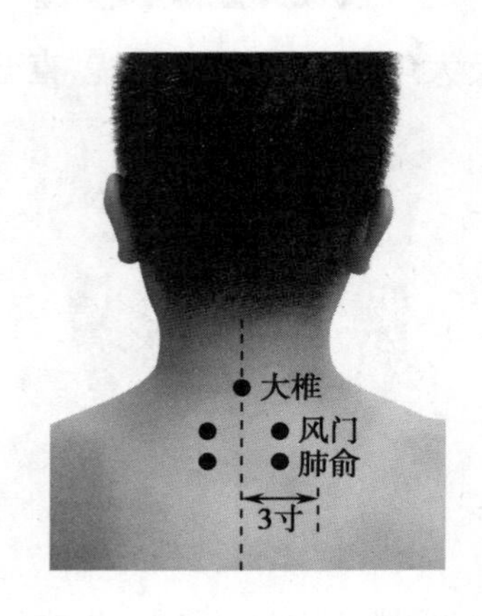

• 头顶的百会穴，拍打可以升清。背是膀胱经和督脉所过之处，可以由下往上，拍打或捏脊，然后揉腹部，调整阴阳，让气血短时间内流通，驱邪外出。

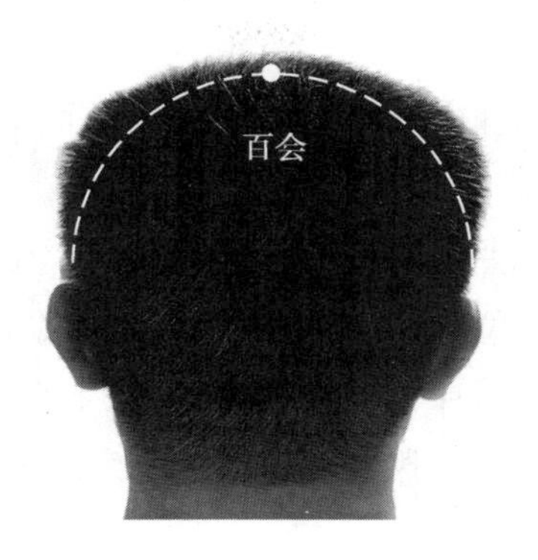

【食疗方】

组方：辛夷花（包煎）10 克、鸡蛋 2 个。

用法：纱布包住辛夷花，鸡蛋洗净，一同放入锅内，加清水 2 碗，煎煮至 1 碗水量时，将辛夷花去掉，煮熟的鸡蛋去壳，在鸡蛋上刺数个小孔。再次将鸡蛋放入锅内，继续煮 5 分钟，饮汤，吃蛋。此 1 日量，分 2 次服食。

功效：疏风散寒，通窍。

主治：适用于慢性鼻炎、鼻窦炎、过敏性鼻炎、腺样体肥大等病症。

【外治法】

☆通鼻窍塞药法

组方：苍耳子 15 克、辛夷 15 克、白芷 10 克、藿香 10 克、薄荷 6 克、冰片 2 克。

用法：上述前 5 味药研成细末，复加冰片拌匀研细，装瓶备用。每次用时取药粉约 0.5 克，用棉花包好塞入患侧鼻孔中，每日 1~2 次，10 日为 1 个疗程，停 3~5 日后可以再用。

功效：通窍散寒。

主治：过敏性鼻炎、单纯性鼻炎等。

☆外用涂药法

组方：山奈 30 克、白芷 30 克、细辛 10 克、薄荷 2 克、鹅不食草 30 克。

用法：上药共研细面，贮瓶密闭备用。每次取少许药粉，涂于鼻黏膜肥厚处，每日用 3~4 次。此方加入枯矾 10 克，还可以治疗鼻息肉。

功效：散寒通窍，消肿散结。

主治：鼻炎、鼻息肉等。此为原河南中医学院吕承全教授自拟验方。

☆耳穴压豆法

定位：外鼻（耳屏外侧面中部）、内鼻（耳屏内侧面下 1/2 处）、肺、枕、皮质下、额、肾上腺。

操作：用压痛点探测法在耳部寻找到敏感的穴位后，用碘伏局部消毒，将王不留行子准确地贴到穴位上，轻轻按压至局部有酸痛感为止。每次贴一侧耳廓，每 3 天重新贴压 1 次，两耳交替应用，15 天为 1 个疗程。

风寒者加风溪、过敏点；风热者加耳尖、胆；体虚者加脾、肾。

功效：宣肺通窍。

主治：过敏性鼻炎、单纯性鼻炎等。

☆中药熏鼻法

组方：苍耳子 15 克、薄荷 10 克、辛夷 15 克，可加葱白 4 段。

用法：水开后煎煮 5 分钟，滤出药液置于鼻下，缓慢呼吸，趁热熏鼻。注意蒸汽温度，防止蒸汽烫伤，连续蒸 5~10 分钟。每日 1~2 次，连续 1 周。如果宝宝不配合，也可用热毛巾浸湿中药药液，敷在宝宝鼻翼两侧以及前额、颈后部，每次 5~10 分钟，每日 3 次。

功效：散寒通窍。

主治：单纯性鼻炎、过敏性鼻炎及鼻窦炎所致的鼻塞不通等。

☆苏叶水泡脚法

组方：紫苏叶 30~50 克。

方法：紫苏叶煮沸 3~5 分钟，香气大出时关火。待水温降到合适温度，泡脚 10~20 分钟即可。除了紫苏叶水，也可用藿香正气水 5~6 支加入热水中泡脚，泡到身体微微发热，鼻窍通畅即可。若鼻塞、流涕明显，取紫苏叶 5 克泡水，代茶饮，可以增强散寒通窍的功效。每日 1 次。

功效：祛风散寒，辛温通窍。

主治：鼻炎、鼻窦炎、腺样体肥大、感冒发热等所致鼻塞、喷嚏、流清涕。

☆**鼻炎枕方**

配方：辛夷花 500 克、藿香 100 克、佩兰 100 克、白芷 100 克、细辛 10 克。

主治：鼻炎。

用法：外用。上药共捣碎，填充枕头。此方辛温通窍，研碎填充于枕头内，味道芳香，可于睡眠中帮助通畅鼻窍，方便实用。

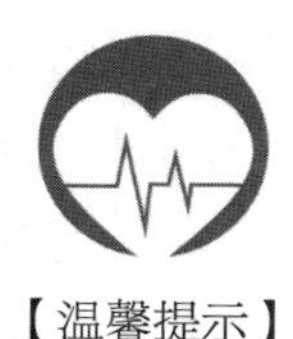

【温馨提示】

• 早睡早起、不熬夜；多晒太阳，多锻炼。

• 晨起用棉棒蘸生理盐水清洗鼻腔，可减少感冒、缓解鼻炎发作频率。

• 少食生冷多温热。平时多食用能祛风散寒、益气温阳的食材，如生姜、大枣、肉桂、豆蔻等。若脾胃虚弱者多食山药、白扁豆、紫苏叶、陈皮等。

• 防寒保暖护颈项。避免汗多时冷水浴或空调直吹，天冷风大时注意戴帽子、围围巾，防止头部、后背和颈部受寒。

（六）慢性鼻炎的预防措施

• 保持工作和生活环境的空气清新，避免灰尘环境或有害气体。

• 多运动，补充营养，增强正气。

• 改掉挖鼻、用力擤鼻的坏习惯。

• 避免长期外用盐酸萘甲唑啉滴鼻液（滴鼻净）等收缩力强的血管收缩剂。

• 用生理盐水定期清洗鼻腔。

• 预防感冒，适当保暖，减轻冷空气对鼻黏膜的刺激。

• 及时治疗鼻中隔偏曲等鼻腔问题引起的鼻炎、扁桃体炎。

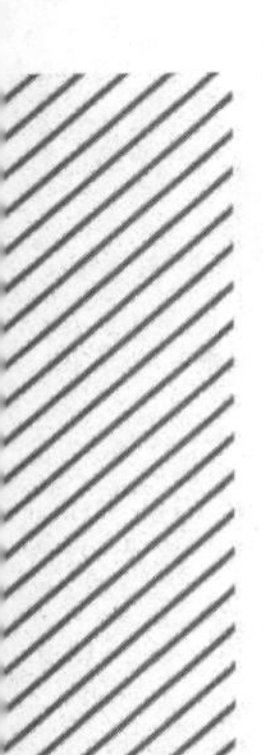

十一、咽部堵塞感

有些人做吞咽动作的时候，会感觉咽喉部有异物感，总感觉有一块东西堵在咽喉。但是做了相关检查，并没有发现咽喉部有异常，这是怎么回事呢？排除了器质性的病变，为什么还会有异样的感觉？

大部分疾病会经历两种变化过程，即功能性变化和器质性变化。通过仪器设备可以发现问题的属于器质性疾病，比如通过胃镜可以观察到胃溃疡，通过B超可以观察到胆囊息肉，均是在精密仪器的帮助下，观察到组织器官外观形态上的病理变化。但是在形态还未发生改变的时候，出现的一些症状表现就属于功能性变化。这个阶段早于器质性变化，只是功能发生异常而现有技术手段检测不出什么问题，但患者却有不适的症状表现。

像这种咽喉部有异物感但检查不出问题的情况，中医称之为“梅核气”。在中医经典《金匮要略》中描述为“妇人咽中如有炙脔”。炙脔就是烤肉，如炙脔是打个比方，就是说嗓子里有这么一块东西吐之不出，咽之不下，后世称之为梅核气。在中医看来，梅核气属于痰气交阻所致的病证。它有一个特点，症状时有时无，时轻时重，不影响饮食，但受情绪影响，好发于女性。心情好的时候，症状就轻，如果心情不舒畅，郁闷烦躁时，咽喉部的症状就会加重，甚至在刷牙的时候会出现干呕、恶心、咽部黏腻不爽的症状，其实就是肝气郁结，气机不畅，痰凝气阻结于局部所致。现代医学称之为咽神经官能症、咽癔症、癔球症。有的人除了咽喉部痰黏腻、梗阻感之外，范围会扩大到食管后，表现为胸部的窒闷感。有的人描述感觉就像被人掐住一样，舌象上一般以舌苔厚腻为多见。

对于功能性的疾病，中医治疗是有优势的。在中医古籍中，针对这种情况明确给出治疗方药——半夏厚朴汤。半夏化痰散结、降逆止呕，茯苓健脾利水渗湿，配合半夏增强化痰的效果；厚朴行气消胀，这个药不仅可以治疗胸部胀满，还可以消除腹部胀闷，相当于把胸腹部的“交通要道”拓宽，配合中空的紫苏梗行气宽胸效果更佳。因为梅核气患者普遍都有胸口憋闷的感觉，有人服用之后感觉胸口就像“打开了一扇窗户”。再加上生姜和胃降逆止呕，对于这种痰凝气阻且热象不明显的，效果非常不错。

如果咽喉部异物感的不适症状持续日久，还会出现口干、咽干的情况，这时再用半夏厚朴汤就不太合适了。一方面，太多理气开郁之品容易耗气伤津；另一方面，久病咽疾，郁结日久易致气滞血瘀为患。因瘀血内阻，津液失其滋润咽喉之功，会出现咽喉干燥感。对于这种因气滞血瘀出现的不适，理当活血化瘀，理气开郁，选方“会厌逐瘀汤”加减。方中桃仁、红花、赤芍、当归、生地黄、生甘草活血散瘀，凉血解毒；桔梗、柴胡、玄参、香附、枳壳行气开郁，疏肝利咽。总体来看，全方为活血化瘀、理气开郁之方。

所以，治疗梅核气痼疾，一方面要注意理气开郁，另一方面还要从痰治、从血治。有热清热，有虚补虚，审证求因，脉证合参，看似顽疾，仍可治之有效。

十二、胃脘很憋胀

正常情况下，胃就像一个破壁机 + 料理机，食物在胃里进行充分研磨，大块的食物被充分分解，并在胃酸的“浸泡”下变成软糯的食糜，通过幽门推送到小肠进一步消化吸收。如果各种原因引起胃的消化能力变弱，就可能出现胃胀的感觉。胃胀的感觉不用说大家也明白，多数人都有过类似感受，就是吃多了撑胀着下不去、消化不好的感觉。

（一）聊聊胃胀那些事儿

如果吃多了就胀，少吃或不吃感觉不明显，往往和脾胃功能失调有关。有一句话叫“脾宜升则健,胃宜降则和”。脾气不升、胃气不降,中焦气机升降受阻、壅塞不通,脾胃不能行使正常的运化功能,就会出现胀闷不适。除了胃胀之外,很多人还伴有嗳气、呃逆等表现。对于脾胃升降失司、运化不利导致的胃胀,我们可以选用枳术宽中胶囊;平时脾胃偏弱者,可以服用香砂六君丸;如果舌苔比较厚腻,可以服用香砂养胃丸或平胃散,健脾化湿理气。

有些时候胃脘部的胀闷和吃东西关系并不大,不管吃不吃,整天都饱饱胀胀,没有饥饿感。有时胀闷会向两侧胁肋方向扩散,易受情绪的影响。生气或情绪不好的时候,胀闷的感觉会加重。有的人还会感觉气在腹中四处走窜。这些情况多属于肝气乘脾或肝气犯胃,即木乘土。

肝为刚脏,肝失调和,易亢易逆,就像一个调皮捣蛋的“坏小子”,容易侵犯“左邻右舍”,侵犯脾胃就容易出现上腹部攻撑胀满,甚至向两侧转移,胀闷的部位经常发生变化。这种情况下可以服用逍遥散疏肝健脾,同时配合服用四逆散柔肝理气,四逆散中柴胡得少阳春升之气,配合枳壳宽胸理气,一升一降恢复气机升降;加白芍养肝柔肝,避免肝气太旺,与柴胡相配,一收一散,相得益彰。市面上的中成药气滞胃痛胶囊就是四逆散的变方,在原方基础上加了延胡索,增强了行气止痛的功效。

脾胃不和或肝气郁滞导致的胃脘部胀闷是最常见的因素,除此之外痰湿内阻、瘀血内停也是造成顽固性胃胀的重要因素。有些胀满出现在晚上,甚至伴有隐痛,舌质偏暗或青紫,再结合全身的症状,这时要考虑瘀血的因素。

如果长期胃脘部不适,还要警惕一种情况——胃癌。胃癌是发生于胃黏膜的恶性肿瘤,在我国常见恶性肿瘤中发病率居第二位。依据 2018 年国家癌症中心的数据,每年约有 40 万人死于胃癌,几乎每分钟就有一个人因胃癌而失去生命。近些年,胃癌具有日益高发、年轻化和病死率高的特点,不得不引起我们足够的重视。从治疗效果来看,因为 85%~90% 的病例被确诊时,已经属于进展期甚至晚期,所以,5 年存活率低于 30%。

有人讲了,既然这么严重,为什么早期不去看、不早些治疗呢?这正是胃癌狡诈的地方,因为早期基本上没有症状,少数人有症状也是很轻微、不典型,比如上腹部胀满、食欲不振等,以为是小毛病,容易被当作普通胃炎,没有引起足够重视。所以,我国早期癌的发现率不到10%,这跟早期癌没有什么典型症状有很大关系。

当然引起足够的重视并不是要草木皆兵,毕竟真正发生肿瘤的概率还是非常小的。胃癌的发生是综合因素共同作用的结果,必须要了解容易致癌的危险因素,防患于未然。

(二)远离胃癌危险因素

1. **腌制食品** 可能会增加胃癌和大肠癌的发病率,因为腌制食品当中往往含有较多的亚硝酸盐,而亚硝酸盐对于消化道癌症的发生有着很明显的促进作用。所以,要少吃腌制的食品,多吃水果、蔬菜等比较健康的粗纤维食物。

2. **饮食不规律** 有些人不吃早饭;中午时间紧、工作忙,凑合着吃;晚上时间相对充裕,狂吃猛吃。这都是非常不健康的饮食习惯。我们要保持比较健康的饮食习惯:一日三餐按时吃,定时定量吃,营养均衡地吃。

3. **缺乏运动、熬夜、负面情绪** 久坐、缺乏运动是现代人的通病,再加上熬夜、精神压力大,成为诱发疾病的“加速器”。尤其当今社会,精神因素在发病原因中所占比重越来越大,长期处于抑郁、焦虑的状态,会使整个免疫系统失调,人体抗病能力下降,为癌症的发生埋下“祸根”。

4. **不重视体检** 有些人思想上有个误区,觉着身体不舒服才去医院,没有不舒服不需要做体检。这种观念需要纠正。定期的健康体检,可以尽早发现微小病灶,防微杜渐,防止漏诊;即使有癌变,早期发现,早期治疗,治愈率和生存质量大大提升。极早期的癌变不用开刀就能100%治愈。

可惜的是,大家对检查胃病的金标准——胃镜,存在误解,盲目恐惧,使很多人错过了早期筛查的最佳机会,令人扼腕叹息!

5. **幽门螺杆菌** 我国是幽门螺杆菌感染大国,有数据表明,56%~67%的人感染了幽门螺杆菌,这可能是我国胃癌高发的原因之一。《2020年全球癌症报告》指出,2018 年全球因感染幽门螺杆菌导致的胃癌为 81 万例,其中 50% 发生在中国。

幽门螺杆菌感染是引起胃癌的高危因素,我国 2019 年发布的《胃癌防控共识》中明确指出,所有感染幽门螺杆菌的成年人,只要没有抗衡因素,都建议根除幽门螺杆菌,根除的最佳年龄是 18~40 岁。如果在胃发生萎缩前根除它,几乎 100% 能预防肠型胃癌的发生(大约 90% 的胃癌属于肠型胃癌)。可见,根除的最大意义是大大降低了患癌风险。

对于没有中招的我们,反复提醒一句:外出聚餐吃饭一定要使用公筷!因为幽门螺杆菌是通过消化道进行传播的!

6. **遗传因素** 这里说的遗传并不是说家里直系亲属患有癌症就一定会得癌症,不存在这种必然性。实际情况是,机体中某一个基因片段存在多重变异,最终才可能发展成癌症。遗传因素只是增加了其中一种风险性。为了防患未然,有家族史的人要更加重视、提前去筛查或治疗相关基础疾病。由于 50 岁后是胃癌的高发年龄段,有遗传因素的人群要在 40 岁左右甚至更早年龄段进行胃癌筛查,早期筛查是发现早期胃癌的重要手段。

如果原本就有遗传的危险因素,再加上喜欢吃高盐的腌制食品,又有幽门螺杆菌感染等,各种因素加在一起,患癌的风险大大提升。

7. **癌前病变** 如腺瘤性息肉、肠上皮化生、异型增生等,属于癌前病变。癌前病变不是癌症,但是要高度关注,密切观察,加强规范性治疗,定期复查胃镜。

【家庭小药箱】胃痛常用中成药一览表

胃病类型	症状表现	体质特点	推荐药物
寒热错杂	上腹部不适,口干口苦,大便溏或黏滞,舌苔厚腻	体形中等,头汗多,唇红、舌红,常有睡眠障碍和口腔溃疡	延参健胃胶囊、胃复舒胶囊
气滞胃痛	常为痉挛性疼痛,受情绪影响,舌淡暗,苔薄白	体形中等偏瘦,容易有压力,易手脚凉,上腹部和两胁肋肌肉紧张,小便不利	气滞胃痛胶囊、枳术宽中胶囊、胃苏颗粒、元胡止痛滴丸、四磨汤

续表

胃病类型	症状表现	体质特点	推荐药物
气郁化火	胃痛或胃胀,常伴有反酸,口苦、口臭,容易失眠或头痛,上腹部常有压痛,大便干,舌红,苔黄欠润	性子急,体形中等或偏壮实,上腹部饱满,常伴有高血压、甲状腺结节、乳腺增生	胰胆炎合剂、木香槟榔丸、丹栀逍遥丸
痰湿中阻	胃部胀闷,口黏腻,大便黏滞不爽,舌苔厚腻	颈短,体形偏胖,喜肉食,少运动,常伴高脂血症	香砂平胃颗粒、香砂养胃丸、藿香正气丸、保济丸
气虚胃痛	饥饿或餐前易出现疼痛,易疲乏,汗多,舌淡,苔白质润	肤白细腻,体形中等,喜欢甜食,或面黄虚胖	小建中颗粒、虚寒胃痛颗粒
阳虚胃痛	喜温食,厌生冷,畏寒喜暖,大便不成形,舌胖大、有齿印	面色虚浮,有眼袋,体形中等偏虚胖,下肢易浮肿	理中丸、附子理中丸、温胃舒颗粒、温胃降逆颗粒

十三、大便有异样

中医在十问歌里有“一问寒热二问汗,三问头身四问便”的问诊要点,其中问二便是非常重要的内容。通过对粪便的性状、颜色以及排便习惯等多方面的描述,不仅反映出胃肠道的功能情况,还可以进一步掌握全身的健康状况。前面我们讲过小儿排便异常的问题,在这一小节中,我们再做一全面、详细的讨论。

首先我们来了解一下,什么是健康的排便?

正常的粪便应是黄褐色或者棕咖色,因为粪便含有胆红素。胆红素是由体内红细胞分解而形成的产物,这类物质会让粪便呈现特定的颜色。

依据子午流注,05:00—07:00正好是大肠经主时,这个时间段是大肠经值班的时候,所以早上起来做的第一件事,就应该是把肠道中的宿食和代谢物排干净,顺势而为、养成按时排便的好习惯。

正常情况下,肠道中的粪便应该轻轻松松排出,不费力,不难受,最多几分钟轻松搞定。大部分人 1~2 天排便一次,粪便色黄成形,排便顺畅无不适。如果是病理状态下,便便的颜色和形状就会发生变化。

(一) 便便的质地和颜色

布里斯托大便分类法是国际认可的粪便分类方法,将粪便依照大小和质地等分成 7 种类型,反映不同的健康状况。

质地	便便的性状特点
1. 坚果状	粪便小块,状如坚果,干硬而难排,常伴便秘
2. 干硬状	粪便小段,状如小香肠,表面不平整
3. 有褶皱	粪便呈长条状,表面可有裂纹
4. 香蕉便	粪便成条有形,质地偏软,易于排出,排便规律
5. 便质软	粪便质地软,呈小块颗粒状,有明显切割面
6. 略有形	粪便泥状,蓬松柔软,边缘不齐,有轻度腹泻
7. 呈水状	水样便,大便完全不成形

总地来讲,粪便 1~2 的情况多见于便秘,而 5~7 的软烂便更多见于腹泻,3~4 的粪便没有便秘和腹泻的问题,属于正常。

再来看一下颜色。一般来说粪便有 5 种不同的颜色,反映了人体不同的健康状态。

黄褐色:这种颜色的粪便一般是正常健康的状态。

黑色:一般认为是上消化道(胃、十二指肠)出血导致的,不过在现实生活中,也有因摄入某些食物或者食用动物血液制品等而出现黑色粪便,应该注意鉴别。

墨绿色:大便呈现绿色,有生理和病理两种情况。日常饮食过程中大量食用富含绿色素的食物,会由于绿色素无法被消化系统分解吸收,进而绿色素与排泄物混合,造成大便呈现绿色,属于生理现象。

灰白色:多与消化器官有关,比如肝、胆、胰等,也可能与肿瘤相关,服用某些药物也会导致这种颜色的粪便出现。

红色：多因下消化道出血所致，也可能是痔的缘故，需要区分。如果近端出血，比如痔和肛裂，多血色鲜红；如果上消化道出血，一般颜色偏深。此外，吃火龙果、甜菜、胡萝卜也可能出现红色粪便。

由于粪便颜色多与体内消化器官相关，尤其可能与肿瘤、感染、溃疡相关，所以出现粪便颜色改变不可大意，应尽快咨询医生，并进行相关检查。

（二）大便经常黏马桶

排便是人体正常且重要的代谢过程。一个正常的代谢过程有进口就必须有出口。吃入的食物经过脾胃的消化吸收后，剩余的食物残渣就会进入肠道，经肠道菌群的消化分解，最后变成粪便排出体外。有的小伙伴在排便的时候，发现自己的粪便总是黏在马桶壁上，很难一次性冲干净，甚至需要用马桶刷反复清洗，那么是什么原因造成的呢？除了外界环境对人体的影响，大便黏滞主要从以下几个方面去考虑。

1. **嗜食辛辣，缺乏膳食纤维** 如今生活比较快捷，足不出户就可以点餐送餐，但是外卖食品有一个特点，大部分口味偏重，高油、高盐和辛辣，容易刺激人的食欲，而蔬菜和粗粮所占比重偏小，这样的饮食结构造成蛋白质和油脂比较多，长此以往，大便会变得特别黏腻，并且气味臭秽。猪肉属于红肉类，而红肉（包括羊肉、牛肉）早在 2015 被世界卫生组织列入 2A 级致癌物（即对人很可能致癌：对人致癌性证据有限，对实验动物致癌性证据充分），不建议多吃。

中国营养学会推荐成年人每天吃动物性食物的量：鱼虾类 50~100 克，畜禽肉类 50~75 克。所以，最好把猪肉摄入量控制在每天 50~70 克。在肉类品种选择上，应注意调整，一个原则：四条腿的不如两条腿的，两条腿的不如没有腿的，所以尽量多吃鸡、鸭、鱼肉。在调整饮食结构方面，多吃蔬菜、少吃肉，多吃西蓝花、菠菜、紫甘蓝、青菜、茼蒿等蔬菜。

2. **脾虚湿重，胃肠功能紊乱** 排便不好，除了饮食搭配的暂时原因，更大可能是胃肠功能出了问题。比如本身有慢性胃肠疾病，对于食物的消化吸收必然会受到影响，从而导致大便出现黏腻、消化不完全的情况。若是肠道内出现了息肉、结肠炎等情况，除了大便黏腻，还会出现腹痛、腹胀，建议尽早去医院进行相关检查和规范治疗。

中医认为，大便黏腻说明脾虚湿气重。脾主运化水湿，一旦脾失运化，水液不能转化成水谷精微物质，就会化身痰饮水湿。“湿邪”有重着、黏腻的特点，阻滞于胃肠道，腑气不通，继而化热，形成肠道湿热。湿热之邪影响胃肠道气机，就会出现大便黏腻不成形，而且排便不顺畅，总有排不干净的感觉。从时间上也可以推断，一般上厕所比较久的人，往往肠道排便有异常，两种情况居多，一种是大便干结难出，另一种是大便黏滞、排便不畅快。所以，看到有人拿着报纸或手机去厕所，一待就半个小时，不用说，一定是肠道功能不好。因为不好排又费时间，索性拿份报刊或手机消磨时间。当然这种做法是非常不可取的，越是不好排越要全神贯注，不能分心。体内有湿的人，除了大便不成形、比较黏腻，还常常出现头身困重、四肢乏力、精神疲倦、胃口欠佳、舌苔厚腻的情况。

下面给大家分享两款健脾祛湿食疗方。

白术茯苓粥

材料：白术 15 克、茯苓 15 克、陈皮 5 克、生姜 3 片、砂仁 5 克、粳米 100 克。

功效：健脾益气，行气利湿。白术、茯苓补气健脾、燥湿利水；陈皮、砂仁理气化湿，其所含的挥发油对胃肠道有温和的刺激作用，能促进消化液的分泌，有助排空胃肠积气，芳香健脾，促进消化；生姜味辛微温，可荡胸中之瘀满，排胃里之壅遏，下气祛痰，调和脏腑。这几种食材一起搭配，健脾祛湿功效强。

方法：将上五味药煎汁去渣，加入粳米同煮为稀粥食用。

山药薏仁粥

材料：山药 200 克、薏苡仁 100 克、大枣 20 克。

功效：健脾祛湿。

方法：薏苡仁洗净后用清水浸泡 1 小时，山药去皮、切块，大枣去核，浸泡 10 分钟。锅内倒入适量清水，加入薏苡仁煮至软烂后加入山药、大枣，将粥煮至黏稠即可食用。

脾胃为后天之本，气血生化之源。脾能够运化水湿，当脾的功能发生障碍时就会导致大便的性状发生变化。大便黏腻除了要注意饮食清淡和增加运动外，也可以通过中医中药进行调理。如果大便黏滞一直得不到缓解，则需要进一步检查，明确病因。

（三）排便困难怎么办

东汉时期，哲学家王充在《论衡》一书中写道："欲得长生，肠中常清；欲得不死，肠中无滓。" 意思是说人们想要健康长寿，一定要保持肠道通畅。什么是无"滓"呢？正常人的肠道里不可能没有粪便存留。这里的"滓"其实就是停留在肠道里时间较久的代谢废物，因为各种原因导致肠道里总有宿便不能及时排出去。人体的消化系统上、下相连，下面不通就会影响上面的功能。前面我们谈过小孩子便秘，其实相比较小孩子，成人便秘情况更加复杂。临床上见过太多人饱受便秘之苦，有些人便秘长达 20 年以上，想想都是件很痛苦的事。接下来分析一下常见的原因。

【热】

这种类型生活中比较常见，比如经常吃火锅、麻辣烫、炸鸡、辣椒或者薯片等比较燥热的食物，很容易出现上火的表现。有些人表现为嗓子疼，有些人表现为脸上冒痘，另有一些人则表现为大便的异常。燥热的食物会加重胃肠燥热，伤津耗液，粪便因缺乏水分而变得干硬难排，从而造成便秘。这种便秘往往时间短,和饮食的摄入有关。如果能够忌口,停止这类燥热食物的摄入,大便的情况会逐渐改善。

有的人一出现便秘,就去吃番泻叶、大黄,这种做法非常不可取。因为服用泻药只能缓解一时之急,这种不规范的处理方式有时会让情况变得更加糟糕。所以,身体上出现的问题一定要交给专业的医生来处理,切不可自作主张,盲目去吃泻药。

对于热性便秘,必须反思自己的饮食习惯。比如有些四川、湖南等地的姑娘来到广州工作,因为以往的生活习惯都是吃辣为主,突然来到广州,面对饮食清淡的粤菜很不习惯,依然延续以往无辣不欢的饮食。结果一段时间之后出现排便异常,3~4 天排一次大便,干结难解。甚至因为排便难引起痔出血,痛苦异常。除了大便不好排,有些女孩子面部还会出现痤疮。她们一直不理解,为什么从小到大在老家一直吃辣椒都没问题,只是换了个地方,辣椒反而成了各种问题的肇事"元凶"? 其实和地域环境有关,地域不同,饮食习惯也要改变。岭南地区气候炎热潮湿,这种湿热的环境下再吃辛辣之物无异于火上浇油。

除了热性食物之外,有些人的便秘和过量服用保健品及温补药物有关。比如鹿茸、鹿鞭、人参、阿胶等,属于中医讲的血肉有情之品,而且都价格不菲,如果不加辨证地盲目服用,有可能会补过头,造成邪火内生。有的人吃了后流鼻血,其实就是补益过度的体现。

对于这种热性便秘,治法上一般都是直折火势、热者寒之。用一些清热的药,采用通腑泄热的方法。早期可以服用保和丸、枳实导滞丸等,如果时间长、病情反复者还是建议要接受正规治疗。那么如何判断热性便秘呢? 我们可以根据以下依据,除了必选项,一般备选项符合 2 项以上的基本可以明确。

热性便秘的判断依据

序号	症状表现	符合选项
1	大便干结难解,费力,时间长	必选项■
2	口干舌燥,喜冷饮	备选项□
3	体格壮硕,喜食肉类	备选项□
4	胸背、头面汗多,恶热	备选项□

续表

序号	症状表现	符合选项
5	口气重,面色偏红	备选项□
6	好动,性格急躁	备选项□
7	小便黄,尿量正常或偏少	备选项□
8	舌红苔黄,脉数	备选项□

【湿】

这一类型的便秘,患者会表现为大便难解,但不像热性便秘那样干结。湿性便秘,其便质并不干,质地细软或软烂,但排便费力,花费时间长。这点是一般人不理解的地方,大便干而难排可以理解,为什么大便质软也难排呢?这种情况就是湿邪造成的排便难。那么如何判断湿性便秘呢?我们可以根据以下依据,除了必选项,一般备选项符合 3 项以上的基本可以明确。

湿性便秘的判断依据

序号	症状表现	符合选项
1	大便质软或软烂,排便费力	必选项■
2	排便不畅,或有不净感	必选项■
3	容易疲乏,经常睡不醒	备选项□
4	头身困重,晨僵或关节屈伸不利	备选项□
5	皮肤湿疹,或头发油腻	备选项□
6	女性易带下多,男性易阴部潮湿	备选项□
7	眼皮肿胀,或下肢水肿	备选项□
8	舌体胖大有齿痕,苔厚,脉濡	备选项□

湿邪为患,全身症状比较明显。湿邪阻滞气机,肠道气机受阻,阳气不展,推动乏力故而出现便秘。这种便秘不像热性便秘那样急迫,热性便秘如果一两天不排,就会腹部憋胀难受,热邪亢动,波及情绪,烦躁异常。而湿性便秘属于阴证,本身没有热象,亢奋的表现不明显,有的人四五天没去排便似乎也没有特别不舒服,但是一旦做好排便准备,却发现肠道就像深陷泥滩里的车子,不管怎么用力,就是纹丝不动。好不容易排出一点点,再想排就没动静了,可是感觉上

仍然没有排干净、没有排彻底，但是再排依然艰难，索性放弃。很多人后来干脆就一直拖着，其实也是一种逃避。

湿性便秘患者舌象的诊断意义非常大，舌可以反映全身津液的输布代谢情况。湿邪重的患者，舌上津液满布，舌体胖大有齿痕，舌苔一般是厚的、腻的，黏黏乎乎不清爽的样子。遇到这种湿气较盛的情况，单纯地通下效果不太好。有些人不管三七二十一，只要便秘，不分寒、热、虚、实就吃泻药。当遇到这种属于湿性便秘的情况，泻药的效果都不好。有的刚开始似乎有点儿效果，越用越差。因为根本原因在于体内的湿气，湿气不除，气机不通，腑气始终不通。

对于湿性便秘的患者，一般用三仁汤打底。当然疗程要比热性便秘长很多。热性便秘比较干脆，只要明确是热性便秘，一清热便即通。但对于湿性便秘来说，就没有那么容易了。因为湿邪为患，如油入面，胶结纠缠，不管采用什么祛湿的方法都需要缓图，所以也要有个心理准备。

对于湿性便秘的患者，我们一般都要求患者停止吃水果。很多人有个误区，认为多吃水果可以补充维生素，有利于排便，其实该不该吃、什么时候吃要分情况。身体湿气重的人最好不吃，大部分水果性凉，容易生湿，所以吃水果通大便的观念要改一改了。

【虚】

如果便秘的时间比较久，三五年甚至十年以上，往往就不是一个单纯的寒热问题了，虚性便秘比较多见，虚又有气虚、血虚、阴虚、阳虚的不同。

如果大便不好排，同时伴有全身乏力，面白、舌淡、脉弱者，往往是气虚。就像动力不够车子开不动一样，这个时候因为气的推动力不足，便便就会在肠内停滞。因为停留一久水分被重吸收，便头就会偏干，先干后软，便头排出来后，接下来就顺畅一些。

这个时候不能随便用泻下药。尤其是年纪偏大的老人，属于脏腑功能生理性衰退，往往伴有气虚的证候，所以在使用泻下药时要格外留意，因为泻下药采用攻法，容易伤人正气。伤气后人更虚、动力更差、更加不好排。临床上见到一些长期使用开塞露的人，刚开始有效，后期加量也效果不大。而且长期大剂量滥用蒽醌类泻剂可能诱发大肠黑变病。

如果不仅表现出神疲乏力、少气懒言，全身或下肢关节还恶风怕冷，不敢在空调房待太久，夏天也不敢穿短裤，小便量多清长，喜欢喝热水，舌头偏胖，舌质淡暗，舌苔润滑，这种情况往往是阳气不足的表现，属于寒性便秘。脾胃阳虚，久病及肾，导致脾肾阳虚，可同时伴有水饮内停。阳虚是气虚进一步加重的表现。肾司二便，肾阳不足，气化功能减弱，温煦推动能力不足，进而影响到排便。

如果便秘的同时，唇甲色淡，面色无华，舌淡脉细，体位变化明显时（站起或蹲下）容易头晕，多属于血虚。

还有一种常见的情况是阴虚便秘，这一类人往往体质偏瘦，口干咽干，常有慢性咽炎史，手脚心热，易焦虑，脾气差，睡眠不好，舌体瘦小，少苔或无苔，脉细数。阴虚便秘要和实热证引起的便秘相鉴别。

气虚、阳虚、血虚、阴虚便秘的鉴别

序号	主证	兼证表现	证型
1	便秘	神疲乏力，少气懒言，头晕健忘，声低气短，舌淡，脉虚	气虚
2	便秘	手脚不温，关节、腰部冷痛，喜热饮，食冷不适，大便烂	阳虚
3	便秘	唇甲色淡，面色无华，女子经量少，易头晕，贫血，舌淡，脉细	血虚
4	便秘	手脚心热，心烦失眠，口咽干，舌红瘦少苔，脉细数	阴虚

【积】

如果只是气血阴阳变化引起的便秘，那慢慢调理就可以了，但是有些便秘可不是那么简单，比如肠道有肿瘤压迫，也会出现便秘。所以，对于年纪大、顽固性便秘或症状反复、治疗无效的人群要及时筛查，排除肠道肿瘤。越早诊断，预后越好。尤其是便秘引起的出血，一定要特别小心，切忌把肿瘤当痔来误治。

关于便秘做个小结。以上我们谈了引起便秘的常见因素，总地来说，便秘时间短一般不难治，如果长期因为作息习惯、饮食习惯不好导致的便秘，通过饮食调理，还是可以慢慢调理好的。千万不要急功近利，为求速效，通过吃泻药来通便，解决不了根本问题，还会陷入恶性循环。

关于便秘的饮食调护，再补充几句。如果长期便秘的话，可以考虑服用益生菌来调节肠道菌群，也可以食用含有乳酸菌的食物，比如奶酪、酸奶制品等。

总体来讲，蔬菜对肠道是比较友善的，比如西红柿。西红柿丰富的营养价值已经有口皆碑了，夏天多吃些西红柿，其所含有的各种维生素、茄红素、柠檬酸、苹果酸、果胶等成分都是促进胃肠蠕动的法宝。

桑椹最适合非寒性体质、身体虚弱，且有习惯性便秘的人食用，含有大量铁质与维生素 C，是补血佳品，其特有的花青素，抗氧化能力更是奇异果的 3 倍！

韭菜含粗纤维较多，且比较坚韧，不易被胃肠消化吸收，能增加大便体积，促进大肠蠕动，防止大便秘结，故对痔疮患者便秘有益。

糙米含有丰富的蛋白质、淀粉、维生素 B_1、维生素 A、维生素 E、钙、铁及磷等矿物质，其中丰富的纤维素有助排便。

便秘食疗方

* 核桃仁粥

材料：核桃仁 15 克、鸡内金 12 克、粳米 100 克。

功效：核桃仁味甘气平，补命门，利三焦，温肺润肠。因其肉润皮涩，故熬粥时最好去皮。鸡内金性味甘平，可健脾开胃，消水谷，除酒积，再加入粳米，入太阴而补脾经，走阳明而化胃气。药食两用，共具养脾胃、补肺肾、润大肠的功效。

做法：先将核桃仁 15 克捣烂、压碎、去皮，同鸡内金 12 克、粳米 100 克煮为稀粥，分顿食用。连服 7 天为 1 个疗程。

适应证：凡痰热咳嗽、便溏、腹泻者均不宜服用。

* 芝麻粥

材料：黑芝麻 30 克、粳米 100 克。

功效：黑芝麻味甘，性滑利，能通血脉，滑肠胃，润肌肤。因其油润多脂，故能养血润燥，滑肠通便。粳米益气健脾，培土和中。

做法：先将黑芝麻 30 克晒干后炒熟研碎，再与粳米 100 克同煮为粥。此款粥味道香甜，营养丰富，具有补肝肾、益精血、润五脏的功效。

适应证：适用于血虚津亏引起的肠燥便秘，大便溏泄者不宜。

*** 芋头芹菜粥**

材料：芋头 200 克、芹菜 100 克、粳米 100 克。

功效：芋头，味辛平滑，《备急千金要方》曰："宽肠胃，充肌肤，滑中。"芋头煮熟去皮，甘滑润肠。芹菜性凉，味甘、辛、微苦，可泻肝清肺、利尿消肿、醒脑健胃。《本草纲目》曰：旱芹"其性滑利"。《本经逢原》曰：芹菜可"清理胃中浊湿"。芹菜含有大量的膳食纤维，摄入后能协调和促进胃肠道蠕动及增加消化液分泌，同时，膳食纤维还可吸储大量水分，使肠道润滑、粪便湿润柔软，起到疏通肠道、预防便秘的作用。

做法：粳米洗净，用冷水浸泡 30 分钟，捞出，沥干水分；芋头洗净，去皮，切成丁；芹菜洗净，切丁。锅中加入约 1 000 毫升冷水，将粳米放入，先用旺火煮沸，再改用小火熬煮；放入芋头丁，与粥同煮；待芋头熟软后，加入盐调味；最后放入芹菜末拌匀，即可盛起食用。

适应证：适用于排便困难、大便干结难解者。

（四）出现腹泻怎么办

腹泻是消化系统疾病中常见的一种症状，俗称"拉肚子"，是指排便次数明显多于平时，粪质稀薄，含水量增加，每日排便量超过 200 克，可含有未消化食物或脓血、黏液。腹泻常伴有排便急迫感、肛门不适等症状。正常人每日大约有 9 升液体进入胃肠道，通过肠道对水分的吸收，最终粪便中水分仅 100~200 毫升。若进入结肠的液体量超过结肠的吸收能力和 / 或结肠的吸收容量减少，就会导致粪便中水分排出量增加，产生腹泻。

急性腹泻发病急，病程在 2~3 周之内，大多因感染引起。我们说的急性胃肠炎就是属于急性腹泻，有些人还会伴有发热。如果病程在 2 个月以上，或间歇期在 2~4 周内的复发性腹泻，就已转为慢性腹泻。中医对于腹泻的治疗效果非常好。下面我们从几个方面谈一下。

【寒】

这种类型最常见，比如喝了冰凉的饮料（冰啤酒、冰咖啡等），吃了寒凉的食物（生冷水果，如冰西瓜等），很多人就会出现腹痛，紧接着就闹肚子。有些人穿得衣服少了，在地铁、公交上被空调吹到或者晚上开着空调睡觉没盖好被子，第二天起来也容易出现拉肚子的情况。不管是外来的还是内生的，都是寒邪直接作用到了胃肠，伤到脾胃的阳气，才会出现腹痛、腹泻的情况。

有时候在咖啡厅看到旁边瘦弱的小女孩点冰咖啡时，总是很怜爱地多看几眼，真想上去劝一下：不要喝冰的，对身体不好。所以，这里特别告诫大家，尤其是年轻人，冰冷的食物或饮料尽量少！少！少！短时间的口舌之欲，可能带来疾病缠绵的困扰。

如果确实不小心，因进食生冷而出现腹泻，一天拉四五次以上，粪质稀薄如水，色清、味不重，伴有腹痛，推荐服用附子理中丸。如果伴有恶心的可加服藿香正气水，市面上有很多种剂型，如水剂、水丸、蜜丸、颗粒等，首选藿香正气水。藿香正气水比藿香正气丸要吸收得更快，口感虽然有些不太好，但效果还是有保证的。如果实在受不了，再换成藿香正气口服液或软胶囊、水丸也可以。但有些伴有呕吐的患者，吃下水丸会将药丸整粒吐出来，因为水丸质硬，胃肠功能不好的时候，水丸外面的硬壳会加重消化的负担。

【热】

这类腹泻的特点是泻下物气味重，肛门就像涂了辣椒一样灼热感明显。腹泻之前常有腹痛、里急后重感，表现为一痛就想拉，拉完腹痛减轻，同时可伴有口干、口苦。热性腹泻与寒性腹泻鉴别的关键点，就是泻下物臭秽难闻。热性腹泻推荐用药是四妙丸。伴有腹痛者可加用香连丸，效果非常好。尤其是外出旅行时，一下吃坏肚子，突然间痛起来，尴尬又难受的关头，香连丸这个成药就可派上用场，是出门旅游必备药品。

方中木香行气止痛，黄连清热燥湿，加味香连丸在木香、黄连的基础上做了改进，加入黄芩、黄柏加强清热利湿止泻的作用，当归、白芍养血和血，厚朴、枳壳、槟榔、延胡索等加强行气止痛的功效。

有些老百姓没听过香连丸，一拉肚子就会想到黄连素，有异曲同工之效。黄连素就是盐酸小檗碱，由黄连根茎中提取出的一种生物碱合成，用于治疗敏感菌所致的肠胃炎、细菌性痢疾等肠道感染，效果也不错。但从治疗的全面性来说，香连丸更合适。

【积】

寒热相对无形，如果单纯的寒或热，治疗上或散寒或清热。如果胃肠中有积滞，邪气相对偏实，这种情况下单纯地清热或散寒是无效的。

就拿食积腹泻来说，腹泻只是个症状，并非疾病的本质，食积才是主因。有些人暴饮暴食后出现腹痛、腹泻，腹泻是身体的排邪反应，这种情况不能盲目止泻，反而要用消导通下的方法。过早止泻容易闭门留寇，邪气内敛反而会变生他症。这时候要服用保和丸、枳实导滞丸等消食导滞的方药，将身体里的积滞清除出去。换句话说，你拉，我助你一臂之力，让你排得更彻底，属于中医治法中的“通因通用”法。

如果肠中有燥屎，便秘是常态，但也有些人会以腹泻的形式表现出来。这时候的腹泻有个特点，泻下黄水样，极其臭秽，腹诊时下腹部会有明显压痛，中医有个专有名词称作“热结旁流”。透过现象看本质，如果因燥屎引起，就不管它表现出来的是腹泻还是便秘，均要消导或通下。虽然表现出来是腹泻，实则是肠中燥屎不能排出，一直刺激肠道管壁所致。一般的消食导滞药作用力弱了些，中医会用到承气汤类，大黄、枳实、厚朴、芒硝根据情况选择使用。

最容易忽略的是肠道肿瘤，如果是便中带血容易让人想到肿瘤，但如果仅表现为腹泻，会令人放松警惕，以为只是个普通肠炎之类的问题。最好还是先做个相关检查，明确诊断，避免漏诊。现在三甲医院的检查技术和设备都比较成熟和先进，如果排除了危重的疾病，再慢慢调理不会耽误病情。最怕就是肿瘤当炎症来治，这样的教训有很多。

【虚】

如果腹泻拖的时间比较长，或者本身体质虚弱，腹泻就可能由急性转为慢性。临床上可见到腹泻几十年的患者，大便一直不成形。这种情况多为虚。如果伴有恶寒怕冷、口淡、舌胖、脉弱者，可在附子理中丸的基础上调理。如果明显疲乏无力，可以加补中益气丸。如果大便不成形的同时伴有黏滞，黏马桶不容易冲干净，这是湿邪的表现，还要加入祛湿的药，比如服用参苓白术散等。

一般多年的腹泻以虚为主，但也常常虚中夹实，寒热错杂，所以情况时好时坏，一定要在医生的指导下系统规范治疗。

日常护理方面要注意腹部保暖：严重腹泻时，应及时补充液体及电解质，可以采用饮用盐糖水的方式，不过要注意的是先盐后糖。具体做法是，先在250毫升的水中放一匙盐，然后再放一匙糖便可饮用，或者购买口服补液盐（ORS）；腹泻中期或后期（恢复食欲后），可饮用熟苹果水（做法比较简单，可将苹果切片加入适量水中煮沸）缓解症状。

腹泻食疗方

＊扁豆莲芡山药粥

配方：白扁豆15克、莲子10克、芡实10克、山药30克。

制法：以上4味，加入适量清水，水开后煮30分钟即可。可加入适量葱、盐调味。服用7日为1个疗程。

功效：补肾健脾，固涩止泄。

适应证：脾肾两虚之泄泻不止或大便不成形，腰膝酸软，食欲不振，舌淡苔薄，脉弱。

＊人参大枣粥

配方：人参粉3克（或西洋参5克）、大枣10枚、大米100克。

制法：将大枣、大米洗净放入砂锅，加入适量清水，以慢火煮至米开粥稠，再放入人参粉即可；也可用西洋参片与大枣、大米同煮。服用7日为1个疗程。

功效：补气健脾止泄。

适应证：适用于气血不足的慢性泄泻患者。

＊车前山药粥

配方：山药30克、车前子12克。

制法：山药切碎，研成细粉，车前子择去杂质，装入纱布袋内，扎紧袋口，与山药粉一同放入锅中，加入适量清水，用小火煮成粥，分时服用。服用7日为1个疗程。

功效：健脾利湿，固肠止泻。

适应证：适用于慢性肠炎久而不愈，小便不利，腹泻反复发作。

（五）便中带血怎么办

日常生活中，人们遇到便中带血，多数有两种反应：要么认为是上火了、痔犯了，吃点儿消炎药、止血药，症状缓解了就不再理会；要么立刻紧张起来，寝食难安，认为是得了肠癌，惶惶不可终日。

其实，造成消化道出血的原因很复杂，可以是痔，也可能是其他胃肠疾病，比如细菌性痢疾、溃疡性结肠炎、克罗恩病、胃癌、肠套叠、大的肠息肉等也能引起便血。我们需要做的是，早诊断，早治疗，沉着应对，不耽搁，不延误。

便血一般会分为三种形态：大便带血，或全为血便，颜色呈鲜红、暗红或柏油样，简称“便血三原色——黑、暗、红”。

※ 第一种情况：柏油便（黑）

出现在上消化道——胃与十二指肠附近。之所以将其称为“柏油便”，是因为上消化道或小肠出血后在肠内停留时间较长，红细胞被破坏，血红蛋白在肠道内与硫化物结合形成硫化亚铁，使得粪便呈黑色，有时粪便附有黏液而发亮，类似柏油。

- 呕血 + 黑便→急性糜烂性胃炎？

急性糜烂性胃炎起病较急，有可能会导致突发上消化道出血，表现为呕血及黑便，单独黑便的人比较少见，出血常为间歇性。大量出血可引起晕厥或休克、贫血。出血时还会有上腹隐痛不适或有触痛。

- 周期性上腹痛 + 黑便→胃溃疡？

胃溃疡是常见的消化道疾病，上腹部疼痛是它的主要症状。痛感多位于上腹部，也可出现在左上腹部或胸骨、剑突后，常呈隐痛、钝痛、胀痛、烧灼样痛。胃溃疡疼痛多在餐后出现，1~2 小时后逐渐缓解，直至下餐进食后再复现上述节律。有些患者可能没有症状，或以出血、黑便、胃穿孔等并发症作为首发症状。

- 上腹部疼痛 + 饥饿痛 + 黑便→十二指肠溃疡？

表现为上腹部疼痛，可为钝痛、灼痛、胀痛或剧痛，也可表现为仅在饥饿时隐痛不适。症状典型者表现为轻度或中度剑突下持续性疼痛，可以出现出血、穿孔、幽门梗阻等并发症，如果出现出血，会引起黑便。

- 持续疼痛 + 呕血 + 黑便→胃癌？

少数早期胃癌患者可出现恶心、呕吐或是类似溃疡病的上消化道症状。疼痛与体重减轻是进展期胃癌最常见的临床症状。患者常有较为明确的上消化道症状，如上腹不适、进食后饱胀，随着病情进展，上腹部疼痛加重，食欲下降、全身乏力。晚期胃癌患者常可出现贫血、消瘦、营养不良甚至恶病质等表现。

※ 第二种情况：脓血便（暗）

脓血便指的是排出的粪便中既有脓液，也有血液，有时含有大量黏液。暗色便或含有黏液的血便，往往见于直肠或结肠内的炎症或肿瘤。

- 腹泻 + 腹痛 + 暗色便→多发性肠息肉？

多发性肠息肉又称家族性腺瘤性息肉病，多与遗传、饮食、炎症刺激因素有关，且早期症状并不明显，常见的症状有腹泻、腹痛、便血。便血常持续，后期可伴有恶变。若继发感染，以上症状则加重，大便稀软、味臭、带有泡沫，有时带黏液脓血，亦有大便秘结伴里急后重感。此外，若为位于直肠下端较大瘤体，便后可脱出肛门外，呈暗红色、乳头状肿物。

- 疼痛 + 里急后重 + 腹泻 + 呕吐 + 暗色便→溃疡性结肠炎？

溃疡性结肠炎的最初表现可有多种形式，但以大便见血最常见，可伴有腹痛、体重减轻、里急后重、呕吐等，偶尔表现为关节炎、虹膜睫状体炎、肝功能障碍和皮肤病变。大多数患者表现为慢性，少数患者呈急性发作。

- 果酱式 + 排便困难 + 暗色便→结肠癌？

结肠癌患者早期表现为腹胀、消化不良，随后出现排便习惯改变，便前腹痛，稍后出现黏液便或黏液脓性血便。肿瘤溃烂、出血、毒素吸收后，常出现贫血、低热、乏力、消瘦、水肿等中毒症状。

- 持续排便困难 + 里急后重 + 便秘 / 腹泻 + 暗色便→直肠癌？

早期直肠癌多数无症状,但是随着肿瘤的生长,到一定程度时会出现排便习惯改变、血便、脓血便、里急后重、便秘、腹泻等问题。待到后期,直肠癌会使大便逐渐变细,晚期则出现排便梗阻、消瘦甚至恶病质。

※ 第三种情况:鲜血便(红)

红色便即为鲜血便,红色便大多为急性出血,血液流出血管外很短时间就经肛门随粪便排出,或便后直接流出。血液颜色鲜红或紫红、暗红,时间稍久后可以凝固成血块。鲜血便一般来自肛管直肠疾病,例如:

- 喷溅/滴落 + 无痛 + 鲜红→痔?

痔是肛肠科中最常见的疾病。不同分期的内、外痔和混合痔均可引起大便出血,一般为粪便附有鲜血或便后滴血,严重时可能会有喷溅血出现。需要注意的是,外痔一般无大便出血表现。

- 无痛 + 血与粪便不混合 + 鲜红→直肠息肉?

直肠低位息肉的典型症状为无痛性大便出血。排便时出血,排便结束后停止,量多少不等,一般血液不与粪便相混。当然,如果息肉位置高、数量多,有时血液也会与粪便相混。

- 擦拭/滴落 + 便时疼痛 + 鲜红→肛裂?

肛裂表现为排便时肛门疼痛,便后持续一段时间。同时伴有便血,出血方式为粪便表面一侧附有血迹,不与粪便相混,部分患者便后滴血或擦拭见血。

- 肿物 + 坠感 + 便秘 + 鲜红→直肠脱垂?

直肠脱垂的主要症状为有肿物自肛门脱出。随着脱垂加重,肛门下坠,常有黏液流出,导致肛周皮肤湿疹、瘙痒。因直肠排空困难,常出现便秘。黏膜糜烂,破溃后有血液流出。

特别强调一点,上述疾病要结合胃镜、肠镜及病理检查才能最终确诊!这里通过类似病症的比较,希望能引起大家重视。一旦发现不适,及时就诊,完善相关必要检查,以免延误病情。比如结直肠癌有 80%~95% 是由腺瘤性息肉发展而来；而腺瘤在长大、癌变之前，几乎没有任何症状。有超过80%的直肠癌曾被误诊为痔。

- 出现以下五个症状，要警惕：痔还是肠癌？

结直肠癌早期虽然没有明显症状，但仍会隐约释放一些信号，提醒你可能存在癌症。

如果出现了如下症状，千万不要简单地认为是痔，需要立即重视起来，去医院排查！

症状一：排便习惯发生改变

如果原来规律的排便习惯发生了改变，经常排便次数增多或者便秘，甚至有时便秘和腹泻交替出现，就要警惕肠癌了。

当肿瘤堵塞肠道时，肠道变得狭窄，粪便不易通过，便秘就发生了。此时，还可能伴随着肛门下坠和肛门不适感。

症状二：出现血便或便中带血

便血是肠癌早期最明显的症状，便血量一般不多，主要呈暗红色。可与大便同时出现或在便后出现，同时伴有黏液。

痔和肠癌导致便血最大的区别：痔导致的便血呈喷射状或滴状鲜血，而肠癌引发的便血则为暗红色，伴有黏液。

症状三：持续性疼痛、胀满

肠癌所引起的消化系统症状一般表现为腹胀、消化不良等，疼痛的部位多在中、下腹部，程度有轻有重，主要是肠梗阻造成的。

前期的腹痛或者腹胀表现为间歇性，后期逐渐转变为持续腹痛和腹胀。

症状四：便便变形、变细

肠癌还会引起大便变形，可呈细杆形、扁带形或茶褐色的大便。

如果平时的便便很粗，突然间变成了铅笔一般细，有可能是结直肠癌导致的。肿瘤变大，就会影响便便排出，所以会变细。

症状五：出现里急后重

肠癌会引起排便次数增多，还会出现排便不尽和里急后重的感觉，所谓“里急后重”，就是指自己肠道不舒服，还想要再去厕所，却拉不出来东西、肛门坠胀的感觉。

需要说明的是，大肠癌早期几乎没有任何症状，大多起源于不起眼的小息肉，静静地长大后，才会突然发难。对于以上症状，要引起警惕，但也不必草木皆兵。

我们来看一组数据。在美国，结直肠癌的发病率排在所有恶性肿瘤的第 4 位，同时其病死率更是排在了第 2 位。美国癌症协会推荐无特殊风险人群结直肠癌筛查的启动时间在 45 岁，定期进行结直肠癌的检查。2018 年在《内科学年鉴》（*Annals of Internal Medicine*）中有一项研究观察了大约 25 000 例患者，在这群研究对象中，2002—2008 年期间近 20 000 名患者没有患癌症。大约 5 000 名患者被诊断出结直肠癌，在 2010 年死于癌症。研究分析发现，那些死于结直肠癌的患者大部分没有进行结肠镜检查。

著名临床医学杂志《柳叶刀》曾发表研究，一次肠癌筛选检查可以使发生肠癌的风险降低超过三分之一，并且可以挽救无数的生命。

可见无论是否有过腹痛、便血、便秘等肠道症状，只要年龄超过 45 岁，在条件允许的情况下，都应该做一次胃肠镜检查，及早发现消化道的异常危险因素，达到早筛查、早发现、早治疗的目的，将肿瘤发病的潜在风险扼杀在摇篮中！

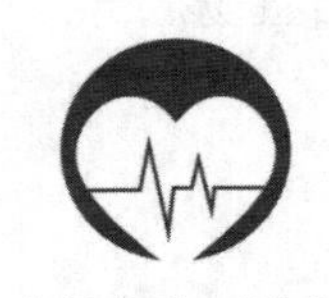

【健康监测站】

防癌体检早知道

早发现、早检测、早治疗。

肺癌→查低剂量的胸部螺旋 CT。

肝癌→查肝的 B 超和血清甲胎蛋白。

胃癌→查胃镜。

肠癌→查肠镜 + 癌胚抗原（CEA）。

前列腺癌→查血清前列腺特异性抗原（PSA）。

乳腺癌→查乳腺钼靶。

宫颈癌→查宫颈液基薄层细胞（即 TCT）、人乳头状瘤病毒（HPV）。

笔记页

笔记页

笔记页

笔记页